Urolithiasis

Thomas Knoll • Arkadiusz Miernik
Hrsg.

Urolithiasis

Diagnostik, Therapie, Prävention

Mit einem Geleitwort von Univ.-Prof. em. Dr. med. Peter Alken

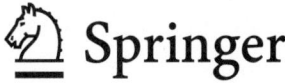

Hrsg.
Thomas Knoll
Urologische Klinik Sindelfingen
Lehrkrankenhaus der Universität Tübingen
Sindelfingen, Deutschland

Arkadiusz Miernik
Klinik für Urologie
Universitätsklinikum Freiburg
Freiburg, Deutschland

Geleitwort von
Peter Alken
Mannheim, Deutschland

ISBN 978-3-662-62453-1   ISBN 978-3-662-62454-8   (eBook)
https://doi.org/10.1007/978-3-662-62454-8

Die Deutsche Nationalbibliothek verzeichnet diese Publikation in der Deutschen Nationalbibliografie; detaillierte bibliografische Daten sind im Internet über http://dnb.d-nb.de abrufbar.

Springer
© Springer-Verlag GmbH Deutschland, ein Teil von Springer Nature 2021
Das Werk einschließlich aller seiner Teile ist urheberrechtlich geschützt. Jede Verwertung, die nicht ausdrücklich vom Urheberrechtsgesetz zugelassen ist, bedarf der vorherigen Zustimmung des Verlags. Das gilt insbesondere für Vervielfältigungen, Bearbeitungen, Übersetzungen, Mikroverfilmungen und die Einspeicherung und Verarbeitung in elektronischen Systemen.
Die Wiedergabe von allgemein beschreibenden Bezeichnungen, Marken, Unternehmensnamen etc. in diesem Werk bedeutet nicht, dass diese frei durch jedermann benutzt werden dürfen. Die Berechtigung zur Benutzung unterliegt, auch ohne gesonderten Hinweis hierzu, den Regeln des Markenrechts. Die Rechte des jeweiligen Zeicheninhabers sind zu beachten.
Der Verlag, die Autoren und die Herausgeber gehen davon aus, dass die Angaben und Informationen in diesem Werk zum Zeitpunkt der Veröffentlichung vollständig und korrekt sind. Weder der Verlag, noch die Autoren oder die Herausgeber übernehmen, ausdrücklich oder implizit, Gewähr für den Inhalt des Werkes, etwaige Fehler oder Äußerungen. Der Verlag bleibt im Hinblick auf geografische Zuordnungen und Gebietsbezeichnungen in veröffentlichten Karten und Institutionsadressen neutral.

Lektorat: Susanne Sobich
Fotonachweis Umschlag: © istock/wildpixel

Springer ist ein Imprint der eingetragenen Gesellschaft Springer-Verlag GmbH, DE und ist ein Teil von Springer Nature.
Die Anschrift der Gesellschaft ist: Heidelberger Platz 3, 14197 Berlin, Germany

Geleitwort

Words of Wisdom and Worry

Wer sich kontinuierlich für ein Thema interessiert, orientierte sich an Publikationen in Periodika. Deren Weizen wird von der Spreu getrennt durch die wertende Zusammenfassung des Wissens in Buchform im Sinn einer Standortbestimmung. Dazu sind Qualität und Vollständigkeit verlangt. Beides ist in dem vorliegenden Buch hervorragend realisiert. Woran liegt es, dass man als Kenner der Materie bei der kompletten Lektüre trotzdem depressiv wird?

Das ausgezeichnete erste Kapitel leitet mit Epidemiologie und Pathogenese der Nierensteinerkrankung umfassend ein:

> *„Harnsteinerkrankungen gehören mit einer Erkrankungshäufigkeit zwischen 3 und 11 % der Bevölkerung zu den weltweit häufigsten Erkrankungen ...*
> *Die hinter der epidemiologischen Charakterisierung und der Risikostratifikation stehenden pathogenetischen Konzepte zur Steinentstehung sind auch achtzig Jahre nach Alexander Randalls Beschreibung von kalzifizierenden Plaques in der renalen Papille weiterhin Gegenstand von Forschung und Diskussion."*

Das ist sehr wohlwollend formuliert, denn in diesen 80 Jahren steckt nicht nur das letzte Kapitel über die medikamentöse Therapie fest. Dieses muss mangels Neuigkeiten zwangsläufig auf etwa 40 Jahre alte Medikamente zurückgreifen.

Zwischen dem ersten und dem letzten Kapitel werden Diagnostik und Therapie mit Extrakorporaler Stosswellenlithotripsie (ESWL), Ureterorenoskopie (URS) und perkutaner Nephrolithotomie (PNL) im Detail perfekt dargestellt. Der instrumentellen Therapie wird oft vorgeworfen, dass sie nur symptomatisch sei; unter deren kontinuierlichen Erfolgen werde die echte, die medikamentöse Harnsteintherapie vernachlässigt. Zu deren Problem gehört aber neben der Überalterung die Tatsache, dass auch sie nur symptomatisch ist: Sie misst und bearbeitet das Endprodukt der Nieren, den Urin. So als würde man den Diabetes mellitus, die „Honigharnruhr", der Mitte des 17. Jahrhunderts noch als Nierenerkrankung angesehen wurde, durch Medikamente behandeln, die nur die Zuckerkonzentration im Urin senken. Das Prinzip kann für den kleinen %satz von Steinen gelten, die ausschließlich durch hohe Urinkonzentrationen entstehen können. Bestes Beispiel sind Struvitsteine, die ein Produkt von Bakterien im Urin sind. Zystin- und Harnsäuresteine gehören auch zu dieser Gruppe. Bei der Zystinurie mit der bekannten, vererbten, tubuläre Rückresorptionsstörung wird schon die primäre renale Ursache deutlich. Die häufigsten Steine, die Kalziumoxalat/phosphatsteine sind primär eine Nierenerkrankung. Die Prozesse im Nierengewebe, die sekundär zur Steinbildung führen, gehören zur Biomineralisation, die in vielen anderen Organen beforscht wird. Erst wenn die Mechanismen der renalen Biomineralisation aufgeklärt sind, wird eine kausale Therapie der häufigsten Nephrolithiasis möglich werden.

Vergleiche hinken.

Es gibt seit Jahren zur Nephrolithiasis kein urologisches Forschungsprojekt mehr, das von der DFG gefördert wird. Auf den letzten 6 Symposien der Arbeitsgemeinschaft für Urologische Forschung (AUF) der Deutschen Gesellschaft für Urologie gab es unter 230 wissenschaftlichen Beiträgen 3 zum Thema Nephrolithiasis.

Die häufigste urologische Erkrankung in Deutschland ist die Nephrolithiasis.

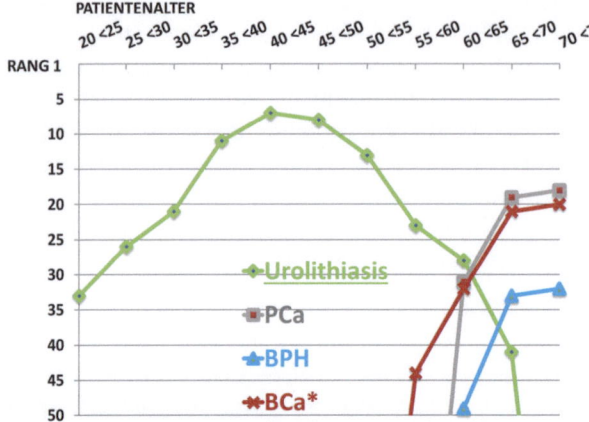

Rang der 4 häufigsten Urologischen Erkrankungen unter allen Top 50 Diagnosen nach Patientenalter geordnet, Krankenhausstatistik BRD 2017 (Quelle: Statistisches Bundesamt)
* Der Rang des Blasenkarzinoms ist durch die Wiederaufnahmen zur Nachresektion falsch hoch

Sie ist gleichzeitig die wissenschaftlich meist vernachlässigte Erkrankung. Die deutsche, urologische Forschung zur Nephrolithiasis hinkt nicht, sie ist im Koma.

Pathogenetische Konzepte zur Steinentstehung sind 80 Jahre nach Alexander Randalls Beschreibung von kalzifizierenden Plaques in der renalen Papille nicht mehr Gegenstand von Forschung in Deutschland. Die Deutsche Gesellschaft für Urologie muss sich als Fachgesellschaft um eine Wiederbelebung bemühen.

P. Alken

Vorwort

> „Probleme kann man niemals mit derselben Denkweise lösen, mit der sie entstanden sind"
>
> „We cannot solve our problems with the same thinking we used to create them"
>
> (Albert Einstein)

Die Harnsteinerkrankung begleitet die Menschheit seit Anbeginn ihrer Geschichte. Bereits im viel zitierten Hippokratischen Eid (4. Jhd. v. Chr.) wird die Urolithiasis angesprochen:

> „Ich werde nicht schneiden, sogar Steinleidende nicht …"

Seit Jahrhunderten bemühen sich Behandler und Ärzte, den Harnsteinpatienten wirksam von seinem Leid zu befreien. Heute stellt sich die Frage, was wir erreicht haben und was noch zu tun ist. Insbesondere in den letzten 50 Jahren haben wir eine beispiellose Dynamik in der Entwicklung der Diagnostik und Therapie der Urolithiasis sehen können. Von konventionellen Röntgenaufnahmen und dem Ausscheidungsurogramm bis hin zu hochpräzisen und strahlungsarmen CT-Techniken, sogar mit integrierter Zusammensetzungsanalyse; von offenen Operationen zu schonenden minimal-invasiven Eingriffen und der extrakorporalen Stoßwellenbehandlung.

Trotz all dieser Fortschritten bleibt die Urolithiasis eine der häufigsten Erkrankungen der Menschheit und betrifft jährlich viele Millionen Patienten weltweit. Einige maßgebliche Behandlungsparameter der modernen Therapie wie die Steinfreiheitsraten zeigen nach wie vor Ergebnisse, die mit der „alten Schule" der offenen Steinchirurgie vergleichbar sind. Daher bleibt die Steinerkrankung ein wichtiges Feld nicht nur in der Urologie, sondern in der gesamten Medizin, und scheint dabei noch sehr viel Verbesserungspotenzial zu haben.

Zahlreiche weitere Aspekte dieses Gebietes wie zum Beispiel die Pathomechanismen der Harnsteinentstehung erfordern erhebliche wissenschaftliche Leistungen, um umfassend verstanden werden zu können. Bemühungen zur Verhinderung der Rezidive und eine angemessene postoperative Betreuung der Patienten dürfen ebenfalls dabei nicht ausbleiben.

Aus der historischen Perspektive sind Harnsteine das, was die Urologie als Fachdisziplin immer geprägt und definiert hat. Die moderne Urolithiasistherapie gehört derzeit zu den am stärksten technisierten Bereichen der Urologie. Es ist schön zu sehen, dass uns „der Stein" nach wie vor beschäftigt hält.

Im obigen Buch stellen wir die wichtigsten Themenbereiche der Urolithiasis ausführlich vor und tragen dafür Sorge, dass die Qualität der Beiträge den neuesten wissenschaftlichen Erkenntnissen entspricht. Der Inhalt zeigt, dass die Urolithiasis ein komplexes und vielfältiges Thema ist. Allen, die sich für diese Problematik interessieren oder ihr Wissen auf den neuesten Stand bringen möchten, kann das Buch eine gute Hilfe sein.

Zudem soll die Lektüre auch weitere Personen aus dem Kreis der Urologen und darüber hinaus dazu animieren, neue Bestrebungen zu unternehmen, um die Qualität der Diagnostik und Therapie der Urolithiasis für künftige Generationen zu verbessern. Die Autoren hoffen, dass auch die kommenden Jahre durch rege Innovationsschübe auf diesem Gebiet geprägt sein werden.

Das Buch reflektiert nicht nur das evidenzbasierte Wissen zum Thema Harnsteinerkrankung, sondern bündelt die oft jahrzehntelangen Erfahrungen der Gastautoren. Dafür bedanken sich die Herausgeber bei allen methodisch Mitwirkenden von ganzem Herzen. Es besteht damit die Hoffnung, dass die vielmals einzigartige Expertise zum Wohle der Patienten weitergegeben und im besten Fall fortentwickelt werden kann.

Die Autoren bedanken sich zudem bei den Mitarbeitern des Springer Verlags für ihre stetige Hilfe und Unterstützung bei der Entstehung dieses Buches. Einen besonderen Dank möchten wir an Frau Dr. Esther Dür und Frau Susanne Sobich aussprechen.

Wir hoffen, mit dem vorliegenden Buch *Urolithiasis* eine umfassende, wissenschaftliche und praktische Basis für eine optimale Diagnostik und Therapie zu schaffen, die für den ein oder anderen sogar eine Motivation und Initialzündung sein wird, sich auf diesem Feld gestalterisch einzubringen. Denn es bleibt noch viel zu tun und die Steinpatienten sehnen sich nach einer wirksamen Befreiung von ihren Beschwerden. Die urologische Gesellschaft wartet auf Innovationen und kreative Lösungsansätze, da man alte Probleme bekanntlich nur mit neuen Ideen lösen kann.

Wir wünschen Ihnen allen eine gute Lektüre!

Thomas Knoll

Arkadiusz Miernik

Inhaltsverzeichnis

1	**Epidemiologie**...	**1**
	Martin Schönthaler	
1.1	Inzidenz und Prävalenz...	2
1.2	Deutschland...	3
1.3	Weltweit..	6
1.4	Kinder..	14
	Literatur...	17
2	**Pathogenese und Risikofaktoren**..	**21**
	Martin Schönthaler und Friederike Praus	
2.1	Erweitertes physikalisch-chemisches Konzept der Steinbildung...................	22
2.2	Kalziumsteine..	24
2.3	Nichtkalziumsteine...	28
2.4	Risikofaktoren..	31
	Literatur...	43
3	**Bildgebung**...	**47**
	Tim Nestler	
3.1	Ultraschall...	48
3.2	Computertomographie..	51
3.3	Konventionelles Röntgen...	56
3.4	Magnetresonanztomographie..	59
3.5	Notfalldiagnostik..	59
3.6	Periinterventionelle Bildgebung..	59
	Literatur...	60
4	**Konservatives Management**..	**63**
	Julian Veser und Christian Seitz	
4.1	Kolik...	64
4.2	Schmerztherapie...	66
4.3	MET bei Harnleitersteinen...	67
4.4	Zusammenfassung zu konservativen Management...............................	70
	Literatur...	70
5	**Interventionelle Therapie: Wann und wie?**................................	**73**
	Thomas Knoll und Arkadiusz Miernik	
5.1	Indikationen zur interventionellen Therapie......................................	74
5.2	Vorbereitung und spezifische Situationen..	75
5.3	Therapieentscheidung bei Nierensteinen...	76
5.4	Therapieentscheidung bei Harnleitersteinen.....................................	78

5.5	Restfragmente	79
5.6	Zusammenfassung zur interventionellen Therapie	82
	Literatur	83

6 Therapieverfahren – extrakorporale Stoßwellentherapie ... 87
Jens J. Rassweiler und Marie-Claire Rassweiler-Seyfried

6.1	Historisches	89
6.2	Stoßwellenphysik und Mechanismen der Steindesintegration	89
6.3	Stoßwellenquellen	95
6.4	Applikationsparameter der ESWL	100
6.5	Komplikationen und Nebenwirkungen	107
6.6	Klinische Ergebnisse und Vergleich	109
6.7	Perspektiven der ESWL	110
	Literatur	112

7 Ureterorenoskopie ... 115
Armin Secker

7.1	Einführung	116
7.2	Indikationen und Kontraindikationen	116
7.3	Sondersituationen	116
7.4	Präoperative Maßnahmen, Operationsvorbereitung und Lagerung	117
7.5	Schienen und Schleusen	119
7.6	Endoskopie	121
7.7	Strahlenschutz bei der Ureterorenoskopie	125
7.8	Lithotriptoren	125
7.9	Hilfsmittel	126
7.10	Kosten	126
7.11	Komplikationen und Management	126
7.12	Blick in die Zukunft	127
7.13	Zusammenfassung	128
	Literatur	128

8 Perkutane Nephrolithotomie ... 133
Jörg Schachtner und Udo Nagele

8.1	Grundlagen	135
8.2	Indikationen und Kontraindikationen für die PCNL bzw. antegrad/retrograd kombinierte Verfahren (ECIRS)	136
8.3	Vorbereitung der Operation	137
8.4	Operationstechnik	145
	Literatur	153

9 Laserlithotripsie ... 157
Frank Strittmatter

9.1	Einblick in die Geschichte der Laserentwicklungen	158
9.2	Holmium: YAG-Laser (Ho:YAG-Laser): damals bis heute	158
9.3	Wählbare Parameter am Lasergerät	162

9.4	Lichtleiter	163
9.5	Verschiedene Lasereinstellungen im klinischen Setting	164
9.6	Potenzielle Risiken bei der Laserbehandlung	165
9.7	Was kommt in der Zukunft?	167
9.8	Zusammenfassung Laserlithotripsie	168
	Literatur	168

10 Ballistische Lithotripsie — 171
Rainer Hofmann

10.1	Ballistische Lithotripsie	172
10.2	Elektrohydraulische Lithotripsie (EHL) – Prinzip und Einsatz	172
10.3	Ultraschall	172
10.4	Pneumatisch ballistische Lithotripsie	173
10.5	Kombinationslithotriptoren (Ultraschall und ballistische Energie)	175
10.6	Zusammenfassung	176
	Literatur	177

11 Steinleiden bei Kindern und Schwangeren — 179
Manuel Ritter

11.1	Steinleiden bei Kindern	180
11.2	Steinleiden bei Schwangeren	183
	Literatur	186

12 Steinleiden bei anatomischen Besonderheiten — 187
Dominik Abt

12.1	Harnableitung	189
12.2	Transplantatniere	189
12.3	Hufeisenniere	192
12.4	Beckenniere	193
12.5	Zusammenfassung: Steintherapie bei anatomischen Besonderheiten	194
12.6	Offene, konventionell-laparoskopische und roboterassistierte Steintherapie	195
	Literatur	196

13 Metabolische Diagnostik — 199
Jan Halbritter

13.1	Risikogruppeneinteilung	200
13.2	Metabolische Basisevaluation	200
13.3	Erweiterte metabolische Evaluation	203
	Literatur	206

14 Diätetische Aspekte der Urolithiasis — 207
Kristina L. Penniston und Thomas Knoll

14.1	Einleitung	208
14.2	Einfluss der Ernährung auf Gesundheit und Erkrankungen	208
14.3	Ernährungstherapie vs. Ernährungsschulung	210

14.4	Rolle der Ernährung bei der Urolithiasis	211
14.5	Ernährungsprävention der Urolithiasis	214
14.6	„Frequently asked questions – FAQ" zum Ernährungsmanagement von Harnsteinen	221
	Literatur	223
15	**Metaphylaxe und medikamentöse Therapie**	227
	Gunnar Wendt-Nordahl	
15.1	Pharmakologie in der Harnsteinmetaphylaxe eingesetzter Medikamente	228
15.2	Steinartspezifische medikamentöse Metaphylaxe	230
	Literatur	239

Serviceteil

Stichwortverzeichnis ... 243

Autorenverzeichnis

Dominik Abt, PD Dr. med Klinik für Urologie, Spitalzentrum Biel/Centre Hospitalier Bienne, Biel/Bienne, Schweiz
dominik.abt@kssg.ch

Peter Alken, Prof. Dr. Dr. h.c Mannheim, Deutschland
peter.alken@medma.uni-heidelberg.de

Jan Halbritter, Priv.-Doz. Dr. med Klinik für Endokrinologie/Nephrologie/Rheumatologie, Universitätsklinikum Leipzig, Leipzig, Deutschland
jan.halbritter@medizin.uni-leipzig.de

Rainer Hofmann, Univ.-Prof. Dr. med Klinik für Urologie und Kinderurologie, Marburg/Lahn, Deutschland
Rainer.Hofmann@med.uni-marburg.de

Thomas Knoll, Prof. Dr. med Urologische Klinik Sindelfingen, Lehrkrankenhaus der Universität Tübingen, Sindelfingen, Deutschland
T.Knoll@klinikverbund-suedwest.de

Arkadiusz Miernik, Prof. Dr. Dr. med Klinik für Urologie, Universitätsklinikum Freiburg, Freiburg, Deutschland
arkadiusz.miernik@uniklinik-freiburg.de

Udo Nagele, Prim. Prof. Dr. med Landeskrankenhaus Hall in Tirol, Urologie, Hall i. Tirol, Österreich
udo.nagele@tirol-kliniken.at

Tim Nestler, Dr. med Klinik für Urologie, BundeswehrZentralkrankenhaus, Koblenz, Deutschland
timnestler@bundeswehr.org

Kristina L. Penniston, PhD, RDN, CD, FAND Department of Urology, University of Wisconsin School of Medicine & Public Health, Madison, USA
penn@urology.wisc.edu

Friederike Praus Klinik für Urologie, Universitätsklinikum Freiburg, Freiburg, Deutschland
friederike.praus@uniklinik-freiburg.de

Jens J. Rassweiler, Prof. Dr. med. Dr. h.c.mult Department of Urology, SLK-Kliniken Heilbronn GmbH, Heilbronn, Deutschland
Jens.Rassweiler@slk-kliniken.de

Marie-Claire Rassweiler-Seyfried, Dr. med Klinikum Mannheim, Urologische Univerisitätsklinik, Mannheim, Deutschland
marie-claire.rassweiler@umm.de

Manuel Ritter, Univ.-Prof. Dr. med Klinik und Poliklinik für Urologie und Kinderurologie, Universitätsklinikum Bonn, Bonn, Deutschland
mritter@ukbonn.de

Jörg Schachtner, Dr. Landeskrankenhaus Hall in Tirol, Urologie, Hall i. Tirol, Österreich
joerg.schachtner@tirol-kliniken.at

Martin Schönthaler, Prof. Dr. med Klinik für Urologie, Universitätsklinikum Freiburg, Freiburg, Deutschland
martin.schoenthaler@uniklinik-freiburg.de

Armin Secker, Dr. med Klinik für Urologie und Kinderurologie, Universitätsklinikum Münster, Münster, Deutschland
armin.secker@ukmuenster.de

Christian Seitz, Assoc. Prof. Priv. Doz. Dr. AKH/Medizinische Universität Wien, Univ. Klinik für Urologie, Wien, Österreich

Frank Strittmatter, PD Dr. med Urologische Klinik und Poliklinik, LMU Klinikum der Universität, München, Deutschland
frank.strittmatter@med.uni-muenchen.de

Julian Veser, Dr. AKH/Medizinische Universität Wien, Univ. Klinik für Urologie, Wien, Österreich
julian.veser@meduniwien.ac.at

Gunnar Wendt-Nordahl, Priv.-Doz. Dr. med Urologische Klinik Sindelfingen, Klinikum Sindelfingen-Böblingen, Sindelfingen, Deutschland
g.wendt-nordahl@klinikverbund-suedwest.de

Epidemiologie

Martin Schönthaler

Inhaltsverzeichnis

1.1 Inzidenz und Prävalenz – 2

1.2 Deutschland – 3
1.2.1 Steinzusammensetzung – 5

1.3 Weltweit – 6
1.3.1 Zeitliche Trends – 6
1.3.2 Geschlechterverhältnis und Altersverteilung – 9
1.3.3 Steinzusammensetzung – 9
1.3.4 Regionale Unterschiede – 11
1.3.5 Historischer Exkurs – 12
1.3.6 Endemische Blasensteine und Häufungen in Volksgruppen – 13

1.4 Kinder – 14

Literatur – 17

© Springer-Verlag GmbH Deutschland, ein Teil von Springer Nature 2021
T. Knoll, A. Miernik (Hrsg.), *Urolithiasis*, https://doi.org/10.1007/978-3-662-62454-8_1

Harnsteinerkrankungen gehören mit einer Erkrankungshäufigkeit zwischen 3 und 11 % der Bevölkerung zu den weltweit häufigsten Erkrankungen. Dabei scheint die Prävalenz in industrialisierten Ländern zuzunehmen. So hat sich die Häufigkeit von Steinerkrankungen in den USA seit Ende der 1970er-Jahre mehr als verdoppelt. Ähnliches gilt für Japan sowie Deutschland und andere europäische Staaten.

Die hinter der epidemiologischen Charakterisierung und der Risikostratifikation stehenden pathogenetischen Konzepte zur Steinentstehung sind auch 80 Jahre nach Alexander Randalls Beschreibung von kalzifizierenden Plaques in der renalen Papille weiterhin Gegenstand von Forschung und Diskussion (▶ Kap. 2).

Die Häufigkeit des Harnsteinleidens unterscheidet sich nach Region bzw. Geografie, Klima, Trink- und Ernährungsgewohnheiten, Genetik, Geschlecht, Alter, Herkunft, soziodemografischen und weiteren Faktoren. Diese Einflussgrößen können als (modifizierbare und nichtmodifizierbare) Risikofaktoren beschrieben werden (▶ Abschn. 2.4).

1.1 Inzidenz und Prävalenz

Die Epidemiologie (griechisch *epidēmía nósos* = im ganzen Volk verbreitete Krankheit und *lógos* = Rede, Lehre) befasst sich mit der Verbreitung sowie den Ursachen und Folgen von gesundheitsbezogenen Zuständen und Ereignissen in Bevölkerungen und Populationen. Ihre beiden wichtigsten Kennzahlen sind die Inzidenz (Anzahl neu auftretender Fälle in einer gegebenen Population während einer bestimmten Zeit, meist 1 Jahr) und Prävalenz (gesamte Anzahl Fälle zu einem bestimmten Zeitpunkt oder einen Zeitraum). Bei letzterer kann die *Punktprävalenz* (die Person hat zum Befragungszeitpunkt einen Harnstein), *Periodenprävalenz* (die Person hatte beispielsweise in den vergangenen 5 Jahren einen Harnstein) und *Lebenszeitprävalenz* (die Person hatte bis zum Befragungszeitpunkt jemals einen Harnstein). In Bezug auf die Urolithiasis wird in der Regel die Lebenszeitprävalenz erhoben. Naturgemäß nimmt diese mit dem Alter zu. Das bedeutet aber auch, dass bei Betrachtungen der (Lebenszeit-)Prävalenz von Harnsteinen das Alter einer Population mit einbezogen werden muss. Eine durchschnittlich ältere Population wird durch diesen Effekt auch bei gleichbleibender Inzidenz von Harnsteinen eine höhere Prävalenz aufweisen wie eine jüngere. Dies muss beim longitudinalen und interkulturellen Vergleich (z. B. Deutschland 1970/heute oder Europa/Afrika) berücksichtigt werden.

> Bei der Betrachtung der Prävalenz ist entscheidend, ob es sich um die Angabe einer Punktprävalenz, Periodenprävalenz oder die am häufigsten verwendete Lebenszeitprävalenz („Hatten Sie schon mal einen Nierenstein?") handelt.

Epidemiologische Daten können mit verschiedenen Arten von Beobachtungsstudien erhoben werden: Querschnittstudien, Längsschnittstudien, Kohortenstudien und Fall-Kontrollstudien (◘ Tab. 1.1). Weitere Quellen stellen verschiedene Register, nationale oder regionale Gesundheits- und Krankenhausstatistiken sowie Daten von Krankenversicherern und Unternehmen im Gesundheitssektor dar.

Die Evidenzlage zur Epidemiologie der Urolithiasis ist aufgrund der weltweit sehr unterschiedlich verfügbaren Daten inhomogen. Für nahezu der Hälfte der Weltbevölkerung liegen kaum Angaben vor (Südamerika, Afrika, in Teilen Asien). Zudem bestehen keine zentralen Harnsteinregister. Entsprechenden Daten müssen daher auch innerhalb eines Landes aus verschiedenen Quellen generiert werden (beispielsweise USA: National Center for Health Statistics, Versichertendaten (*Medicare/Medicaid*), Ko-

Epidemiologie

◻ **Tab. 1.1** Beobachtungsstudien

Beobachtungsstudien	
Querschnittstudie („*cross sectional study*")	Momentaufnahme der untersuchten epidemiologischen Daten zu einem definierten Zeitpunkt
Längsschnittstudie („*longitudinal study*")	Daten der Studienpopulation werden regelmäßig über einen längeren Zeitraum hinweg erhoben
Kohortenstudie („*cohort study*")	(Prospektive) Untersuchung des relativen Erkrankungsrisikos (engl. *hazard ratio*) definierter Populationen mit und ohne Exposition gegenüber einem Risikofaktor über eine längere Zeit
Fall-Kontrollstudie („*case control study*")	Retrospektive Untersuchung der relativen Wahrscheinlichkeit des Vorliegens eines Risikofaktors (engl. *odds ratio*) bei Erkrankten gegenüber nicht-Erkrankten (Kontrollgruppe)

hortenstudien: National Health and Nutrition Examination Survey NHANES).

International wird die Vergleichbarkeit durch Unterschiede im Zugang zu medizinischer Versorgung allgemein sowie der Verfügbarkeit spezieller Untersuchungstechniken wie Computertomographie und Sonographie erschwert. Entsprechend kann davon ausgegangen werden, dass die Häufigkeit von Steinerkrankungen in nichtindustrialisierten Ländern unterschätzt, in den Industrienationen durch Diagnose asymptomatischer (nichtrelevanter?) Steine eventuell auch überschätzt wird.

– Die weltweite Datenlage zur Epidemiologie der Urolithiasis ist inhomogen.
– Für nahezu der Hälfte der Weltbevölkerung liegen keine Daten vor.
– Die Vergleichbarkeit ist zudem durch Unterschiede im Zugang zu medizinischer Versorgung erschwert.

In vielen Untersuchungen wird nicht zwischen Steinen des oberen und unteren Harntraktes unterschieden (z. B. Deutschland, Hesse et al. 2003). In andere große Erhebungen wie der *National Health and Nutrition Examination Survey* (NHANES) aus den USA (Scales et al. 2012) wurden hingegen explizit nur Nierensteine („*kidney stones*") abgefragt. Dennoch erscheint eine Vergleichbarkeit der Daten gegeben, da zum einen der Anteil der erfassten Steine des unteren Harntraktes (Blasensteine) in der deutschen Erhebung sehr gering gewesen sein dürfte (was allerdings nicht spezifisch abgefragt wurde) und zum anderen die US-amerikanischen Daten Nieren- und Harnleitersteine umfassen dürften („*Have you ever had kidney stones?*", „*How many times have you passed a kidney stone?*").

1.2 Deutschland

In den Jahren 1979 und 2001 wurden von Hesse und Mitarbeitern in Zusammenarbeit mit dem Institut für angewandte Sozialwissenschaft (INFAS) repräsentative Umfragen zur Harnsteinerkrankung durchgeführt (Hesse et al. 2003). Die Ergebnisse einer weiteren Auflage dieser Studie liegen lediglich als Mitteilung im Rahmen eines Vortrags beim Jahreskongress der Deutschen Gesellschaft für Urologie vor (Straub 2013).

In die Untersuchungen wurden jeweils 10.000 (2001: 7500) landesweit repräsentativ ausgewählten Personen ab 14 Jahren eingeschlossen. Bei der Stichprobenauswahl der Probanden wurden die Geschlechts-

und Altersverteilung sowie Wohnort, Beruf und weitere soziodemografische Faktoren berücksichtigt. Die Datenerhebung erfolgte durch direkte oder telefonisch geführte strukturierte Interviews mit vier bzw. sechs Fragen, wobei weitergehende Fragen zur Häufigkeit, Erkrankungsalter, Therapie und vorbeugenden Maßnahmen (Metaphylaxe) nur gestellt wurden, wenn die einleitende Frage nach Harnsteinen bejaht wurde.

Im Zeitraum von 1979–2001 wurde demnach ein Anstieg der Prävalenz von Harnsteinen von 4,0 auf 4,7 % in den untersuchten Kollektiven dokumentiert; im gleichen Zeitraum stieg die Inzidenz von 0,54 auf 1,47 %. Die 2013 vorgestellten, bislang jedoch nicht publizierten Daten zeigten wiederum einen Rückgang der Prävalenz und Inzidenz auf 3,2 bzw. 0,4 %.

In den untersuchten Populationen konnte eine Zunahme der Prävalenz mit dem Alter gezeigt werden (2001: Prävalenz in der Altersgruppe der 25- bis 34-Jährigen 1,7 %; in der Gruppe ab 65 Jahre 9,5 %). Beim Vergleich der Stichproben 1979 und 2001 zeigt sich ein überproportionaler Anstieg bei den über 50-jährigen Probanden (◘ Abb. 1.1a). Mehr als 40 % der Betroffenen gaben an, bereits mehr als einmal einen Stein gehabt zu haben (*Rezidivsteinbildner* 42,7 %).

> Die (Lebenszeit-)Prävalenz der Urolithiasis nimmt naturgemäß mit dem Lebensalter zu. In Deutschland sind Männer in allen Altersgruppen häufiger betroffen als Frauen. Bei der Erstmanifestation zeigt sich ein Gipfel in der Gruppe 35- bis 49-Jährigen.

Männer sind insgesamt (2001: Männer 5,5 % vs. Frauen 4,0 %) und auch in jeder einzelnen Altersgruppe häufiger betroffen (2001 bei den über 50-Jährigen Männer 9,7 % vs. Frauen 5,9 %). Hinsichtlich der Erstmanifestation einer Harnsteinerkrankung

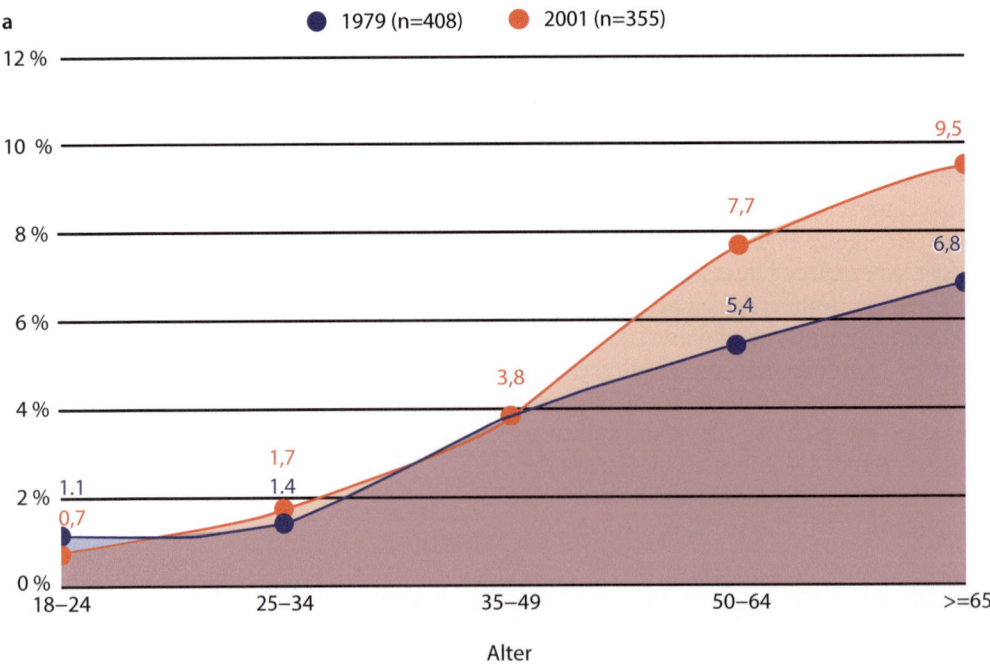

◘ **Abb. 1.1 a, b** a Altersverteilung der Prävalenz von Harnsteinen 1979 und 2001, **b** Altersverteilung der Erstmanifestation von Harnsteinen. (Nach Hesse et al. 2003)

Epidemiologie

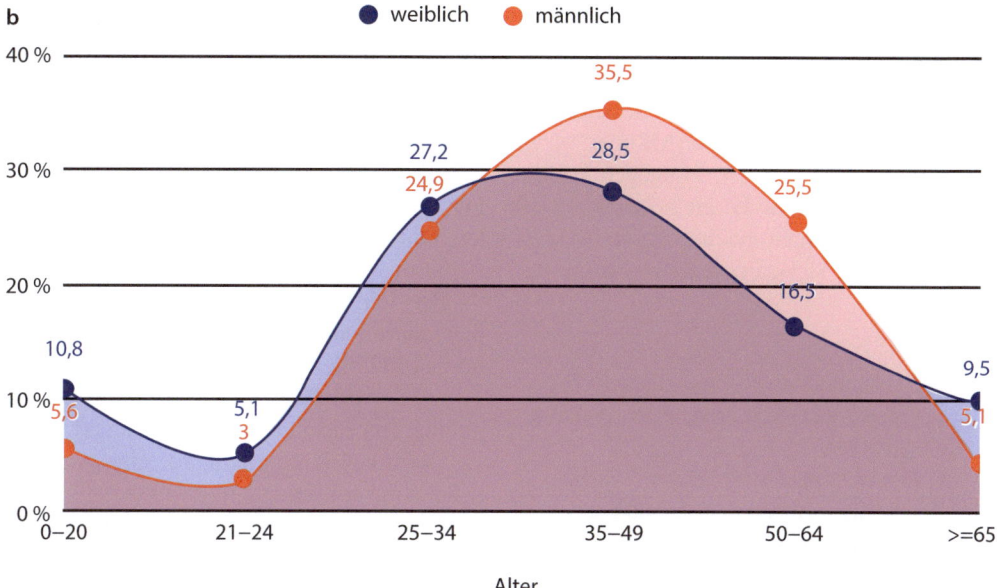

Abb. 1.1 (Fortsetzung)

zeigt sich ein Gipfel in der Gruppe der 35- bis 49-Jährigen (Abb. 1.1b).

Die Autoren dieser Studien postulieren mehrere Hypothesen zu möglichen Ursachen des Anstiegs. Hier werden zum einen die im genannten Zeitraum (1979–2001) stark verbesserten diagnostischen Möglichkeiten (Ultraschall und Computertomographie) genannt, die zu einer höheren Detektionsrate asymptomatischer und kleinerer Steine geführt haben dürfte. Des Weiteren wird der Einfluss eines veränderten („westlichen") Lebensstils einschließlich der entsprechenden Trink- und Essgewohnheiten angeführt. Diese und weitere sog. *modifizierbare* Risikofaktoren werden im ▶ Abschn. 2.4.2 näher ausgeführt.

> Die beobachtete Zunahme von Harnsteinerkrankungen kann auf tatsächlich veränderte äußere Einflüsse („westlicher Lebensstil"), aber auch die verbesserte Diagnostik durch Ultraschall und Computertomographie zurückgeführt werden.

1.2.1 Steinzusammensetzung

Die 2011 publizierten Auswertungen der gesammelten Steinanalysen aus 22 deutschen Kliniken mit insgesamt mehr als 200.000 Datensätzen bestätigten den hohen Anteil kalziumhaltiger Steine (einschließlich aller Formen von Kalziumoxalat- und Kalziumphosphatsteinen), die insgesamt etwa 4/5 aller Harnsteine ausmachen (Knoll et al. 2011). Dabei zeigten sich Unterschiede nach Geschlecht, Alter und Regionalität sowie im zeitlichen Verlauf. Während kalziumhaltige Steine in beiden Geschlechtern einen vergleichbaren Anteil hatten (Männer 84 %, Frauen 81 %), zeigten sich Unterschiede bei infektassoziierten Steinen (Struvit, Urate; Frauen 11 %, Männer: 4 %) und Harnsäuresteinen (Männer: 12 %, Frauen: 7 %).

Im zeitlichen Verlauf wurde eine geringe Zunahme kalziumhaltiger Steine (1977: 81 %, 2006: 85 %) und eine signifikante Abnahme Infektassoziierter Steine (Struvit, Urate; 1977: 10 %, 2006: 6 %) gefunden. Bei Harnsäuresteinen zeigte sich keine signifikante Änderung.

Regional zeigte sich ein geringerer Anteil kalziumhaltiger Steine in Ostdeutschland als in anderen Landesteilen (Männer 72 vs. 83 %, Frauen 62 % vs. 80 %) sowie ein höherer Anteil Infektassoziierter Steine (Männer 14 vs. 3 %, Frauen 27 vs. 8 %). Hingegen konnte im Süden Deutschlands ein höherer Anteil an Harnsäuresteinen nachgewiesen werden (Männer 15 vs. 11 %, Frauen 10 vs. 6 %).

- Kalziumhaltige Steine haben bei Frauen und Männern einen Anteil von > 80 %
- Frauen haben häufiger infektassoziierte Harnsteine als Männer
- Männer haben häufiger Harnsäuresteine als Frauen
- (Beobachtungszeitraum 1977–2006)

1.3 Weltweit

Die Vergleichbarkeit weltweiter Prävalenzen der Harnsteinerkrankungen und die Einordnung entsprechender möglicher Risikofaktoren (Klima, Soziodemografie, Ökonomie, Kultur, Trink- und Essgewohnheiten, Genetik) ist durch verschiedene systematische Fehler bzw. Verzerrungen (*Bias*) eingeschränkt. Diese betreffen die unterschiedliche Verfügbarkeit und den Zugang zu medizinischer Diagnostik und Therapie ebenso wie die Definition „Harnsteinerkrankung" (Selbstauskunft, ärztlich diagnostizierte Steine, durch Bildgebung nachgewiesene Steine, symptomatische Patienten, stationär behandelte Patienten usw.) und die Methodik und Qualität der Studien. In der nachfolgenden Übersicht wurden nur möglichst landesweit repräsentative Studien mit größeren Teilnehmerzahlen berücksichtigt. Entgegen früherer Übersichten, die u. U. auch kleinere Kohorten einschlossen, entsteht hierbei ein relativ homogen erscheinendes Bild mit Prävalenzen zwischen ca. 3 und 11 %. Tatsächlich stammen die aufgeführten Prävalenzdaten aus vergleichbaren Datenquellen (repräsentative landesweite Bevölkerungsstudien und nationale Statistiken), was bei früheren zusammenfassenden Darstellungen nur teilweise der Fall war. Dennoch scheint auch nach den aktuellen Daten ein zentraler „Steingürtel" zum Äquator weiterhin erkennbar (◘ Abb. 1.2).

Bei den Inzidenzen ergibt sich ein deutlich uneinheitlicheres Bild zwischen ca. 10 und 1700 Fällen pro 100.000 Einwohner pro Jahr. Hier dürften unterschiedliche Datenquellen (repräsentative Bevölkerungsstudien vs. Krankenhausstatistiken) eine wesentliche Rolle spielen.

Die nationalen Prävalenzen alleine geben allerdings keine Auskunft über wichtige epidemiologische Parameter wie die Geschlechterverteilung und altersmäßige Zusammensetzung der Kohorten, unterschiedliche Steinlokalisationen und -zusammensetzungen, Risikofaktoren und longitudinale Entwicklungen. Diese sind in einzelnen Studien dargestellt; ein Vergleich der Ergebnisse aus verschiedenen Studien ist jedoch aus o. g. Gründen nur bedingt sinnvoll (◘ Tab. 1.2).

1.3.1 Zeitliche Trends

Für wenige Länder liegen repräsentative Daten zu mehreren Erhebungszeitpunkten vor. Diese scheinen in Industrieländern einen Anstieg der Prävalenzen und Inzidenzen von Harnsteinerkrankungen zu belegen. Da die Ergebnisse der einzelnen Erhebungen in der Regel separat ausgewertet und publiziert wurden, liegen keine Angaben zur statistischen Signifikanz der entsprechenden Trends vor.

In den USA zeigte sich im Rahmen der *National Health and Nutrition Examination Survey* (NHANES) ein deutlicher Anstieg der Prävalenz von Harnsteinen von 3,8 % (1980) auf 5,2 % (1994) und 8,8 % (2010). Für Deutschland zeigten die INFAS-Umfragen von 1979 und 2000 eine Zunahme von der Inzidenz von 0,54 % auf 1,47 % und der Prävalenz von 4,0 % auf 4,7 %. Nach den

Epidemiologie

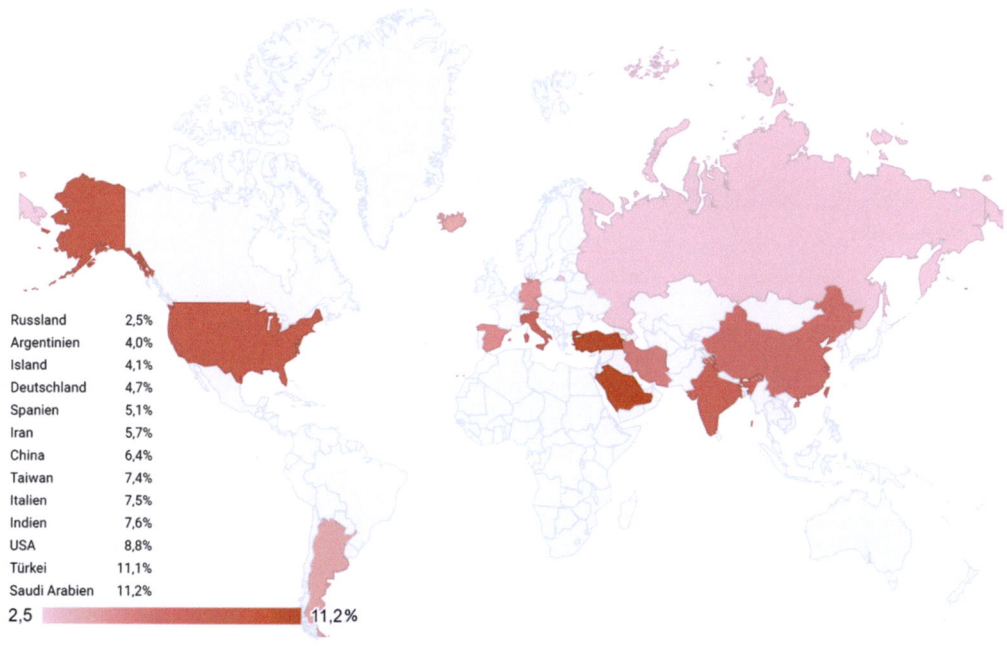

Abb. 1.2 Prävalenz von Harnstein-/Nierensteinerkrankungen weltweit

Tab. 1.2 Prävalenz und Inzidenz von Harnsteinen weltweit

Land	Prävalenz (%)	Jährl. Inzidenz (pro 100.000)	Studientyp/ Datenquelle	Autor/ Publikationsjahr
Urolithiasis – Prävalenzen und Inzidenzen weltweit				
Europa/Eurasien				
Deutschland	4,7	1470	Repräsentative Umfrage (landesweit, n = 7503)	Hesse et al. 2003
Spanien	5,1	730	Zusammengefasste Daten aus Umfragen, klinischen Registern, u. a. (landesweit)	Sánchez-Martín et al. 2007
Italien	7,5	–	Repräsentative Umfrage in Allgemeinarzt-Praxen (Stadt Florenz, n = 1543)	Croppi et al. 2012
Island	4,1	411	Repräsentative Bevölkerungsstudie (Reykjavik Study, n = 18.658)	Indridason et al. 2006
Türkei	11,1	1700	Repräsentative Umfrage (landesweit, n = 2468)	Muslumanoglu et al. 2011
Russland	2–3	53–609	Nationale Statistiken (landesweit)	Novikov et al. 2012 (aus Sorokin et al. 2017)

(Fortsetzung)

◘ Tab. 1.2 (Fortsetzung)

Urolithiasis – Prävalenzen und Inzidenzen weltweit

Land	Prävalenz (%)	Jährl. Inzidenz (pro 100.000)	Studientyp/ Datenquelle	Autor/ Publikationsjahr
Nordamerika				
USA	8,8 (Hesse et al. 2003)	–	Repräsentative Bevölkerungsstudie (landesweit, NHANES, n = 12,210)	Scales et al. 2012
Südamerika				
Argentinien	4,0	–	Repräsentative Umfrage (Stadt Buenos Aires, n = 1086)	Pinduli et al. 2006
Brasilien		32 (3 Jahre)	Krankenhausstatistik (Region Paraiba Valley, n = 1901 symptomatische Patienten)	Silva und Maciel 2016
Afrika				
Nigeria		1340	Krankenstatistiken Sonographie (Stadt Abuja, n = 2310)	Isaac et al. 2018
Asien				
China	6,4		Repräsentative Bevölkerungsstudie (landesweit, n = 9310)	Zeng et al. 2017
Taiwan	7,4	1278	Daten der Nationalen Krankenversicherung (landesweit)	Huang et al. 2013
Japan		140	Krankenhausstatistiken und Umfragen (landesweit, n = 100.344)	Sakamoto et al. 2018
Korea		520	Daten der Nationalen Krankenversicherung (landesweit)	Tae et al. 2018
Thailand		184	Krankenhausstatistiken (Süd-Thailand, n = 10.344)	Tanthanuch et al. 2005
Indien	7,6	30–930	Verschiedene	Versch. Autoren aus Liu et al. 2018
Iran	5,7	145	Repräsentative Umfrage (landesweit, n = 7649)	Safarinejad 2007

o. g. bislang nicht publizierten Daten wurde bei der Umfrage 2010 jedoch ein erneuter Rückgang auf 3,2 % bzw. 0,4 % festgestellt.

Im longitudinalen Verlauf zeigten sich in Japan zunehmende Inzidenzen von 44 (1965), 130 (2005) und 140 pro 100.000 (2015). Hingegen wurde in Taiwan eine gleichbleibende Inzidenz der Harnsteinerkrankungen erhoben (1998: 1367/100.000, 2010: 1278/100.000).

Für Saudi-Arabien wurde in der Vergangenheit eine Lebenszeitprävalenz von mehr als 20 % angegeben, wobei diese Daten aus verschiedenen Krankenhausstatistiken extrapoliert wurden. Die untersuchten Patientenkohorten umfasste damals noch zu mehr als 50 % Kinder unter 16 Jahren. Die in ◘ Tab. 1.2 aufgeführte aktuellere repräsentative Umfrage aus Jeddah ergab eine Prävalenz aller Altersgruppen von 11,2 %.

Epidemiologie

Basierend auf den genannten Daten kann die *Hypothese* aufgestellt werden, dass sich die Prävalenzen weltweit entsprechend sich angleichender Lebensverhältnisse annähern.

> Die Prävalenz der Harnsteinerkrankung liegt weltweit zwischen 3 und 11 % und scheint sich durch eine Zunahme in industrialisierten und Abnahme in weniger industrialisierten Ländern anzugleichen.

1.3.2 Geschlechterverhältnis und Altersverteilung

Weltweit zeigen nahezu alle Untersuchungen höhere Prävalenzen und Inzidenzen von Harnsteinen bei Männern. Diese sind bis auf wenige Ausnahmen 1,2–2fach erhöht (Tab. 1.3). Wiederum können die Daten aufgrund der o. g. Faktoren Verzerrungen aufweisen. So spiegeln die Daten aus Kuwait mit der festgestellten 9fach erhöhten Inzidenz bei Männern gegenüber Frauen möglicher Weise eher den unterschiedlichen Zugang zu medizinischer Versorgung wider als ein tatsächlich in diesem Umfang erhöhtes Erkrankungsrisiko.

In verschiedenen Ländern zeigen sich diesbezüglich im zeitlichen Verlauf unterschiedliche Tendenzen. In den USA zeigte sich in der *National Health and Examination Survey* (NHANES) ein (geringer) Rückgang des Geschlechterverhältnisses männlich/weiblich von 1,75 (1980) auf 1,54 (1994) und 1,49 (2010; Scales et al. 2012; Stamatelou et al. 2003). Ein ähnlicher Trend ließ sich für die 5-Jahresinzidenzen von Harnsteinerkrankungen in Island aufzeigen (m/w 1,7 (1990= und 1,46 (2008); Edvardsson et al. 2013). Hingegen wurde für Japan bei den altersadjustierten jährlichen Inzidenzen erstmalig aufgetretener Harnsteine ein schwankender Verlauf des Geschlechterverhältnisses von 2,76 (1965), 1,81 (1995) und 2,38 (2015) beschrieben (Sakamoto et al. 2018). In Deutschland zeigten die INFAS-Umfragen von 1979 und 2000 eine Zunahme der geschlechterspezifischen Prävalenz m:w von 0,97 auf 1,37. Als Grund für eine mögliche Angleichung des Geschlechterverhältnisses bei den Harnsteinerkrankungen kann eine Angleichung der sog. *modifizierbaren*, d. h. äußeren Risikofaktoren (Lebensstil, Beruf, Ernährung; ▶ Abschn. 2.4) diskutiert werden.

Hinsichtlich der Altersverteilung von Steinpatienten lassen sich aus Abb. 1.3 verschiedene Trends ablesen. In den industrialisierten Ländern Deutschland und Japan zeigen sich vergleichbare höhere Inzidenzen in den mittleren bis höheren Altersgruppen. Die Statistiken aus dem Iran und Nigeria weisen hingegen einen höheren Anteil jüngerer Patienten auf.

1.3.3 Steinzusammensetzung

Auch ein Vergleich von Steinarten weltweit ist nur sehr eingeschränkt möglich (Tab. 1.4). Zum einen existieren nur für wenige Län-

Tab. 1.3 Geschlechterverhältnis bei Harnsteinerkrankungen weltweit

Urolithiasis – Geschlechterverhältnis m/w weltweit	
Deutschland	1,4 (Hesse et al. 2003)
Italien	1,3 (Croppi et al. 2012)
Island	1,4 (Indridason et al. 2006)
Türkei	1,0 (Muslumanoglu et al. 2011)
Russland	1,9 (Novikov et al. 2012)
USA	1,5 (Scales et al. 2012)
Argentinien	1,2 (Pinduli et al. 2006)
Brasilien	0,9 (Silva und Maciel 2016)
China	1,3 (Zeng et al. 2017)
Japan	2,2 (Sakamoto et al. 2018)
Korea	1,3 (Tae et al. 2018)
Iran	1,2 (Safarinejad 2007)
Saudi Arabien	1,8 (Baatiah et al. 2020)
Kuwait	9,0 (Al-Hunayan et al. 2004)
Nigeria	1,3 (Isaac et al. 2018)

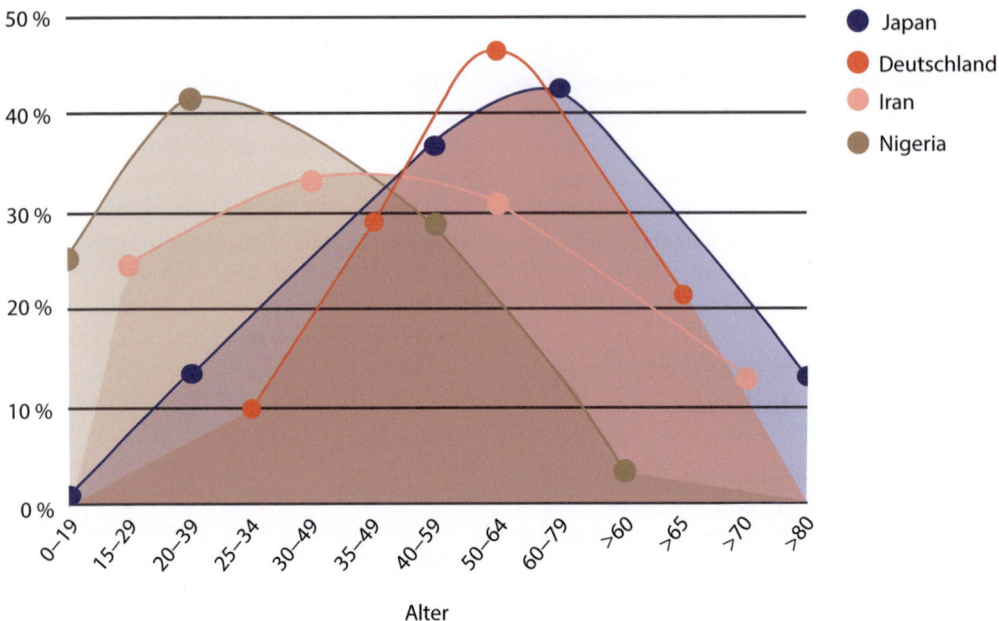

◘ **Abb. 1.3** Altersverteilung der Inzidenz von Harnsteinen in verschiedenen Ländern

◘ **Tab. 1.4** Steinzusammensetzungen weltweit

Urolithiasis – Steinzusammensetzungen weltweit (%)						
	Kalzium-oxalate- und phosphate	Harnsäure	Struvit und Ammoniumurat	Zystin	Gemischte Steine/ andere	Autor
Deutschland	85,5	9,9	4,9	0,5	–	Hesse et al. 2003
Norwegen	83,7	8,9	5,7	1	–	Kravdal et al. 2019
Türkei	80,4	4,8	3,3	3,1	8,8	Karabacak et al. 2013
Saudi Arabien	86,1	8,0	0,4	0,8	2,6	Amir et al. 2018
Oman	67,1	16,1	1,6	3,9	11,3	Al-Marhoon et al. 2015
China	75,0	11,8	11,4	1,1	–	Wang et al. 2020
Argentinien	86,1	18,5	1,9	0,6	–	Spivacow et al. 2016

Epidemiologie

der entsprechende landesweite Daten, zum anderen sind die Untersuchungsmethoden (Art der Steinanalyse, spektroskopisch vs. chemisch) und verwendeten Definitionen und Zuordnungen zu bestimmten Steinarten („Infektassoziiert") sehr inhomogen. Da viele Steine mehrere Komponenten enthalten, werden diese in der Mehrzahl der Publikationen nach der vorherrschenden Komponente zugeordnet (z. B. bei Kalziumoxalat/Harnsäure-Mischsteinen), wohingegen „Infektsteine" zum Teil auch angenommen werden, wenn ein Struvit-Anteil von > 10 % enthalten ist (Al-Marhoon et al. 2015).

1.3.4 Regionale Unterschiede

Die als zuverlässig und vergleichbar einzuschätzenden Daten der zweiten *Cancer Prevention Survey* (CPS II; Soucie et al. 1996) mit 1.185.124 Teilnehmern bestätigen regionale Unterschiede der Steinprävalenz in den USA zwischen 7,0 und 12,1 %. Hierbei zeigt sich ein Gefälle von Nordwest nach Südost (◘ Abb. 1.4). Hingegen konnten in einer aktuellen vergleichenden Analyse der Zusammensetzung von 4335 Nierensteinen aus 7 verschiedenen Staaten keine signifikanten Unterschiede (außer Florida mit einem etwas höheren Anteil von Harnsäuresteinen) gefunden wurde (Grant et al. 2018).

Andere epidemiologische Daten zu regionalen Unterschieden innerhalb eines Landes werden in der Regel aus lokalen Erhebungen oder Krankenhausstatistiken der verschiedenen Regionen zusammengestellt. Entsprechend ist wiederum mit Ungenauigkeiten und statistischen Fehlern zu rechnen.

In ihrer Zusammenstellung chinesischer Daten zeigen Luo und Kollegen (2012) ein Nord-Süd-Gefälle mit einem Anteil von Steinerkrankungen an allen urologischen Erkrankungen von 14 bzw. 22–45 % auf. Des Weiteren wurden unterschiedliche Hauptkomponenten von Harnsteinen in verschiedenen Regionen herausgearbeitet (◘ Abb. 1.5a). Ogawa 2012 zeigten in einer Übersicht japanischer Untersuchungen Regionen mit unterschiedlichen Häufungen bestimmter Steinarten auf (rot: städtische Regionen mit > 79 % Kalziumsteinen, violett: ländliche Regionen mit > 10 % Infektsteinen, grün: südliche Regionen mit > 7 % Harnsäuresteinen, ◘ Abb. 1.5b).

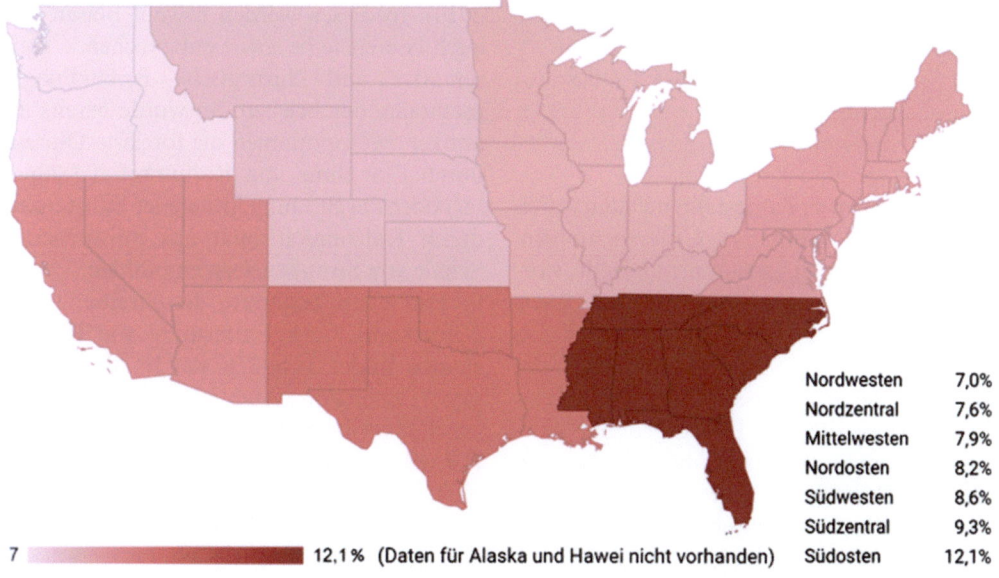

◘ Abb. 1.4   Prävalenz von Harnsteinen in verschiedene Regionen der USA. (Nach Soucie et al. 1996)

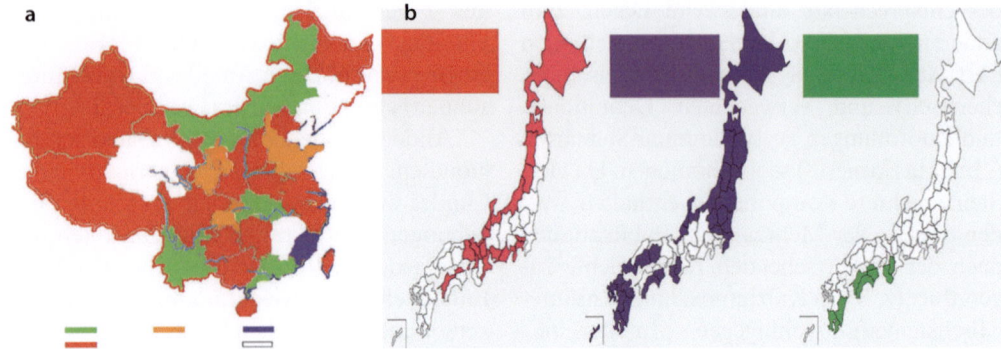

Abb. 1.5 a, b Häufungen bestimmter Steinarten in verschiedenen Regionen Chinas (**a**; Luo et al. 2012) und Japans (**b**; Ogawa 2012)

- Neben der Prävalenz scheinen sich auch die Geschlechterverhältnisse und Steinzusammensetzungen in industrialisierten und weniger industrialisierten Ländern (langsam) anzugleichen
- Dennoch ist weiterhin ein zentraler Steingürtel zum Äquator hin erkennbar
- Innerhalb einzelner Länder können regionale Unterschiede hinsichtlich Prävalenz (z. B. USA: Prävalenz von Nordwest nach Südost zunehmend) und Steinzusammensetzung (z. B. Japan: städtische Regionen mehr Kalziumoxalatsteine, ländliche Regionen mehr Infektsteine) bestehen

Für die bis hierher dargestellten Daten waren möglichst repräsentative Untersuchungen, soweit vorhanden, zusammengestellt worden. Hierbei zeigen sich weltweit überraschend geringe Unterschiede hinsichtlich der Häufigkeit von Steinerkrankungen, des Geschlechterverhältnisses und der Steinzusammensetzungen. Demgegenüber existieren jedoch zahlreiche historische und aktuelle Darstellungen kleinerer Fallserien, die auf durchaus unterschiedliche Steinerkrankungen hinsichtlich Ursachen und Pathogenese hinweisen.

1.3.5 Historischer Exkurs

Beschreibungen von Harnsteinerkrankungen finden sich bereits in den frühesten schriftlichen Dokumenten, die wir kennen, u. a. dem *Papyrus Ebers* (Ägypten, ca. 1500 v. Chr.), der *Sushruta Samhita* (Indien, ca. 600 v. Chr.) oder dem *Corpus Hippocraticum* (Griechenland, ca. 400 v. Chr.; López und Hoppe 2010). In diesen werden sowohl Blasen- als auch Nierensteine sowie entsprechende konservative und chirurgische Behandlungsmethoden beschrieben. So wurde bereits im antiken Mesopotamien die forcierte Diurese durch Einnahme von Kaliumnitrat (Salpeter) oder die Bindung lithogener Substanzen durch Kalziumkarbonat aus pulverisierter Schale von Straußeneiern empfohlen.

Die erste bekannte Beschreibung der „Lithotomie" zur Entfernung von Blasensteinen findet sich 276 v. Chr. durch den griechischen Arzt Ammonius von Alexandria. Die im hippokratischen Eid verankerte Formel „… Auch werde ich den Blasenstein nicht operieren, sondern es denen überlassen, deren Gewerbe dies ist" deutet bereits darauf hin, dass es sich um schwierige und komplikationsträchtige, häufig tödlich endende Eingriffe handelte. Diese sollten nicht von Ärzten ausgeführt werden, die sich durch ihren Eid verpflichtet hatten, Ihren Patienten zu nutzen und nicht zu schaden. Die Spezialisten, von Celsus im 1. Jhd. n. Chr. erstmals als Steinschneider (*Lithotomus*) bezeichnet, führten verschiedene Methoden perinealer Lithotomien durch. Zu den bekanntesten Steinschneidern gehörten Jacques de Beaulieu (1651–1714, „Frère Jacques") und Johann Andreas Eisenbarth (1663–1727 „Doktor Eisenbart").

Gegen Ende des 18. Jahrhunderts wurden erste Berichte über die chemische Zusammensetzung von Harnsteinen publiziert. Der britische Arzt George Pearson beschrieb in seiner Publikation von 1798 den Nachweis von Harnsäure in unterschiedlichen Anteilen in 194 von 200 untersuchten Harnsteinen. Als weitere Komponenten dieser Steine wies er Kalziumphosphat und Magnesiumammoniumphosphat nach. Der Arzt und Chemiker Alexander Marcet (1770–1822) fand in seiner Sammlung von 181 Steinen ca. zwei Drittel kalziumhaltige und ein Viertel vorwiegend aus Harnsäure bestehende Steine. In einer Zusammenstellung, die 1776 der Société Royale de Médecine vorgestellt wurde, waren 950 von 1463 Patienten Jungen unter 10 Jahren.

Bereits Hildegard von Bingen (1098–1179) erkannte Infektionen und Formen des heute so benannten „metabolischen Syndroms" als Risikofaktoren für Harnsteinerkrankungen. Tatsächlich gibt es historische Beschreibungen zunehmender Nierensteinerkrankungen in jeweils postkatastrophischen Phasen, die wieder eine erhöhte Kalorienzufuhr ermöglichten, z. B. nach den spätmittelalterlichen Pestepidemien oder dem 30-jährigen Krieg im 17. Jahrhundert. Abgesehen von den beiden Weltkriegen sind insbesondere im 20. Jahrhundert in den industrialisierten Ländern ein Anstieg der Nierensteinerkrankungen und eine Abnahme von Blasensteinen zu verzeichnen. Die genauen Gründe insbesondere letzteren Phänomens sind nicht eindeutig geklärt. Es kann angenommen werden, dass es sich aus eine Kombination mehrerer veränderter Einflussfaktoren, u. a. veränderte Ernährungsbedingungen und -gewohnheiten, weniger (chronische) Harnwegsinfektionen und die verbesserte Therapie von Harnabflussstörungen.

1.3.6 Endemische Blasensteine und Häufungen in Volksgruppen

(Kindliche) Blasensteine werden als endemisch betrachtet, wenn sie gehäuft und unabhängig von sonstigen Risikofaktoren wie Obstruktion, Infektion oder neurologischen Erkrankungen auftreten.

Bereits früh wurde ein ursächlicher Zusammenhang mit der Nahrungszusammensetzung vermutet. So hatte Halsted im England des 19. Jahrhunderts eine negative Korrelation zwischen der Anzahl der Kühe pro Kopf der Bevölkerung und Krankausbehandlungen wegen Blasensteinen festgestellt (Richet 2002). Untersuchungen historischer Kollektive (Cadge, „Norfolk Collection" 1874; McCarrison, Indien 1931; Halstead, Valyasevi, „Thailand Study" 1967), kamen übereinstimmend zu dem Ergebnis, dass ernährungsbedingten Faktoren eine ursächliche Rolle zukommt. Hierbei scheinen eine Milchrestriktion und deren Ersatz durch Wasser und einseitige Getreideprodukte wesentlich. Im England des 19. Jahrhunderts war dies „Pap" (Wasser und Brot), in Nord-Thailand und anderen Endemiegebieten Asiens Reis oder Hirse. Diese Blasensteine enthalten hohe Anteile Ammoniumurat in Kombination mit Kalziumoxalat und Kalzium- oder Magnesium-Ammonium-Phosphat. Pathophysiologisch wird die Urinkonzentration von Ammoniumurat durch die genannten Getreide erhöht und gleichzeitig deren Präzipitation durch eine Hypophosphaturie gefördert (▶ Abschn. 1.1.3 und 2.4.2).

> Bei endemischer Häufung von Harnsteinen können externe Faktoren wie eine Mangelernährung vermutet werden, bei Häufungen innerhalb bestimmter Volksgruppen ist eine genetische Disposition wahrscheinlich, möglich ist aber auch ein begünstigender gemeinsamer Lebensstil.

Hohe Prävalenzen von Harnsteinen finden sich auch bei einzelnen Volksgruppen, z. B. den Hmong, einer Volksgruppe aus dem Hochland von Laos, bei denen in einer Untersuchung aus Minnesota/USA bei 46 % Nierensteine, zu einem hohen Anteil von Ausgusssteine, gefunden wurden (Portis et al. 2004). Zum anderen werden umschriebene Regionen wie die chinesische Provinz Hubei mit einer Prävalenz von 20 % gegenüber 6,4 % in China insgesamt beschrieben (Luo et al. 2012 in Talati et al. 2012).

1.4 Kinder

Die o. g. kindlichen Harnsteine, wie sie im 19. Jahrhundert in Europa auftraten und bis heute im sog. „afroasiatischen Steingürtel" beobachtet werden, sind in den industrialisierten Ländern nahezu vollständig verschwunden. Hier sind Harnsteine bei Kindern mit einem Anteil von ca. 1–2 % aller Harnsteine insgesamt selten. Allerdings zeigen mehrere Untersuchungen eine zunehmende Häufigkeit dieser Erkrankung in den vergangenen 20–30 Jahren. Bei 90 % der Kinder ist der obere Harntrakt betroffen. Das Geschlechterverhältnis ist in diesen Ländern ausgeglichen und die Erkrankungshäufigkeit nimmt bis zum 18. Lebensjahr kontinuierlich zu (◘ Tab. 1.5).

Im sog. „afroasiatischen Steingürtel" (◘ Abb. 1.6) treten Harnsteine bei Kindern, wie aus den publizierten Fallserien indirekt geschlossen werden kann, vergleichsweise häufiger auf. Epidemiologische Angaben zu Inzidenz und Prävalenz in diesen Ländern fehlen jedoch.

Typischer Weise nimmt auch in diesen Ländern der Anteil kindlicher Blasensteine mit den entsprechenden Zusammensetzungen (hoher Anteil Ammoniumurat und Struvit) ab. Die heute vermehrt im oberen Harntrakt auftretenden Steine weisen eine vergleichbare Zusammensetzung wie in Industrieländern (60–80 % Kalziumsteine) und eine Gleichverteilung der Geschlechter auf (◘ Tab. 1.6 und 1.7).

- Die historisch und weiterhin in den Endemiegebieten des „afroasiatischen Steingürtels" häufiger auftretenden kindlichen Blasensteine sind in Industrieländern fast vollständig verschwunden
- In Industrieländern sind Steine des oberen Harntraktes bei Kindern insgesamt selten (ca. 1–2 % aller Steinerkrankungen)
- Die Inzidenz kindlicher Harnsteine in diesen Ländern scheint aber deutlich zuzunehmen (im Durchschnitt eine Verdopplung in den vergangenen 20 Jahren)
- Die Inzidenz nimmt bis zum 18. Lebensjahr kontinuierlich zu
- Das Geschlechterverhältnis gleicht sich zunehmend an (früher mehr Jungen betroffen), in neueren Untersuchungen sind in Industrieländern teilweise Mädchen häufiger betroffen

Epidemiologie

◘ Tab. 1.5 Repräsentative Studien zur Epidemiologie kindlicher Harnsteine in Industrieländern

Kindliche Harnsteine (0–18 Jahre) – Inzidenz und Prävalenz in Industrieländern

Deutschland	Anteil Kinder (< 20 Jahre) bei Kalziumsteinen ca. 1,5 %, Infektassoziierten Steinen ca. 3,5 %, Harnsäuresteinen 0 %, Zystinsteinen ca. 4,5 %	224.085 Steinanalysen landesweit (Knoll et al. 2011)
Großbritannien	Inzidenz insgesamt 1,77/100.000 Personenjahre (Zeitraum 2002–2015) Anstieg um 13,6 % pro Jahr 90 % Steine des oberen Harntraktes Geschlechterverhältnis m:w 1,3:1	Krankenhausstatistik Manchester (Robinson et al. 2020)
Island	Inzidenzen von 3,7/100.000 (1989), 11,0 (2004) und 8,7 (2013) Geschlechterverhältnis m:w 1:1,4 Altergruppe 13- bis 18-Jährige 68 % aller Nierensteine	Nationale Krankenhausstatistiken (Edvardsson et al. 2018)
USA	Entlassdiagnose Nephrolithiasis um 18 % zunehmend, Ureterolithiasis 17 % abnehmend (1997–2012) Zunahme Notfallbehandlungen um 9 % (2006–2011) Geschlechterverhältnis m:w 1:1,5 Altergruppe 15- bis 17-Jährige 62 % aller Nierensteine	Daten des Healthcare Costs and Utilization Project (HCUP) aus ca. 4000 Kliniken zwischen 1997 und 2012 (Kusumi et al. 2015)
USA	Inzidenz 59,5/100.000 Personenjahre (2005–2016), bis 2011 ansteigende Tendenz (2011: 65,2/100.000) Zunehmende Inzidenz mit Alter, mehr weibliche und mehr nichthispanisch weiße Patienten	Versichertendaten von 12.739.125 Kindern (Ward et al. 2019)
USA	Zunahme behandelter Kinder mit Urolithiasis von 18,4 (1999) auf 57,0/100.000 (2008) aller behandelter Patienten	Daten aus 42 Kinderkliniken (Routh et al. 2010)
Israel	Anstieg der Prävalenz um 6 % jährlich von 69/100.000 (1980–1995) auf 120/100.000 (2010–2012)	Aufnahmeuntersuchung für das Militär von 1.908.893 17-jährige Patienten (Alfandary et al. 2018)
Taiwan	Abnahme der Inzidenz von 206,9/100.000 (1998) auf 75,0 (2007) Geschlechterverhältnis m:w 1:1 Altergruppe 15- bis 18-Jährige 65 % aller Harnssteine	Nationale Krankenversichertenstatistiken (Pong et al. 2015)

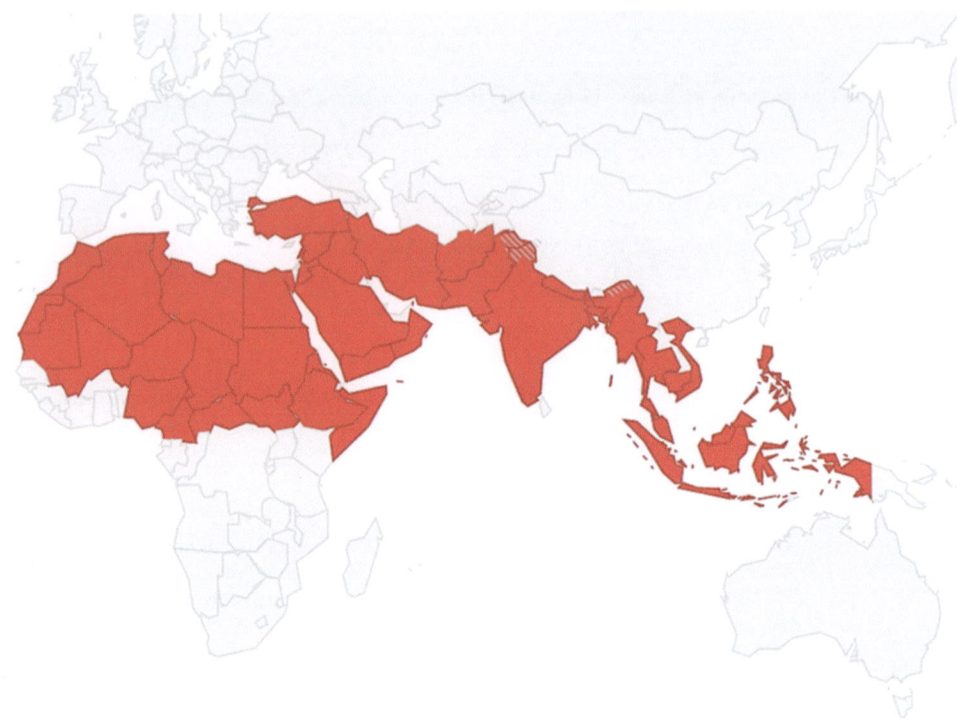

◘ Abb. 1.6 Der sog. „afroasiatische Steingürtel"

◘ Tab. 1.6 Fallserien kindliche Urolithiasis im afroasiatischen Steingürtel

Kindliche Harnsteine – Fallserien afroasiatischer Steingürtel		
Türkei	Fast nur Steine des oberen Harntraktes, nur 1 Blasenstein <1 Jahr 22,9 %, 1–5 Jahre 36,9 %, 5–10 Jahre 27,5 %, >10 Jahre 12,8 % Geschlechterverhältnis m:w 1:1,1	Fallserie mit 179 Kindern, Kayseri/Türkei (Dursun et al. 2008)
Iran	90,6 % Nierensteine, 2,4 % nur Blasenstein Risikofaktoren: pos. Familienanamnese 27,3 %, Harnwegsinfektion 23,8 %, anatomische Besonderheiten; 52 % metabolische Auffälligkeiten	Fallserie mit 84 Kindern, Rasht/Iran (Safaei Asl und Maleknejad 2011)
Pakistan	69 % oberer Harntrakt, 31 % Blasensteine Anteil Blasensteine abnehmend von 60 % (Mitte 1980er-Jahre) auf 15 % (Mitte 1990er-Jahre) Kalziumoxalat (47 %), Ammoniumurat (27 %), Struvit (6,4 %)	Fallserie mit 1440 Kindern (Rizvi et al. 2002)
Indien	93 % Steine des oberen Harntraktes Mittleres Alter 8 Jahre Geschlechterverhältnis m:w 3:1 Analyse von 135 Nierensteinen: 92,5 % Kalziumoxalatsteine; 11 Blasensteine: 73 % Kalziumphosphat, 17 % Ammoniumurat	Fallserie mit 325 Kindern, Lucknow/Indien (Abhishek et al. 2013)

Epidemiologie

☐ **Tab. 1.6** (Fortsetzung)

Kindliche Harnsteine – Fallserien afroasiatischer Steingürtel		
Marokko	Hauptbestandteile Kalziumoxalat (51,6 %), Struvit (18,1 %), Ammoniumurat (9,5 %), Karbonatapatit (9 %) Geschlechterverhältnis m:w 2,3:1 Jungen mehr Struvitsteine, Mädchen mehr Kalziumoxalatsteine	432 Steinanalysen kindlicher Harnsteine, landesweit (Meiouet et al. 2019)
Tunesien	76 % Steine des oberen Harntrakts 40 % „endemische Harnsteine" mit einem Nukleus aus Ammoniumurat Geschlechterverhältnis m:w 2,1:1	Fallserie mit 120 Kindern, landesweit (Kamoun et al. 1999)
Sudan	Hauptbestandteile Kalziumoxalat (43,7 %), Ammoniumurat (32,9 %), Karbonatapatit (13,1 %), Struvit (5,3 %), Harnsäure (4,1 %)	Analysen von 12 kindlichen Nierensteinen (Balla et al. 1998)
Kamerun	17/21 Fälle aus Nordkamerun (Sahelzone), vornehmlich Blasensteine bei männlicher Landbevölkerung, Hauptbestandteile Ammoniumurat, Struvit und Kalziumoxalat	Fallserie mit 21 Kindern aus Nord- und Süd-Kamerun (Angwafo et al. 2000)

☐ **Tab. 1.7** Fallserien kindliche Urolithiasis Industrieländer

Kindliche Harnsteine – Fallserien Industrieländer		
Großbritannien	Geschlechterverhältnis m:w 1,7:1 Mittleres Alter m 4,4 Jahre, w 7,3 Jahre 81 % oberer Harntrakt, 14 % Blasensteine, 5 % beides Steinanalyse 78 % Kalziumoxalat oder -phosphat, 14 % Struvit/Triplephosphat, 7 % Zystin Pathogenese 34 % metabolische Störung, 22 % infektassoziierte Steine, 44 % idiopathisch	511 Kinder London, UK (Issler et al. 2017)
Niederlande	Geschlechterverhältnis m:w 2,1:1 Mittleres Alter 8,8 Jahre Steinanalyse 61 % Kalziumoxalat oder -phosphat, 26 % Struvit, 8,3 % Urat, 8,3 % Zystin Pathogenese 78 % metabolische Störung	71 Kinder Nijmegen, Niederlande (Rellum et al. 2014)

Literatur

Abhishek, Kumar J, Mandhani A, Srivastava A, Kapoor R, Ansari MS (2013) Pediatric urolithiasis: experience from a tertiary referral center. J Pediatr Urol 9(6 Pt A):825–830. https://doi.org/10.1016/j.jpurol.2012.11.003

Alfandary H, Haskin O, Davidovits M, Pleniceanu O, Leiba A, Dagan A (2018) Increasing prevalence of nephrolithiasis in association with increased body mass index in children: a population based study. J Urol 199(4):1044–1049. https://doi.org/10.1016/j.juro.2017.10.023

Al-Hunayan A, Abdul-Halim H, Kehinde EO, Al-Awadi K, El Barky E, Al-Ateequi A (2004) Mode of presentation and first line of management of non-recurrent urolithiasis in Kuwait. Int J Urol Off J Jpn Urol Assoc 11(11):963–968. https://doi.org/10.1111/j.1442-2042.2004.00934.x

Al-Marhoon MS, Bayoumi R, Al-Farsi Y et al (2015) Urinary stone composition in Oman: with high incidence of cystinuria. Urolithiasis 43(3):207–211. https://doi.org/10.1007/s00240-015-0763-7

Amir A, Matlaga BR, Ziemba JB, Sheikh S (2018) Kidney stone composition in the Kingdom of Saudi Arabia. Clin Nephrol 89(5):345–348. https://doi.org/10.5414/CN109313

Angwafo FF, Daudon M, Wonkam A, Kuwong PM, Kropp KA (2000) Pediatric urolithiasis in sub-saharan Africa: a comparative study in two regions of Cameroon. Eur Urol 37(1):106–111. https://doi.org/10.1159/000020109

Baatiah NY, Alhazmi RB, Albathi FA, Albogami EG, Mohammedkhalil AK, Alsaywid BS (2020) Urolithiasis: prevalence, risk factors, and public awareness regarding dietary and lifestyle habits in Jeddah, Saudi Arabia in 2017. Urol Ann 12(1):57–62. https://doi.org/10.4103/UA.UA_13_19

Balla AA, Salah AM, Khattab AH et al (1998) Mineral composition of renal stones from the Sudan. Urol Int 61(3):154–156. https://doi.org/10.1159/000030312

Croppi E, Ferraro PM, Taddei L, Gambaro G, GEA Firenze Study Group (2012) Prevalence of renal stones in an Italian urban population: a general practice-based study. Urol Res 40(5):517–522. https://doi.org/10.1007/s00240-012-0477-z

Dursun I, Poyrazoglu HM, Dusunsel R et al (2008) Pediatric urolithiasis: an 8-year experience of single centre. Int Urol Nephrol 40(1):3–9. https://doi.org/10.1007/s11255-007-9234-6

Edvardsson VO, Indridason OS, Haraldsson G, Kjartansson O, Palsson R (2013) Temporal trends in the incidence of kidney stone disease. Kidney Int 83(1):146–152. https://doi.org/10.1038/ki.2012.320

Edvardsson VO, Ingvarsdottir SE, Palsson R, Indridason OS (2018) Incidence of kidney stone disease in Icelandic children and adolescents from 1985 to 2013: results of a nationwide study. Pediatr Nephrol. Aug;33(8):1375–1384. https://doi.org/10.1007/s00467-018-3947-x. Epub 2018 Apr 6. PMID: 29626242

Grant C, Guzman G, Stainback RP, Amdur RL, Mufarrij P (2018) Variation in kidney stone composition within the United States. J Endourol 32(10):973–977. https://doi.org/10.1089/end.2018.0304

Hesse A, Brändle E, Wilbert D, Köhrmann K-U, Alken P (2003) Study on the prevalence and incidence of urolithiasis in Germany comparing the years 1979 vs. 2000. Eur Urol 44(6):709–713

Huang W-Y, Chen Y-F, Carter S, Chang H-C, Lan C-F, Huang K-H (2013) Epidemiology of upper urinary tract stone disease in a Taiwanese population: a nationwide, population based study. J Urol 189(6):2158–2163. https://doi.org/10.1016/j.juro.2012.12.105

Indridason OS, Birgisson S, Edvardsson VO, Sigvaldason H, Sigfusson N, Palsson R (2006) Epidemiology of kidney stones in Iceland: a population-based study. Scand J Urol Nephrol 40(3):215–220. https://doi.org/10.1080/00365590600589898

Isaac UI, Idigo FU, Chinda JY (2018) Sonographic assessment of urolithiasis in University of Abuja Teaching Hospital, Nigeria. Ann Afr Med 17(3):106–109. https://doi.org/10.4103/aam.aam_27_16

Issler N, Dufek S, Kleta R, Bockenhauer D, Smeulders N, Van't Hoff W (2017) Epidemiology of paediatric renal stone disease: a 22-year single centre experience in the UK. BMC Nephrol 18(1):136. https://doi.org/10.1186/s12882-017-0505-x

Kamoun A, Daudon M, Abdelmoula J et al (1999) Urolithiasis in Tunisian children: a study of 120 cases based on stone composition. Pediatr Nephrol Berl Ger 13(9):920–925; discussion 926. https://doi.org/10.1007/s004670050728

Karabacak OR, Dilli A, Saltaş H, Yalçınkaya F, Yörükoğlu A, Sertçelik MN (2013) Stone compositions in Turkey: an analysis according to gender and region. Urolo 82(3):532–537. https://doi.org/10.1016/j.urology.2013.04.059

Knoll T, Schubert AB, Fahlenkamp D, Leusmann DB, Wendt-Nordahl G, Schubert G (2011) Urolithiasis through the ages: data on more than 200,000 urinary stone analyses. J Urol 185(4):1304–1311. https://doi.org/10.1016/j.juro.2010.11.073

Kravdal G, Helgø D, Moe MK (2019) Kidney stone compositions and frequencies in a Norwegian population. Scand J Urol 53(2-3):139–144. https://doi.org/10.1080/21681805.2019.1606031

Kusumi K, Becknell B, Schwaderer A (2015) Trends in pediatric urolithiasis: patient characteristics, associated diagnoses, and financial burden. Pediatr Nephrol Berl Ger 30(5):805–810. https://doi.org/10.1007/s00467-014-3012-3

Liu Y, Chen Y, Liao B et al (2018) Epidemiology of urolithiasis in Asia. Asian J Urol 5(4):205–214. https://doi.org/10.1016/j.ajur.2018.08.007

López M, Hoppe B (2010) History, epidemiology and regional diversities of urolithiasis. Pediatr Nephrol Berl Ger 25(1):49–59. https://doi.org/10.1007/s00467-008-0960-5

Luo D, Li H, Wang K (2012) Epidemiology of stone disease in China. In: Talati J, Tiselius HG, Albala DM, Ye Z (eds) Urolithiasis, basic science and clinical practice. Springer, London, pp 53–59

Novikov A, Nazarov T, Startsev VY (2012) Epidemiology of stone disease in the Russian Federation and Post Soviet Era. In: Talati J, Tiselius HG, Albala DM, Ye Z (eds) Urolithiasis, basic science and clinical practice. Springer, London, pp 97–105

Meiouet F, El Kabbaj S, Daudon M (2019) Pediatric urolithiasis in Morocco: composition of 432 urinary calculi analyzed by infrared spectroscopy. Progres En Urol J Assoc Francaise Urol Soc Francaise Urol 29(3):173–182. https://doi.org/10.1016/j.purol.2019.02.002

Muslumanoglu AY, Binbay M, Yuruk E et al (2011) Updated epidemiologic study of urolithiasis in Turkey. I: changing characteristics of urolithiasis. Urol Res 39(4):309–314. https://doi.org/10.1007/s00240-010-0346-6

Ogawa Y (2012) Epidemiology of Stone Disease Over a 40-Year Period in Japan. In: Talati J, Tiselius HG, Albala DM, Ye Z (eds) Urolithiasis, basic science and clinical practice. Springer, London, pp 89–96

Pinduli I, Spivacow R, del Valle E et al (2006) Prevalence of urolithiasis in the autonomous city of Buenos Aires, Argentina. Urol Res 34(1):8–11. https://doi.org/10.1007/s00240-005-0003-7

Pong Y-H, Huang W-Y, Lu Y-C et al (2015) Temporal trend of newly diagnosed incidence, medical utilization, and costs for pediatric urolithiasis, 1998-2007: a nationwide population-based study in Taiwan. Urolo 85(1):216–220. https://doi.org/10.1016/j.urology.2014.09.008

Portis AJ, Hermans K, Culhane-Pera KA, Curhan GC (2004) Stone disease in the Hmong of Minnesota: initial description of a high-risk population. J Endourol 18(9):853–857. https://doi.org/10.1089/end.2004.18.853

Rellum DM, Feitz WF, van Herwaarden AE, Schreuder MF (2014) Pediatric urolithiasis in a non-endemic country: a single center experience from The Netherlands. J Pediatr Urol 10(1):155–161. https://doi.org/10.1016/j.jpurol.2013.07.019

Richet G (2002) Nephrolithiasis at the turn of the 18th to 19th centuries: biochemical disturbances. A genuine cascade giving rise to clinical chemistry. Am J Nephrol 22(2-3):254–259. https://doi.org/10.1159/000063770

Rizvi S a H, Naqvi S a A, Hussain Z et al (2002) Pediatric urolithiasis: developing nation perspectives. J Urol 168(4 Pt 1):1522–1525. https://doi.org/10.1097/01.ju.0000028601.63446.51

Robinson C, Shenoy M, Hennayake S (2020) No stone unturned: the epidemiology and outcomes of paediatric urolithiasis in Manchester, United Kingdom. J Pediatr Urol. Published online March 19, 2020. https://doi.org/10.1016/j.jpurol.2020.03.009

Routh JC, Graham DA, Nelson CP (2010) Trends in imaging and surgical management of pediatric urolithiasis at American pediatric hospitals. J Urol 184(4 Suppl):1816–1822. https://doi.org/10.1016/j.juro.2010.03.117

Safaei Asl A, Maleknejad S (2011) Pediatric urolithiasis: an experience of a single center. Iran J Kidney Dis 5(5):309–313

Safarinejad MR (2007) Adult urolithiasis in a population-based study in Iran: prevalence, incidence, and associated risk factors. Urol Res 35(2):73–82. https://doi.org/10.1007/s00240-007-0084-6

Sakamoto S, Miyazawa K, Yasui T et al (2018) Chronological changes in the epidemiological characteristics of upper urinary tract urolithiasis in Japan. Int J Urol Off J Jpn Urol Assoc 25(4):373–378. https://doi.org/10.1111/iju.13552

Sánchez-Martín FM, Millán Rodríguez F, Esquena Fernández S et al (2007) Incidence and prevalence of published studies about urolithiasis in Spain. Actas Urol Esp 31(5):511–520. https://doi.org/10.1016/s0210-4806(07)73675-6

Scales CD, Smith AC, Hanley JM, Saigal CS, Urologic Diseases in America Project (2012) Prevalence of kidney stones in the United States. Eur Urol 62(1):160–165. https://doi.org/10.1016/j.eururo.2012.03.052

Silva GRN, Maciel LC (2016) Epidemiology of urolithiasis consultations in the Paraíba Valley. Rev Col Bras Cir 43(6):410–415. https://doi.org/10.1590/0100-69912016006001

Sorokin I, Mamoulakis C, Miyazawa K, Rodgers A, Talati J, Lotan Y (2017) Epidemiology of stone disease across the world. World J Urol 35(9):1301–1320. https://doi.org/10.1007/s00345-017-2008-6

Soucie JM, Coates RJ, McClellan W, Austin H, Thun M (1996) Relation between geographic variability in kidney stones prevalence and risk factors for stones. Am J Epidemiol 143(5):487–495. https://doi.org/10.1093/oxfordjournals.aje.a008769

Spivacow FR, Del Valle EE, Lores E, Rey PG (2016) Kidney stones: composition, frequency and relation to metabolic diagnosis. Medicina (Mex) 76(6):343–348

Stamatelou KK, Francis ME, Jones CA, Nyberg LM, Curhan GC (2003) Time trends in reported prevalence of kidney stones in the United States: 1976-1994. Kidney Int 63(5):1817–1823. https://doi.org/10.1046/j.1523-1755.2003.00917.x

Straub M (2013) Epidemiologie der Urolithiasis – Aktuelles vom Arbeitskreis Harnsteine. Vortr DGU-Kongr (Oral communication at the Annual Congress of the German Society of Urology September 25-28, 2013.)

Tae BS, Balpukov U, Cho SY, Jeong CW (2018) Eleven-year cumulative incidence and estimated lifetime prevalence of urolithiasis in Korea: a national health insurance service-national sample cohort based study. J Korean Med Sci 33(2):e13. https://doi.org/10.3346/jkms.2018.33.e13

Talati J, Tiselius H-G, Ye Z, Albala DM (2012) Urolithiasis, basic science and clinical practice. Springer, London

Tanthanuch M, Apiwatgaroon A, Pripatnanont C (2005) Urinary tract calculi in southern Thailand. J Med Assoc Thail Chotmaihet Thangphaet 88(1):80–85

Wang S, Zhang Y, Zhang X, Tang Y, Li J (2020) Upper urinary tract stone compositions: the role of age and gender. Int Braz J Urol Off J Braz Soc Urol 46(1):70–80. https://doi.org/10.1590/S1677-5538.IBJU.2019.0278

Ward JB, Feinstein L, Pierce C et al (2019) Pediatric urinary stone disease in the United States: the urologic diseases in America project. Urolo 129:180–187. https://doi.org/10.1016/j.urology.2019.04.012

Zeng G, Mai Z, Xia S et al (2017) Prevalence of kidney stones in China: an ultrasonography based cross-sectional study. BJU Int 120(1):109–116. https://doi.org/10.1111/bju.13828

Pathogenese und Risikofaktoren

Martin Schönthaler und Friederike Praus

Inhaltsverzeichnis

2.1 Erweitertes physikalisch-chemisches Konzept der Steinbildung – 22
2.1.1 Promotoren und Inhibitoren der Kristallbildung – 24

2.2 **Kalziumsteine – 24**
2.2.1 Randall-Plaques und Randall-Plugs – 25
2.2.2 „Vascular theory", „vas washdown theory" und „calcifying nanoparticles" – 26
2.2.3 Kalziumphosphatsteine – 27
2.2.4 Integrierbarkeit der Theorien – 28

2.3 **Nichtkalziumsteine – 28**
2.3.1 Harnsäuresteine, Ammoniumuratsteine – 28
2.3.2 Infektsteine – 29
2.3.3 Zystinsteine – 30
2.3.4 Seltene Steinarten – 30

2.4 **Risikofaktoren – 31**
2.4.1 Nichtmodifizierbare Risikofaktoren – 32
2.4.2 Modifizierbare (exogene) Risikofaktoren – 38

Literatur – 43

© Springer-Verlag GmbH Deutschland, ein Teil von Springer Nature 2021
T. Knoll, A. Miernik (Hrsg.), *Urolithiasis*, https://doi.org/10.1007/978-3-662-62454-8_2

Harnsteine sind kristalline Aggregate, die bei Übersättigung wässriger Lösungen entstehen. Der Harn entspricht dabei einer wässrigen Elektrolytlösung, in der die gelösten Mineralkomponenten in Form von Ionen oder anorganischen Verbindungen vorliegen (Begriffsdefinitionen in ◘ Tab. 2.1).

Kristallisierte Mineralstoffe wie Kochsalz (Natriumchlorid, NaCl) können in Wasser in Lösung gehen, wenn sich H_2O-Moleküle als Dipole mit ihren positiv und negativ geladenen Enden zwischen die geladenen Na^+ oder Cl-Teilchen drängen und sich diesen anlagern. Die hydratisierten (von einer Wasserhülle umgebenen) Ionen diffundieren in die Lösung. Wird die Löslichkeitsgrenze (= Sättigung) durch eine zu hohe Konzentration der Ionen überschritten (= übersättigte Lösung) kommt es zur erneuten Kristallisation. Die Übergangsphase wird als *metastabile Sättigung* bezeichnet. Metastabile Phasen haben eine höhere innere Energie (korrekter: *Enthalpie* – unter definierten Bedingungen wie konstantem Druck und konstante Temperatur) als die stabile Phase.

2.1 Erweitertes physikalisch-chemisches Konzept der Steinbildung

Die *Kristallisation* vollzieht sich in den Phasen Keimbildung (*Nukleation*) und Kristallwachstum (Straub und Hautmann 2014). Die Nukleation entsteht dabei durch das zufällige Aufeinandertreffen von Ionen, Ionengruppen oder Molekülen, was bei höheren Konzentrationen naturgemäß häufiger auftritt. Dies entspricht den Gesetzen der Thermodynamik, wonach ein geschlossenes System unter den erreichbaren Zuständen den Gleichgewichtszustand mit der geringsten inneren Energie (*Enthalpie*) oder höchsten *Entropie* (Irreversibilität) einnimmt. Allerdings ist für die Keimbildung eine Aktivierungsenergie notwendig, da das Aus-

◘ **Tab. 2.1** Begriffsdefinitionen zur Pathophysiologie der Harnsteinbildung

Begriffsdefintionen Pathophysiologie Harnsteine	
Kristall	Festkörper, dessen Bausteine (Atome, Ionen oder Moleküle) regelmäßig in einer Kristallstruktur angeordnet sind
Mineralstoffe	Lebensnotwendige anorganische Nährstoffe, welche der Organismus nicht selbst herstellen kann und daher mit der Nahrung zugeführt werden müssen. Diese liegen als Ionen (z. B. Natrium, Kalzium) oder anorganische Verbindungen (z. B. NaCl) vor
Mineralien	Kristallisierte Aggregate, meist aus anorganischen chemischen Verbindungen (z. B. Kalziumphosphate), teilweise auch mit Salzen organischer Säuren (z. B. Kalziumoxalat)
Salze	Kristalline chemische Verbindungen aus positiv geladenen Kationen und negativ geladenen Anionen
Lösung (chemisch)	Homogenes Gemisch aus mindestens zwei chemischen Stoffen
Sättigung	Maximale Konzentration, bei der die Lösung einer Substanz keine weiteren Komponenten mehr löst und diese Substanz als Niederschlag ausfällt. Wenn eine Veränderung der Umgebungsbedingungen (z. B. durch Abkühlen) dazu führt, dass die Konzentration höher als der Sättigungspunkt ist, spricht man von einer übersättigten Lösung.
Metastabile Übersättigung	Phase zwischen Untersättigung und Übersättigung einer Lösung in der die Sättigungskonzentration überschritten ist und die Kristallisation beginnt

bilden einer Oberfläche eines Nukleus zunächst eine größere sog. *Oberflächenarbeit* erfordert als dem Energiegewinn aus dem Übergang von der flüssigen in die feste Phase entspricht. Nach Erreichen einer kritischen Keimgröße beginnt das Kristallwachstum durch Anlagerung weiterer Kristallbausteine. Dabei handelt es sich um einen dynamischen Prozess, dessen Kinetik (Anlagerung vs. Abdissoziieren von Ionen oder Molekülen) konzentrationsabhängig ist.

> Nach den Gesetzen der Thermodynamik strebt ein geschlossenes System unter den erreichbaren Zuständen den Gleichgewichtszustand mit der geringsten inneren Energie (Enthalpie) oder höchsten Entropie (Irreversibilität) an. Bei wässrigen Lösungen ist dies bei ausreichender Sättigung die feste Phase.

In der beschriebenen Form entspricht dieser Prozess der *homogenen* Nukleation im freien Raum. Nach diesem Muster erfolgt beispielsweise die Bildung von Harnsäure- und Zystinsteinen. Die *heterogene* Keimbildung an bereits existierenden Oberflächen, z. B. veränderten Epithelien der Nierentubuli („*crystal cell interaction*", ▶ Abschn. 2.2) oder einliegenden Fremdkörpern im Harntrakt, erfordert wesentlich geringere Konzentrationen steinbildender Substanzen. Dies ist insbesondere bei Kalzium- und Infektsteinen (Magnesiumammoniumphosphat = Struvit) der Fall.

Im Harn hängt die *Löslichkeit* von Mineralstoffen neben der Konzentration bzw. Sättigung und Temperatur von weiteren Faktoren wie dem pH-Wert und dem Vorhandensein von inhibitorisch wirksamen niedermolekularen Substanzen (z. B. Mg^{2+} oder Citrat) und Makromolekülen (z. B. Nephrocalcin, ▶ Abschn. 2.1.1) ab.

Die pH-abhängige Änderung des Säure-Basen-Gleichgewichtes beeinflusst die Löslichkeit entsprechender Verbindungen, z. B. bei Kalziumphosphaten (◘ Tab. 2.2).

Die Löslichkeit steinbildender Substanzen im Harn kann als Diagramm dargestellt werden, bei dem die Konzentration (Ordinate) gegen den pH-Wert des Urins (Abszisse) aufgetragen wird (◘ Abb. 2.1) (Straub und Hautmann 2014). In diesem trennen die konzentrations- und pH-abhängigen Sättigungs- und Übersättigungskurven den Übergangszustand der metastabilen Übersättigung (einsetzende Kristallisation, in der Abbildung Punkt *D*) von der Untersättigung (= flüssige Phase, Punkt *A*) und Übersättigung (= kristalline Phase). Entsprechend kann durch Erhöhung der Konzentration Punkt *B* in Punkt *C* oder durch Erhöhung oder Erniedrigung des pH-Wertes (je nach Steinart) der Punkt *B* in Punkt *E* überführt werden.

Der Urin-pH-Wert kann durch Funktionsstörungen des Tubulusepithels wie bei distaler renal-tubulärer Azidose (alkalischer Urin → Kalziumphosphatsteine, Struvitsteine) oder verminderter Glutaminaseaktivität und Ammoniakbildung („Säurestarre" des Urins → Harnsäuresteine) pathologisch verändert sein. Des Weiteren führt die Spaltung von Harnstoff (Urea) durch Urease-positive Bakterien zur Anreicherung von Ammoniumionen und Alkalisierung des Urins (▶ Abschn. 2.3.2).

◘ **Tab. 2.2** Wasserlöslichkeit von Kalziumphosphaten abhängig vom pH-Wert

Gleichgewichtsreaktionen	$Ca(H_2PO_4)_2 + Ca^{2+} \rightarrow 2\ CaHPO_4 + 2H^+$ $2\ CaHPO_4 + Ca^{2+} \rightarrow Ca_4H(PO_4)_3 + 2H^+$ $Ca_4H(PO_4)_3 + Ca^{2+} + H_2O \rightarrow Ca_5(PO_4)_3OH + 2H^+$

Wasserlöslichkeit der Kalziumphosphate nimmt mit zunehmendem pH ab:
$Ca(H_2PO_4)_2 > CaHPO_4 > Ca_4H(PO_4)_3 > Ca_5(PO_4)_3OH$

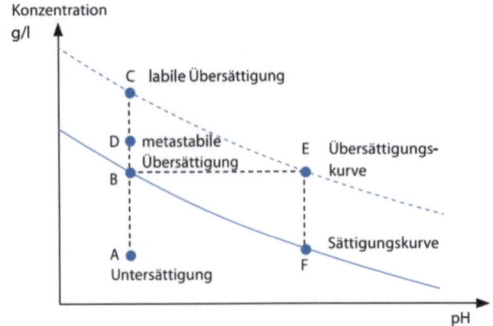

◘ **Abb. 2.1** Löslichkeitsdiagramm für steinbildende Substanzen

- Bei zunehmender Konzentration steinbildender Substrate wird der Bereich der „metastabilen Übersättigung" erreicht
- Nach den Gesetzen der Thermodynamik kommt es in diesem Bereich zur Nukleation und Kristallisation (Ausfällung)
- Dieser Bereich verschiebt sich je nach Substrat bei hohen oder niedrigen Urin-pH-Werten nach oben oder unten

2.1.1 Promotoren und Inhibitoren der Kristallbildung

In vivo werden die genannten physikalisch-chemischen Prozesse durch weitere Faktoren beeinflusst. Zu diesen gehören im Urin zusätzlich vorhandene *inhibitorisch* wirksame Ionen und niedermolekulare Verbindungen wie Magnesium, Zitrat, Pyrophosphat und Sulfat. Diese binden im Urin die jeweiligen Substrate (Magnesiumoxalat, Kalziumzitrat) und verhindern so deren Kristallisation.

Eine weitere wichtige Rolle spielen makromolekulare Bestandteile des Urins. Diese können als Promotoren oder Inhibitoren wirken.

Für viele Glykoproteine, die im Harn nachgewiesen werden können, wurden sowohl aggregationshemmende als auch nukleationsfördernde Eigenschaften nachgewiesen (Khan et al. 2017). Zu diesen gehören das quantitativ am häufigste Tamm-Horsfall-Mukoprotein (= Uromodulin oder Uromukoid, gleitet Nierentubuli und Harnwege als Schutzlicht aus) sowie Nephrokalzin und Osteopontin. Ähnlich wie die Plasmaproteine Inter-Alpha-Inhibitor und Prothrombinfragment 1 (früher „*crystal matrix protein*"), finden sie sich sowohl als *Matrixproteine* (organische Anteile) in Kalziumsteinen, haben aber auch inhibitorische Eigenschaften. Letztere kommen durch Bindung von Kalzium (Nephrokalzin) oder die Bedeckung der Kristalloberfläche zustande, was eine weitere Aggregation behindert. Als Bestandteile der *Steinmatrix* wurden des Weiteren Albumin und Transferrin, inflammatorische Proteine und Lipide identifiziert.

Glykosaminoglykane, wie Hyaluronsäure, Chondroitin-, Dermatan- Heparin- oder Keratinsulfat, sind lange unverzweigte Polysacharide und gleiten ebenfalls die Oberflächen der ableitenden Harnwege aus und inhibieren die Aggregation von Kalziumoxalatkristallen.

2.2 Kalziumsteine

Insbesondere bzgl. der Kalziumoxalat-Nephrolithiasis konnten über die genannten Prozesse hinaus Interaktionen zwischen spontan gebildeten Kristallen und Nierentubuluszellen nachgewiesen werden („*crystal cell interaction*") (Tsujihata 2008). In Zellkulturen konnte die Adhäsion von Kalziumoxalatkristallen an Tubuluszellen und deren Internalisierung (Endozytose) gezeigt werden (Lieske und Toback 1993). Diese kann wiederum von verschiedenen der o. g. Makromoleküle inhibiert werden. Die von den Tubulusepithelien aufgenommenen

Pathogenese und Risikofaktoren

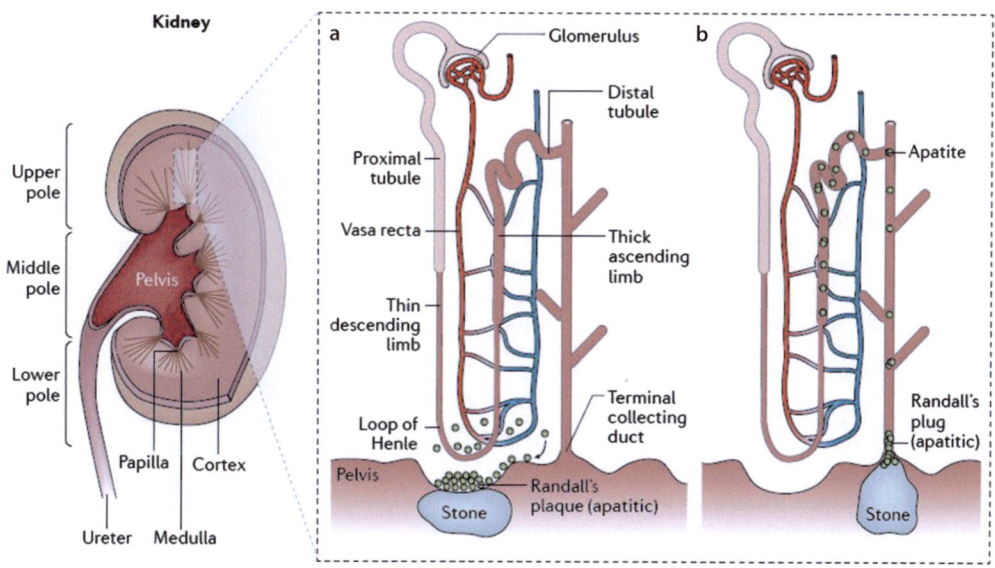

Abb. 2.2 a,b Makroskopische und mikroskopische Morphologie von Kalziumphosphatablagerungen der Niere (aus Khan et al. S. 54). **a** Randall's plaque („fixed particle mechanism"), **b** Randall's plug (Ductus-bellini-Plugs, „free particle mechanism")

Kalziumkristalle werden an der Basalmembran abgelagert. Durch Aggregation bilden sich größere Kristalle (Randall-Plaques), die in der Folge wiederum durch die Epithelien der Papillen zum Tubuluslumen erodieren. Hierbei spielen Inflammations-, Apoptose- und Nekroseprozesse, wie sie an Epithelzellen, die höheren Konzentrationen von Oxalat und Kalziumoxalat ausgesetzt wurden, gezeigt werden konnten, eine Rolle (Khan 1995). Die frei werdenden Zellfragmente wirken als Nukleatoren einer Kristallbildung durch heterogene Keimbildung im Lumen der Tubuli und Interstitium der Papille.

2.2.1 Randall-Plaques und Randall-Plugs

Alexander Randall erkannte bereits in den 1930er-Jahren die Bedeutung zellulärer Prozesse für die Steinbildung (Khan et al. 2017). In Obduktionspräparaten fand er intrapapilläre, subepitheliale Plaques in renalen Papillen, die sog. *Randall type 1 lesions* oder *Randall's plaques* (Randall-Plaque). Elektronenmikroskopisch finden sich Kalziumphosphatkristalle im Interstitium um den dünnen Schenkel der Henle-Schleife und den Vasa recta und der Basalmembran der Tubulusepithelien (**Abb. 2.2**). Diese Kalziumablagerungen sind an Kollagene des Interstitiums angelagert. Des Weiteren konnten in den Plaques verschiedene der o. g. Makromoleküle (Osteopontin, Inter-Alpha-Inhibitor) sowie nekrotische Zellbestandteile und Membranvesikel nachgewiesen werden.

Diese Aggregate ulzerieren in der Folge durch das die Papille bedeckende Epithel, sodass deren konkave Oberfläche dem Urin in den Nierenkelchen ausgesetzt wird. In der Folge kommt es zur Anlagerung von Kalziumoxalat und Ausbildung von Papillensteinen, die sich später ablösen und je nach Größe unbemerkt ausgeschieden oder symptomatisch werden können. In den abgelösten Steinen finden zentral der Randall-Plaque aus Kalziumphosphat, teilweise mit eingelagerten kalzifizierten Tubuli der Papille, sowie angrenzend mehreren

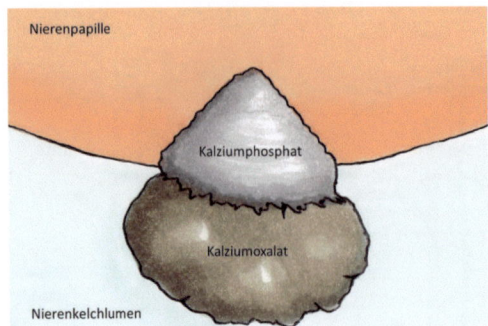

Abb. 2.3 Schematische Darstellung eines Randall-Plaques

Übersättigung des Sammelrohrurins mit den entsprechenden Substraten entstehen entsprechend bei der Zystinurie Zystin-Plugs, bei der primären Hyperoxalurie Kalziumoxalat-Plugs, bei Brushitsteinen und bei dRTA Kalziumphosphat-Plugs.

Schichten organischer Steinmatrix (u. a. Tamm-Horsefall-Protein und Osteopontin) und der im Kelchlumen angelagertem Kalziumoxalatanteil (◘ Abb. 2.3).

Dieser sog. *Fixed-particle*-Mechanismus, d. h. die Ausbildung von Kalziumoxalatsteinen als Anlagerungen an freie Oberflächen fixierter Kalziumphosphat-Plaques, findet sich insbesondere bei idiopathischen Kalziumsteinbildnern (*„idiopthic kalzium stone forming patients", „ICSF patients"*).

Bei vielen anderen Patienten mit speziellen Risikofaktoren für eine Steinbildung findet sich hingegen ein morphologisch differentes Muster der Steinentstehung. Zu diesen gehören Patienten mit Zystin-, Kalziumphosphat-(Apatit-), Brushit- und Harnsäuresteinen, primärem Hyperparathyreoidismus, distaler renal-tubulärer Azidose (dRTA), primärer Hyperoxalurie und Darmerkrankungen bzw. Magenbypassoperation, Bei diesen Patienten findet eine *homogene Nukleation* und Kristallisation im Urin der Sammelrohre statt. Dieser *Free-particle-Mechanismus* führt zu kristalline Ablagerungen in den Sammelrohren und werden als *Randall type 2 lesions, Randall-Plugs* oder *Ductus-bellini-Plugs* bezeichnet. Die Aggregation zu größeren Kristallen wird durch die Strömungsverlangsamung in den Sammelrohren und die Adhäsion an geschädigte Tubuluszellen begünstigt und führt letztlich zur Verstopfung (*„plugging"*) derselben (◘ Abb. 2.2b). Bei

- Die physikalisch-chemischen Kristallisationsprozesse werden in vivo von zusätzlichen Faktoren wie promotorisch und inhibitorisch wirksamen niedermolekularen Verbindungen und Makromolekülen beeinflusst
- Zelluläre Interaktionen führen zu Adhäsion, Endozytose und Ablagerung von Kristallen im Interstitium der Nierenpapille
- Ähnlich wie bei der Arteriosklerose werden hierbei Entzündungsmediatoren freigesetzt und Lipide im Interstitium eingelagert
- Morphologisch können viele dieser Prozesse als Randall-Plaques der Papillen oder Randall-Plugs in den Sammelrohren beschrieben werden

2.2.2 „Vascular theory", „vas washdown theory" und „calcifying nanoparticles"

Die Mechanismen, die zur Anreicherung von Kalziumphosphat im Interstitium der renalen Papille als Ausgangspunkt der Bildung von Randall-Plaques führen, sind seit vielen Jahren Gegenstand wissenschaftlicher Forschung. Kalziumphosphatablagerungen finden sich sowohl an den Basalmembranen der Tubuluszellen der Henle-Schleife und der Vasa recta wie auch im Interstitium dazwischen. Verschiedenste Untersuchungen versuchen unterschiedliche Erklärungsmodelle für die Akkumulation von Kalziumphosphat zu untermauern (Mager und Neisius 2019).

Pathogenese und Risikofaktoren

Neben der o. g. von endoluminal ausgehenden zellvermittelten Ablagerung von Kalziumphosphatkristallen („Transzytose"), gibt es Beobachtungen, die Ähnlichkeiten mit kalzifizierenden Prozessen bei der Arteriosklerose aufzeigen („*vascular theory*"). Diese treten insbesondere in Gefäßabschnitten mit turbulentem Flow, wie der Aortenbifurkation oder den Verzweigungen der Aa. iliacae und Karotiden auf und setzen lokale Entzündungsprozesse in Gang. Ähnliche Phänomene können an der Papillenspitze am Umkehrpunkt der Henle-Schleife beobachtet werden. Die turbulente Strömung, ein hyperosmolares Interstitium und Hypoxie (Zunahme der Osmolarität und Abnahme der Sauerstoffbindungskapazität von Nierenkortex zu Papille) begünstigen Gefäßverletzungen. Diese führen dann wiederum zur Freisetzung von Entzündungsmediatoren und Ablagerung von Lipiden und Kalzium im Interstitium. Entsprechend konnte in Nierensteinen Cholesterol nachgewiesen werden, welches aus den Vasa recta ins Interstitium gelangt sein dürfte. Diese Beobachtung könnten auch den epidemiologisch nachgewiesenen Zusammenhang von Nierenstein- und Gefäßerkrankungen erklären (► Abschn. 2.4.1.6).

Obwohl in der Henle-Schleife keine passive oder aktive transzelluläre oder parazelluläre Kalziumrückresorption stattfindet, finden sich gerade hier im Interstitium die angesprochenen erhöhten Kalziumspiegel. Nach der „*vas washdown theory*" wird das im dicken aufsteigenden Ast der Henle-Schleife resorbierte Kalzium über die angrenzenden deszendendierenden Vasa recta entsprechend des von proximal nach distal höheren pH-Wertes und Osmolarität in die Papillenspitze gespült. Hier konzentriert sich das Kalzium vornehmlich an den Basalmembranen der aufsteigenden Schenkel der dünnen Henle-Schleife, da diese eine Wasserimpermeabilität aufweisen. Demgegenüber finden an den absteigenden Schenkeln, die über Aquaphorinkanäle der Zellmembranen einen Wasserdurchtritt ins Interstitium erlauben und somit die Kalziumkonzentration senken, signifikant weniger Randall-Plaques.

Des Weiteren konnten in Randall-Plaques von Nephrektomiepräparaten und therapeutisch entfernten Nierensteinen sog. *kalzifizierende Nanopartikel* nachgewiesen werden. Dabei handelt es sich um 50–550 nm große hydroxyapatithaltige Entitäten, wie sie auch bei anderen Prozessen einer extraossären Kalzifizierung, z. B. Artherosklerose, polyzystischer Nierenerkrankung, Malignomen oder chronischen Prostatitiden gefunden wurden. Aufgrund ihrer Fähigkeit zur Infektion und Kulturbildung in Nährmedien wurden diese Partikel auch als Nanobakterien beschrieben, wobei entsprechende überzeugende Nachweise, z. B. von Nukleinsäuren, fehlen. Verschiedene Untersuchungen zeigten, dass die Partikel am ehesten als Begleitprodukte von Inflammationsprozessen entstehen, allerdings aber auch selbst Kalzifizierungsprozesse auslösen können.

2.2.3 Kalziumphosphatsteine

Während Kalziumoxalat vermehrt bei saurem Urin-pH-Wert (<6,5) auskristallisiert, wird die Kurve der metastabilen Sättigung bei Kalziumphosphatsteinen (mineralogisch *Apatit*) erst bei einem Urin-pH-Wert >6,5 zu niedrigeren Konzentrationen hin verschoben. Dabei sind zwei verschiedene Entitäten zu unterscheiden: Karbonatapatit (*Dahllit*) kristallisiert bei Urin-pH-Werten >6,8, die selteneren Kalziumhydrogenphosphat-Dihydrat-(*Brushit*-)Steine in einem umschriebenen Bereich von pH 6,5–6,8. Voraussetzung für beide Steinarten ist eine erhöhte Kalzium- und Phosphatausscheidung, wie sie bei entsprechenden Stoffwechselerkrankungen, insbesondere dem primären Hyperparathyreoidismus (pHPT) und distaler renaltubulärer Azidose (dRTA) auftreten. Letztere führt neben der Auslösung von ossärem Apatit mit erhöhter Kalzium- und

Phosphatausscheidung zur Harnalkalisierung, was die Ausfällung weiter begünstigt. Tatsächlich ist bei ca. einem Drittel der Patienten mit Kalziumphosphatsteinen und einem Urin-pH-Wert >5,8 eine dRTA im Ammoniumchlorid-Belastungstest nachweisbar (▶ Abschn. 2.4.1.7). Entsprechend dem Kristallisationsmaximum im alkalischen Urin treten Kalziumphosphatsteine auch gehäuft bei chronischen Harnwegsinfektionen auf, oft in Kombination mit Struvit.

2.2.4 Integrierbarkeit der Theorien

Voraussetzung aller o. g. Prozesse ist die Übersättigung des Harns mit entsprechenden steinbildenden Substraten. Das Zusammenspiel der beschriebenen Mechanismen führt zu einer Ablagerung von Kalziumphosphatkristallen im Interstitium der renalen Papille (Randall-Plaque bei idiopathischen Kalziumoxalat-Steinbildnern) oder Kristallaggregation im Lumen der Sammelrohre (Randall-Plug bei Zystin-, Kalziumphosphat-[Apatit-], Brushit- und Harnsäuresteinen, primärem Hyperparathyreoidismus, distaler renal-tubulärer Azidose [dRTA], primärer Hyperoxalurie und Darmerkrankungen bzw. Magenbypassoperation). Diese Ablagerungen begünstigen die Anlagerung weiteren Kristallmaterials und letztlich die Steinbildung auf der Nierenpapille. Nach Ablösung der zunächst anhaftenden Konkremente werden diese spontan ausgeschieden. Bei entsprechender Größe führt die Obstruktion der ableitenden Harnwege zu den im Weiteren zu besprechenden Komplikationen einer Nephrolithiasis.

> Ausgangspunkt einer Steinbildung im oberen Harntrakt ist die Übersättigung des Harns mit lithogenen Substanzen, die über verschiedene Mechanismen zur Ablagerung von Kristallen im Interstitium oder den Sammelrohren der Nierenpapillen führt. Die entstehenden Randall-Plaques bzw. -Plugs sind Ausgangspunkt der weiteren Kristallisation an der Oberfläche der Papillen mit Bildung abgangsfähiger Steine.

2.3 Nichtkalziumsteine

Das dargestellte physikalisch-chemische Konzept der Übersättigung und Kristallisation lithogener Substanzen ist auch Grundlage der pathophysiologischen Prozesse bei allen nichtkalziumbasierten Steinen. Diese entstehen im Lumen der Sammelrohre (▶ Abschn. 2.2.4) oder frei im Nierenbeckenkelchsystem. Für die Löslichkeit bzw. Kristallisation wesentlich sind neben der Konzentration der Substrate der Urin-pH-Wert sowie das Vorhandensein oder Fehlen entsprechender Inhibitoren oder Promotoren.

2.3.1 Harnsäuresteine, Ammoniumuratsteine

Bei höheren Säugetieren fällt Harnsäure aufgrund der fehlenden hepatischen Verstoffwechselung zu Allantoin als Abbauprodukt von Purinen an. Diese werden diätetisch aufgenommen, de novo synthetisiert oder fallen beim Zellkatabolismus an (Talati et al. 2012)[33]. Die maximale Löslichkeit von Harnsäure liegt bei ca. 100 mg/l, wobei die durchschnittliche Ausscheidungsmenge beim Menschen bei ca. 600 mg/Tag liegt. Darüber hinaus nimmt die Löslichkeit der schwachen Säure bei pH-Werten <5,5 (bei 37 °C) stark ab. Die bei geringerem Urin-pH-Wert zunehmende Hydratisierung von Urat (dem Salz der Harnsäure) zu schlechter löslicher Harnsäure führt zu der Präzipitation. Die Harnsäurekristalle wiederum begünstigen die heterogene Kristallisation von Kalziumoxalat, sodass durch Anlagerung entsprechende Mischsteine entstehen.

Aufgrund der niedrigen Löslichkeit müssen bei o. g. Ausscheidungsmengen im Urin von Personen, die keine Harnsäuresteine bilden, offensichtlich Inhibitoren in ausreichender Konzentration vorhanden sein. Es wird vermutet, dass auch hier die o. g. Makromoleküle eine Rolle spielen, auch wenn hierzu nur wenige experimentelle Daten vorliegen.

Somit können mehrere Faktorenkomplexe zur Entstehung von Harnsäuresteinen beitragen: erhöhter Purinkatabolismus, geringes Urinvolumen, geringer Urin-pH-Wert, erhöhte Harnsäureausscheidung, fehlende Inhibitoren (◘ Tab. 2.3). Für einige der beteiligten Membranproteine (URAT1, UAT, OAT1 und 3) wurden entsprechende Mutationen beschrieben.

In alkalischem Urin dissoziiert Harnsäure (Summenformel $C_5H_4N_4O_3$) in das korrespondierende Salz *Urat* ($C_5H_3N_4O_3^-$) und H^+-Ionen. Urat kann mit Ammoniumionen (NH_4^+) bei einem Urin-pH-Wert >6,5 *Ammoniumuratsteine* bilden. Entsprechend treten diese in industrialisierten Ländern typischer Weise im Zusammenhang mit bakteriellen Infekten auf. Wie in ▶ Abschn. 1.1.2 ausgeführt, können Ammoniumuratsteine auch endemisch bei Mangelernährung entstehen. Durch erhöhte Harnsäure- und Ammoniumspiegel bei gleichzeitigem Phosphatmangel kommt es im alkalischen Urin ebenfalls zur Ausfällung von Ammoniumuratkristallen.

◘ Tab. 2.3 Ätiologie von Harnsäuresteinen

Ursachen und Pathophysiologie von Harnsäuresteinen	
Hyperuricosurie	Purinreiche Ernährung (Innereien) Erhöhter Katabolismus (myeloproliferative Erkrankungen, metastasierte Tumoren) Genetische Varianz von Transportproteinen der Tubuluszellen mit verstärkter Sekretion und verminderter Reabsorption von Urat/Harnsäure Medikamenteninduziert (z. B. ASS, Röntgen-Kontrastmittel)
Vermindertes Urinvolumen	Geringe Trinkmenge Körperliche Anstrengung Diarrhö
Niedriger Urin-pH-Wert	Verminderte tubuläre NH_4^+-Sekretion (beschädigte Transportproteine im proximalen Tubulus durch „Lipotoxizität" bei Adipositas und Diabetes mellitus Typ 2) Proteinreiche Kost (hohe „potenzielle renale Säurelast" = PRAL), wenig Gemüse, Obst, Fruchtsäfte (niedrige PRAL)

2.3.2 Infektsteine

Nierenausgusssteine sind definiert als Konkremente, die das Nierenbecken und mindestens zwei Kelche ausfüllen (Talati et al. 2012)[33]. Diese treten meist als sog. *Infektsteine* oder *infektassoziierte* Steine auf und bestehen aus Magnesiumammoniumphosphat (mineralogisch *Struvit*), oft als Mischsteine mit Anteilen anderer in alkalischem Urin präzipitierenden Steinformen wie Kalziumphosphaten (*Apatit*) und *Ammoniumurat*. Voraussetzung für die Bildung von Struvit sind harnstoffspaltende (= Urease positive) Bakterien, zu denen Proteus, Klebsiella, Pseudomonas und Enterokokken gehören. Der bei dieser Reaktion freiwerdende Ammoniak (NH_3) bindet H^+-Ionen und führt so zur Alkalisierung des Urins und kristallisiert zusammen mit Magnesium und Phosphat zu Struvit. Bakterien und infektions-/inflammationsbedingte Zellschädigungen an Oberflächenepithelien und deren Einfluss auf entsprechende Makromoleküle im Urin (Steinmatrix, ▶ Abschn. 2.2.1) begünstigen zudem die heterogene Kristallisation und Adhäsion von Kristallen.

Infektsteine treten bei Personen mit einer Disposition für chronisch-rezidivierende Harnwegsinfektionen auf. Frauen sind häufiger betroffen. Typische Risikofaktoren stellen eine neurogene Blasenentleerungsstörung sowie einliegende Fremdkörper wie Harnleiterschienen dar. In seltenen Fällen führt die Kombination aus chronischer Harnwegsinfektion und Nephrolithiasis zur *xanthogranulömatösen Pyelonephritis*. Bei dieser Sonderform einer chronischen abszedierenden Pyelonephritis treten im Verlauf granulomartige Zellnekrosen auf. Histologisch findet man Nekrosen und große Makrophagen mit schaumigem lipidhaltigem Zytoplasma, teilweise auch epitheloidzellige Granulome. Mikrobiologisch werden am häufigsten E. coli, Proteus mirabilis, Klebsiellen und Staphylokokken nachgewiesen.

- Begünstigende Faktoren für die Bildung von Harnsäuresteine (ca. 10 % aller Harnsteine) sind ein erhöhter Purinkatabolismus (erhöhte Zufuhr bei Fleischkonsum, erhöhter Abbau bei metastasierenden Tumoren), geringes Urinvolumen, geringer Urin-pH, genetisch determinierte erhöhte Harnsäureausscheidung
- Urease-positive Bakterien sind die Ursache Infektassoziierter (Nierenausguss-) Steine aus Magnesiumammoniumphosphat (mineralogisch *Struvit*) und Mischsteine mit Kalziumphosphaten (*Apatit*) und Ammoniumurat
- Die Zystinurie ist eine autosomal-rezessiv vererbte Erkrankung bei der es aufgrund fehlender Rückresorption zur Ausscheidung hoher Mengen schlecht löslichen Zystins kommt

2.3.3 Zystinsteine

Bei der Zystinurie handelt es sich um eine autosomal-rezessiv vererbte Erkrankung, bei der es aufgrund fehlerhafter oder fehlender Zystintransporter-Membranproteine zur verminderten Rückresorption von Zystin, Ornithin, Lysin und Arginin im proximalen Tubulus und in der Folge erhöhten Urinausscheidung dieser Aminosäuren kommt. Von diesen ist lediglich Zystin schlecht löslich und führt bei einer Ausscheidung von >300 mg/l zur Bildung von hexagonalen Kristallen (bei Gesunden 40 – 80 mg/l, bei Zystinurie bis >1000 mg/l) (Mager und Neisius 2019). Für die entsprechenden Defekte wurden 160 verschiedene Mutationen im SLC3A1-Gen und 116 im SLC7A9-Gen von Chromosom 2 identifiziert (▶ Abschn. 1.3). Zystin ist ein Dimer aus zwei Molekülen Zystein, die durch Oxidation über eine Disulfidbrücke verbunden sind. Disulfidbrücken stabilisieren zahlreiche Proteine, so z. B. Keratin. Zystein wird aus der essenziellen Aminosäure L-Methionin synthetisiert und zusätzlich aus der Nahrung aufgenommen. Seine Löslichkeit von Zystin ist bei Urin-pH-Werten >7,5 am höchsten, weshalb der Harnalkalisierung neben einer erhöhten Trinkmenge die größte Bedeutung in der Metaphylaxe zukommt.

2.3.4 Seltene Steinarten

Verschiedene weitere autosomal-rezessiv vererbte Krankheiten gehen mit Enzymdefekten einher, die zur erhöhten Ausscheidung schlecht löslicher Substrate führen. Ein Defekt der Adeninphosphoribosyltransferase führt zu einer vermehrten Umwandlung von Adenin zu 2,8-Dihydroxy-Adenin, und Bildung von *Dihydroyadeninsteinen* (Bollée et al. 2010). Bisher

Tab. 2.4 Medikamenteninduzierte Harnsteine

Pathophysiologie medikamenteninduzierter Harnsteine	
Antibiotika (Chinolone [Ciprofoxacin], Cephalosporine [Ceftriaxon], Aminopenicilline [Ampicillin/Amoxicillin], ältere Sulfonamide) Virustatika (Indinavir, Atazanavir u. a.) Antazida (Magnesiumsilikate) Triamteren, Ephedrin, Allopurinol, Sulfasalazin (5-ASA), Topimarat	Kristallisation des Wirkstoffs
Kalzium, Vitamin-D-Substitution	Hyperkalzurie; Kalziumsteine
Furosemid	Hyperkalzurie (hochdosierter Therapie bei Frühgeborenen); Kalziumsteine
Vitamin C (Ascorbinsäure)	Abbau zu Oxalat, Hyperoxalurie; Kalziumoxalatsteine
Kortikosteroide	Hyperkalzurie; Kalziumsteine
Bikarbonat	Harnalkalisierung; Kalziumphosphatsteine
Laxantien	Volumen- und Elektrolytmangel; Ammoniumuratsteine
Allopurinol	Hemmung der Xanthinoxidase; Xanthinsteine
Urikosurika	Steigerung der Harnsäureausscheidung; Harnsäuresteine
Azetazolamid (Diuretikum)	Hemmung der Bikarbonatresorption, Harnalkalisierung; Kalziumphosphatsteine

sind über 400 Fälle beschrieben, von denen bis zu 90 % bei Diagnose bereits Harnsteine haben.

Die Xanthinoxidase ist ein Enzym, das die Oxidation von Hypoxanthin und Xanthin zu Harnsäure in Niere und Leber katalysiert. Beim vererbten Defekt des Enzyms fällt beim Purinabbau vermehrt schlecht lösliches Xanthin an, was zur Bildung von *Xanthinsteinen* führen kann. Hiervon zu unterscheiden ist die extrem seltene medikamentös induzierte Form, die unter Therapie mit dem Xanthinoxidasehemmer Allopurinol auftritt.

Medikamenteninduzierte Steine können durch Kristallisation des Wirkstoffes oder eines seiner Metaboliten entstehen oder durch eine ungünstige Wirkung auf die Urinzusammensetzung zur Steinbildung beitragen (◘ Tab. 2.4).

2.4 Risikofaktoren

Es ist eine Vielzahl an prädisponierenden Faktoren bekannt, die das Auftreten einer Urolithiasis begünstigen. Diese Risikofaktoren können als nichtmodifizierbar (angeborene Fehlbildungen, genetisch determinierte [Stoffwechsel-]Erkrankungen) oder modifizierbar bzw. exogen (Ernährung, Lifestyle, Umwelt) beschrieben werden. Demnach ergeben sich unterschiedliche Ansätze einer gezielten Pro- oder Metaphylaxe von Harnsteinen. Vereinfacht erfordern erstere ggf. eine medizinische Behandlung (chirurgisch, medikamentös), wohingegen die modifizierbaren Einflussfaktoren vom Patienten selbst durch entsprechende Änderungen im Lebensstil beeinflusst werden können.

> Modifizierbare Risikofaktoren können durch Änderung der Lebensführung und/oder äußerer Einflussfaktoren durch den Patienten variiert werden. Primär nichtmodifizierbare Risikofaktoren (Fehlbildungen, [Stoffwechsel-]Erkrankungen) erfordern ggf. eine ärztliche bzw. chirurgische Intervention.

2.4.1 Nichtmodifizierbare Risikofaktoren

2.4.1.1 Familienanamnese

Harnsteinerkrankungen von Verwandten ersten Grades (Eltern, Geschwister) erhöhen das Risiko selbst an Urolithiasis zu erkranken. Hierfür scheint primär die genetische und nicht die umweltbedingte Komponente ursächlich zu sein, da zusammenlebende, nichtverwandte Ehepartner von Betroffenen kein erhöhtes Risiko aufweisen. In einer nationalen Registerstudie aus Schweden mit über 200.000 Steinpatienten zeigte sich eine Verdoppelung der Inzidenz bei positiver Familienanamnese im Vergleich zur schwedischen Gesamtpopulation (standardisiertes Inzidenzverhältnis [SIR] 2,03) (Hemminki et al. 2018). War ausschließlich ein Elternteil erkrankt, verdoppelte sich die Inzidenz knapp (SIR 1,84). Bei beiden erkrankten Elternteilen vervierfachte sich die Inzidenz (SIR 3,54). Eine deutlich stärkere Assoziation zeigte sich bei Geschwistern: Bei nur einem erkrankten Geschwister war die Inzidenz nur leicht erhöht (SIR 1,79), während bei zwei erkrankten Geschwistern das Verhältnis auf 24,91 anstieg. Die Kombination aus erkrankten Eltern und einem erkrankten Geschwister führte zu mehr als einer Verdreifachung der Inzidenz (SIR 3,29), bei erkrankten Eltern und zwei erkrankten Geschwistern zu einer Verfünfzigfachung (SIR 50,28). Diese Werte für das familiäre Erkrankungsrisiko sind vergleichbar mit denen von Diabetes mellitus Typ 2.

2.4.1.2 Ethnie

Insbesondere für die Kalzium-Urolithiasis konnte der Einfluss der ethnischen Abstammung dargestellt werden. Eine Auswertung der US-amerikanischen NHANES (n = 12.210) ergab eine niedrigere Prävalenz unter Afroamerikanern als unter Personen kaukasischer Abstammung (4,8 vs. 10,3 %, Odds Ratio [OR] 0,37). Personen mit lateinamerikanischer Abstammung (*Hispanics*) hatten, im Gegensatz zu nachfolgender Studie, ebenfalls ein niedrigeres Risiko (OR 0,60) (Scales et al. 2012).

Eine Querschnittstudie aus dem Großraum Toronto (n = 1.128) verglich das Risiko von Kaukasiern mit Personen anderer Abstammungen unter gleichen Umweltbedingungen. Personen mit afrikanischer (OR 0,4) oder ostasiatischer (OR 0,7) Abstammung hatten ein signifikant niedrigeres Risiko, Personen mit lateinamerikanischer (OR 1,7), westasiatischer (OR 2,4), karibischer (OR 2,5) oder arabischer (OR 3,8) Abstammung hingegen ein signifikant höheres Risiko (Mente et al. 2007).

2.4.1.3 Genetik

Bei Betrachtung des genetisch determinierten Risikos für Urolithiasis kann zwischen den bislang bekannten ca. 30 bekannten monogenetischen Veränderungen und einer Vielzahl von Gen-Polymorphismen unterschieden werden (Palsson et al. 2019). Monogenetische Veränderungen mit der Folge einzelner Enzmdefekte werden unter Stoffwechselerkrankungen (▶ Abschn. 2.4.1.7) und im ▶ Kap. 13 erläutert.

Genpolymorphismen hingegen beschreiben Varianten von Genen, bei denen oft nur ein einziges Nukleotid verändert ist, sog. Single Nucleotid Polymorphisms (SNP). Diese können mit genomweiten Assoziationsstudien (GWAS) identifiziert werden, indem eine Gruppe von Erkrankten (Fälle) mit Gesunde (Kontrollen) verglichen und nach Assoziationen zwischen Genotyp (SNP) und Phänotyp (Erkrankung) gesucht wird. Für die Interpretation der GWAS ist vor allem die Allelfrequenz (Allele = Varianten eines Gens), also die Häufigkeit des SNP in der Bevölkerung, relevant. SNP, die mit Urolithiasis assoziiert sind, betreffen häufig (aber nicht immer) Proteine, die renal exprimiert werden und/oder mit dem Elektrolyt- und Wasserhaushalt assoziiert sind (◘ Tab. 2.5).

- In epidemiologischen Studien kann ein genealogischer Einfluss auf das Erkrankungsrisiko (positive Familienanamnese, Ethnien mit erhöhtem Risiko für Harnsteinerkrankungen) nachgewiesen werden
- Inzwischen sind zahlreiche Einzelgene und Genpolymorphismen identifiziert, die das Risiko einer Urolithiasis erhöhen

2.4.1.4 Anatomie

Angeborene Fehlbildungen der ableitenden Harnwege sind naturgemäß eine häufige Ursache einer kindlicher Urolithiasis (hier ca. 20 % aller Fälle), können jedoch auch im Erwachsenenalter erstmals symptomatisch werden. Diesen anatomischen Varianten oder Anomalien (die Übergänge können fließend sein, wie bei der Ureterabgangsstenose) ist gemeinsam, dass sie zu einer mehr oder weniger ausgeprägten Harntransport- bzw. Abflussstörung und somit einem *Pooling* von Urin führen. Die Stase des Urins führt zur Anreicherung lithogener Substanzen und einem erhöhten Risiko rezidivierender Harnwegsinfektionen mit urease-positiven Bakterien und geht daher mit vermehrter Steinbildung einher.

Zu diesen Fehlbildungen gehören u. a. Ureterabgangsstenose, vesikoureteraler Reflux, Hufeisenniere oder Markschwammnieren. Da diese Fehlbildungen in ihrer Ausprägung heterogen sind und nicht selten in Kombination auftreten, können relative Risiken nicht sinnvoll angegeben werden.

Polyzystische Nierenerkrankungen, insbesondere die häufigste autosomal-dominante Form (ADPKD), können zu den anatomischen Risikofaktoren für eine Urolithiasis gezählt werden. Je nach untersuchtem Kollektiv weisen bis zu einem Drittel der Erkrankten Harnsäure- und/oder Kalziumoxalatsteine auf. Neben der Urinstase spielen auch metabolische Veränderungen eine wichtige Rolle, u. a. eine sekundäre dRTA mit gestörter Fähigkeit zur Harnansäuerung im distalen Tubulus mit der Folge einer Hyperkalzurie und Hypozitraturie (Torres et al. 1993).

2.4.1.5 Neurogene Blasenfunktionsstörungen

Sowohl die neurogen-hyperaktiven („spastischen") als auch die hypotonen Blasenfunktionsstörungen gehen mit einem erhöhten Risiko für Harnsteine einher. Schädigungen des zentralen Nervensystems (Zerebrum und Rückenmark) führen zur neurogen-hyperaktiven Blase. Bei Defekten unterhalb des *pontinen Miktionszentrums* („Querschnittslähmung", s. unten) geht dies mit einer Detrusor-Sphinkter-Dyssynergie (DSD) einher, sodass die gleichzeitige Spastik des Beckenbodens/*Sphincter urethrae externus* bei unwillkürlicher Detrusoraktivierung zur Hochdruckblase mit unvollständiger Entleerung und sekundärem Reflux führt. Periphere Neuropathien, wie sie beim lumbalen Bandscheibenvorfall durch Kompression der *Cauda equina* bzw. der parasympathischen *Nervi splanchnici pelvici* auftreten können, führen zur hypotonen bzw. atonen Blase mit chronischer Harnretention.

Tab. 2.5 Odds-Ratio einer Urolithiasis für unterschiedliche Genpolymorphismen nach Palsson et al. (2019)

Gen (Locus)	Genprodukt	Enzymfunktion	Variante (SNP)	Allelfrequenz (%)	Odds Ratio
ALPL (1p36.12)	Gewebeunspezifische Alkalische Phosphatase	Regulation des Diphosphatspiegels durch Hydrolysierung von Phosphosäureestern zu Phosphat und Alkoholen	rs1256328	18	1,21
AQP1 (7p14.3)	Aquaporin-1	Wasserkanal des proximalen Tubulus und der Erythrozyten	rs1000597	8,3	1,22
CASR (3q13.33-q21.1)	Kalziumsensitiver Rezeptor	Regulation des Kalziumhaushaltes durch Wahrnehmung der extrazellulären Kalziumkonzentration	rs7627468	27	1,16
CLDN14 (21q22.13)	Claudin-14	Bestandteil der Tight Junctions u. a. in Niere und Innenohr	rs219780	79	1,25
			rs199565725	76	1,23
DGKH (13q14.11)	Diacylglycerolkinase-η	Regulator der intrazellulären Konzentraiton von Diazylglyzerol und Phosphatidsäure	rs4142110	45	1,14
SLC34A1 (5q35.3)	Natriumabgängiges Phosphattransportprotein 2A	Natrium-Phosphat-Cotransporter des proximalen Tubulus, entscheidend beteiligt an der Reabsorption von Phosphat	rs12654812	42	1,18
			rs11746443	35	1,19
			NP_003043.3: p.Tyr489Cys	0,46	2,38
TRPV5 (7q34)	„transient receptor potential cation channel subfamily V Typ 5"	Kalziumkanal des distalen Tubulus, entscheidend beteiligt an der Reabsorption von Kalzium	NP_062815.2: p.Leu530Arg	0,13	3,62
UMOD (16p12.3)	Uromodulin (= Tamm-Horsfall-Protein)	Protein mit der höchsten Konzentration im Urin	rs4293393	83	0,88

Beide Formen begünstigen durch die Entleerungsstörung die Entstehung von Harnwegsinfektionen. Entsprechend werden fast ausschließlich Kalziumphosphat- und Struvitsteine nachgewiesen. Zentrale Ursachen für neurogene Blasenentleerungsstörungen sind beispielsweise Schlaganfall oder Hirntumoren. Schäden am Rückenmark können primär (am häufigsten *Meningomyelozele*) oder sekundär, insbesondere traumatisch („Querschnittslähmung") entstehen.

Periphere Ursachen sind neben dem o. g. Bandscheibenvorfall auch Neuropathien bei Diabetes, Vitamin-B12- oder Vitamin-B1-Mangel sowie iatrogene Nervenläsionen (z. B. durch *tiefe anteriore Rektumresektion*). Generalisierte ZNS-Erkrankungen wie multiple Sklerose, amyotrophe Lateralsklerose, M. Parkinson oder Syphilis können sowohl zentrale wie periphere sowie Mischformen verursachen (Nseyo und Santiago-Lastra 2017).

In einer US-amerikanischen longitudinalen Kohorte (n = 8314) entwickelten ca. 7 % aller Patienten nach Verletzungen des Rückenmarks Nierensteine (Chen et al. 2000). In den ersten drei Monaten war das Risiko durch eine Immobilisationshyperkalzurie deutlich erhöht (>30 Fälle/1000 Personenjahre). Über einen Beobachtungszeitraum von 10 Jahren war vor allem die Form der Urinableitung bzw. –ausscheidung entscheidend für das Risiko: Verglichen mit Patienten, die ohne Hilfsmittel kontinent waren, hatten Patienten mit Katheter (urethrale und suprapubische Dauerkatheter, intermittierende Katheterisierung und Kondomurinal) ein doppeltes Risiko zu erkranken und Patienten mit sonstigen Harnableitungen wie Conduit oder perkutane Nephrostomie ein vierfaches Risiko.

> Anatomische Fehlbildungen und neurologische Erkrankungen erhöhen durch pathologische Harnretention (Pooling des Urins bei Harntransportstörungen, Blasenentleerungsstörungen) das Risiko einer Harnsteinbildung

2.4.1.6 Metabolisches Syndrom und Diabetes mellitus

Das metabolische Syndrom (Hyperglykämie, Hypertonie, Dyslipoproteinämie und Adipositas) begünstigt vor allem die Entstehung von Harnsäuresteinen. Die Prävalenz von Harnsäuresteinen liegt bei Individuen ohne Vorliegen eines metabolischen Syndroms bei unter 5 %, bei Individuen mit vier erfüllten Kriterien bei ca. 24 %(Spatola et al. 2018). Die dem metabolischen Syndrom zugrunde liegende Insulinresistenz führt zu einer verminderten Konzentration von Ammonium im Urin: zum einen wird die renale Ammoniogenese aus Glutamin sowie der NH_3-Transport ins Lumen gehemmt, zum anderen steht weniger intrazelluläres Glutamin zur Ammoniogenese zur Verfügung, da aufgrund des Überschusses an freien Fettsäuren (ebenfalls bedingt durch die Insulinresistenz) stattdessen diese zur Energiegewinnung aufgenommen werden (Abate et al. 2004). In der Folge liegen mehr freie H^+-Ionen vor und erniedrigen den Urin-pH_Wert. Es konnte zudem eine signifikante Assoziation von zunehmender Ausprägung des metabolischen Syndroms und dem Vorhandensein allgemein prolithogener Urinbefunde wie Hyperkalzurie und Hypozitraturie festgestellt werden (Kohjimoto et al. 2013).

Diabetes mellitus Typ 2 (DM2) ist auch alleinstehend ein unabhängiger Risikofaktor für Urolithiasis. Umgekehrt geht auch eine positive Steinanamnese mit einem erhöhten Risiko für DM2 einher (Taylor et al. 2005). Ein vorhandener DM2 erhöht das Risiko an Urolithiasis zu erkranken um 29 % bei älteren Frauen (NHS I; RR 1,29) bzw. 60 % bei jüngeren Frauen (NHS II, RR 1,60). Andersherum ist das Risiko an DM2 zu erkranken bei Männern mit Urolithiasis um 49 % (HPFS; RR 1,49), bei älteren Frauen um 33 % (NHS I; RR 1,33) und bei jüngeren Frauen um 48 % (NHS II; RR 1,48) erhöht.

Auch das Körpergewicht bzw. der Body-Mass-Index alleine haben Einfluss auf das

Erkrankungsrisiko. Im interindividuellen Vergleich haben schwerere und dickere Personen ein höheres Risiko, denn pro 5 kg Körpergewicht erhöht sich das Risiko um 6 % (RR 1,06), pro 10 cm Bauchumfang um 16 % (RR 1,16) und pro 5 BMI-Punkte sogar um 21 % (RR 1,21). Ebenso erhöht sich das Risiko mit jeder 5-kg-Gewichtszunahme um 12 % (RR 1,12) (Aune et al. 2018).

2.4.1.7 Weitere Stoffwechselerkrankungen

Die mit Steinbildung einhergehenden Defekte der Xanthinoxidase und Adeninphosphoribosyltransferase sowie die Zystinurie wurden bereits in ▶ Abschn. 2.3.3 und 2.3.4 beschrieben.

Primärer Hyperparathyreoidismus

Beim primären Hyperparathyreoidismus (pHPT) kommt es infolge einer inadäquat hohen Sekretion von Parathormon zu einer Hyperkalzämie und Hyperkalzurie. Häufigste Ursache eines pHPT ist ein Adenom der Nebenschilddrüse. Seltener treten Hyperplasien der Epithelkörperchen und Adenome im Rahmen von MEN-Syndromen (multiple endokrine Neoplasie) auf. In einer indischen Serie mit 381 Urolithiasis-Patienten konnte bei 5 % ein pHPT nachgewiesen werden (Sharma et al. 2017).

Primäre Hyperoxalurie

Die primäre Hyperoxalurie ist eine Gruppe autosomal-rezessiv vererbter Erkrankungen, die durch eine endogenen Überproduktion von Oxalat gekennzeichnet sind. Da Oxalat fast ausschließlich renal ausgeschieden wird, kommt es in den ableitenden Harnwegen zu einer Ausfällung von Kalziumoxalat. Verschiedene Gendefekte führen zur Akkumulation von Glyoxylat, welches zu Oxalat und Glykolat abgebaut wird. Diese Erkrankungen sind selten. Der häufigste Typ 1 findet sich bei ca. 1/120.000 Lebendgeburten. Bei allen Formen treten vermehrt Kalziumoxalatsteine auf; der Typ 1 kann sich zusätzlich als terminale Niereninsuffizienz und systemische Oxalose manifestieren. Das Erkrankungs- bzw. Manifestationsalter der primären Hyperoxalurie reicht vom Neugeboreren bis ins mittlere Erwachsenenalter (Cochat und Rumsby 2013) (sekundäre Hyperoxalurie, ▶ Abschn. 1.3.2).

Lesch-Nyhan-Syndrom

Ein Defekt bzw. Mangel der Hypoxanthin-Guanin-Phosphoribosyltransferase (HPRT) durch Mutationen im HPRT1-Gen führt in verschiedenen Schweregraden zu neurologischen Symptomen, am ausgeprägtesten beim Lesch-Nyhan-Syndrom (HPRT-Defizienz Grad 4). Bei allen Erkrankten ist jedoch unabhängig von der enzymatischen Restaktivität eine Hyperurikosämie und -urie nachweisbar, die zur Entstehung von Harnsäuresteinen führt (Torres und Puig 2007). Der Defekt wird x-chromosomal vererbt, sodass fast ausschließlich Jungen betroffen sind. Mit einer Prävalenz von ca. 1:300.000 Lebendgeburten gehört die HPRT-Defizienz zu den seltenen Erkrankungen.

Renal tubuläre Azidose

Von den vier Formen einer renalen tubulären Azidose ist nur die distale Form (RTA Typ 1) mit einer (Kalziumphosphat-)Urolithiasis verbunden. Sie ist gekennzeichnet durch eine metabolische Azidose durch unzureichende Harnansäuerung infolge einer verminderten Sekretion von H^+-Ionen im distalen Tubulus. Durch die metabolische Azidose wird vermehrt Kalziumphosphat aus den Knochen gelöst und renal ausgeschieden, sodass es (zusätzlich begünstigt durch den hohen Urin-pH-Wert) vermehrt zur Bildung von Kalziumphosphatsteinen kommt. Des Weiteren wird zum Ausgleich des erhöhten intrazellulären pH-Wertes vermehrt Zitrat rückresorbiert. Die resultierende Hypozitraturie begünstigt ebenfalls die Entstehung von Kalziumsteinen (Buckalew 1989). Man unterscheidet primäre (Defekte in den Genen SLC4A1-Gen oder

ATP6V1B1, ATP6V0A4) und sekundäre Ursachen (chronische obstruktive Uropathie, Ureterosigmoidostomie, Sichelzellenanämie, Autoimmunerkrankungen; Medikamente, z. B. Carboanhydraseinhibitoren (Azetazolamid), Vitamin D, Amphoterizin B, Ifosfamid, Lithium). Laborchemisch ist stets eine metabolische, hyperchlorämische Azidose mit normaler Anionenlücke im Blut nachweisbar. Beweisend ist die fehlende Harnansäuerung pH-Wert <5,4 im Säurebelastungstest (z. B. Ammoniumchlorid 100 mg/kg p.o.) (Batlle und Haque 2012).

- Grundlage prädisponierender Stoffwechselstörungen oder Erkrankungen ist der jeweils erhöhte Anfall bestimmter lithogener Substanzen im (Primär-)Harn
- Erhöhte Konzentrationen dieser Substanzen entstehen durch vermehrte Resorption im Darm, verminderten enzymatischen Abbau oder vermehrte Exkretion/fehlende Rückresorption in der Niere

Sarkoidose

Ursächlich für die Entstehung von Harnsteinen bei Sarkoidosepatienten ist die abnorme, extrarenale Aktivität der 1α-Hydroxylase in den aktivierten Makrophagen der Sarkoidose-Granulome, die zu einer erhöhten 1,25-Dihydroxyvitamin-D3-Konzentration im Serum führt. Diese steigert die intestinale Absorption von Kalzium, sodass im Darm vermehrt freies Oxalat vorliegt und ebenfalls in höheren Mengen absorbiert werden kann. Die höhere renale Ausscheidung beider Stoffe begünstig die Steinbildung (Rodman und Mahler 2000).

2.4.1.8 Chronisch-entzündliche Darmerkrankungen

Harnsteine betreffen ca. 9–18 % der Patienten mit chronisch-entzündlicher Darmerkrankung (CED) und sind somit eine häufige Manifestation der Colitis ulcerosa und M. Crohn. Als zusätzlicher Risikofaktor für eine Kalziumoxalat-Nephrolithiasis unter M.-Crohn-Patienten konnte ein Urin-pH-Wert ≤ 6,0 (OR 8,06) identifiziert werden. Patienten mit Ileostoma sind zudem signifikant häufiger betroffen (7/7 mit Ileostoma vs. 32/59 ohne Ileostoma) (Ishii et al. 2009). Dabei wird die Entstehung von Harnsteinen durch zwei Mechanismen begünstigt. Zum einen führt der Bikarbonatverlust durch Diarrhön oder über ein Ileostoma zu einer metabolischen Azidose und einer damit verbundenen verminderten Zitratausscheidung. Zum anderen wird durch die Malabsorption von Fettsäuren und Gallensalzen infolge der intestinalen Inflammation vermehrt Kalzium gebunden. Dies wiederum begünstigt die Absorption von Oxalat, das durch die fehlende Bindung in geringerem Maß als Kalziumoxalat enteral ausgeschieden wird (Gkentzis et al. 2016).

2.4.1.9 Intestinales Mikrobiom

Das intestinale Mikrobiom beeinflusst das Risiko an Übergewicht, Allergien und Arteriosklerose zu erkranken. Auch die Zusammensetzung des Urins ist unter anderem vom intestinalen Mikrobiom abhängig. Vor allem der Anaerobier Oxalobacter formigenes, welcher Oxalat im Darm abbaut, sodass es nicht absorbiert und renal ausgeschieden werden kann, ist schon länger im Fokus, da er bei Nicht-Steinträgern häufiger nachzuweisen ist als bei Kalziumoxalat-Steinträgern. In einer Fall-Kontroll-Studie ging die Besiedlung mit Oxalobacter formigenes mit einer Risikoreduktion von 70 % für wiederholte Steinbildung einher (Mehta et al. 2016). Allerdings konnte durch die Einnahme von Probiotika mit Oxalobacter formigenes keine relevante Reduktion der Oxalatausscheidung erreicht werden, sodass weitere Bestandteile des Mikrobioms ebenfalls an der Regulation des Kalzium-, Oxalat- und Zitratmetabolismus beteiligt zu sein scheinen (Lee und Stern 2019).

Entsprechende Hinweise ergeben sich auch durch die Beobachtung des Einflusses einer Antibiotikaeinnahme. Nach oraler Einnahme von Antibiotika erhöht sich die Wahrscheinlichkeit an Urolithiasis zu erkranken signifikant um das 1,5- bis 2,5fache. Die Odds-Ratio innerhalb von 3–6 Monaten nach Therapie zu erkranken, liegt bei 2,63 für Sulfonamide, bei 2,26 für Cephalosporine, bei 2,16 für Nitrofurantoin, bei 1,98 für Fluorochinolone und bei 1,44 für Breitband-Penizilline. Die Erkrankungswahrscheinlichkeit nimmt im zeitlichen Verlauf nach Antibiotikaeinnahme ab, ist jedoch auch nach 3–5 Jahren weiterhin signifikant erhöht gegenüber Kontrollpersonen ohne antibiotische Medikation (Tasian et al. 2018).

2.4.1.10 Schwangerschaft

Während einer Schwangerschaft führen die physiologische Größenzunahme des Uterus sowie die erhöhten Progesteronspiegel durch Kompression und Relaxierung der Ureteren zu einem prolithogenen Milieu. Zusätzlich werden durch die erhöhte glomeruläre Filtrationsrate vermehrt Harnsäure aber auch Zitrat und Magnesium ausgeschieden. Die plazentare Calcitriolproduktion führt zudem zu einer Hyperkalzurie (Charalambous et al. 2009). In einer Auswertung der weiblichen Subkohorte (<50 Jahre) der NHANES hatten Frauen, die jemals schwanger waren, eine signifikant höheres Risiko jemals Harnsteine gehabt zu haben als jene, die nie schwanger waren (Prävalenz 7,5 % vs. 3,2 %, OR 2,13) (Reinstatler et al. 2017). Die OR erhöhte sich mit zunehmender Anzahl an Schwangerschaften: von 1,94 bei zwei Schwangerschaften auf 2,69 bei drei oder mehr Schwangerschaften verglichen mit keiner Schwangerschaft. Neben den direkten Komplikationen der vornehmlich als Harnleitersteine symptomatisch werdenden Urolithiasis treten in bis zu 40 % der Fälle geburtshilfliche Komplikationen, insbesondere Frühgeburtlichkeit auf.

2.4.2 Modifizierbare (exogene) Risikofaktoren

2.4.2.1 Umweltfaktoren

Die geografischen Unterschiede in der Epidemiologie wurden bereits unter ▶ Kap. 1 beschrieben. Nach den Daten der CPS II (Second Cancer Prevention Survey, 1.185.000 Teilnehmer) haben in den USA Bewohner des heißen, sonnigen Südostens ein doppelt so hohes Wahrscheinlichkeit chance an Urolithiasis zu erkranken wie Bewohner des kühleren und weniger sonnigen Nordwesten (OR 1,9). Die durchschnittliche Jahrestemperatur und UV-Exposition korrelieren mit dem Erkrankungsrisiko (Soucie et al. 1996)[31]. Auch eine saisonale Schwankung mit zunehmender Inzidenz in den Sommermonaten wurde beobachtet.

Die Rolle des Trinkwassers, insbesondere in Bezug auf den Kalziumgehalt bzw. die Wasserhärte, ist weiterhin nicht abschließend geklärt. Zwar konnte mit steigendem Härtegrad auch eine zunehmende Kalziumausscheidung unter Steinbildnern nachgewiesen werden. Gleichzeitig zeigte sich jedoch auch eine zunehmende Zitratausscheidung, die die prolithogene Wirkung des Kalziums ausgleichen kann (Schwartz et al. 2002). Wichtiger als der absolute Kalziumgehalt bzw. Härtegrad scheint zudem das Verhältnis von Magnesium zu Kalzium (Mg^{2+}/Ca^{2+}-Verhältnis) im Trinkwasser zu sein. Es konnte eine negative Korrelation zwischen Mg^{2+}/Ca^{2+}-Verhältnis und Inzidenz festgestellt werden, d. h. ein Überwiegen an Magnesium geht mit einer geringeren Häufigkeit einher als ein Überwiegen an Kalzium (Kohri et al. 1989).

Als weitere umweltassoziierte Risikofaktoren konnten die chronisch erhöhte Exposition mit den Schwermetallen Kadmium und Blei identifiziert werden, die beide in den Kalziumstoffwechsel eingreifen. Es konnte jeweils eine Risikoerhöhung um ca. 30 % bei erhöhter Exposition festgestellt werden (Kadmium: OR 1,32; Blei: Hazard

Ratio [HR] 1,32) (Hara et al. 2016; Guo et al. 2018). Hierbei ist auch auf eine berufliche Exposition zu achten.

2.4.2.2 Trink- und Ernährungsgewohnheiten

Ein geringes Urinvolumen ist aufgrund der in ▶ Abschn. 2.1 erläuterten pathophysiologischen Mechanismen ein Risikofaktor für die Bildung von Steinen. Eine Erhöhung des Urinvolumens auf >2 l/d zur Sekundärprophylaxe bei idiopathischen Kalziumsteinbildern konnte in einer RCT die 5-Jahresrezidivrate um 55 % senken (RR 0,45) (Borghi et al. 1996). Zur Wirksamkeit der Trinkmenge bzw. des Urinvolumens als Primärprophylaxe gibt es umfassende Kohortenstudien wie die HPFS. Hier zeigte sich mit zunehmender Trinkmenge von <1,2 l/d auf ≥ 2,5 l/d eine signifikante Risikoreduktion um 29 % (RR 0,71) (Curhan et al. 1993). Jedoch nicht nur die absolute Trinkmenge sondern auch die Art der Getränke hat einen Einfluss auf die Entstehung von Steinen. Kaffee, Tee, Bier und Wein reduzieren das Risiko um 10 %, 14 %, 21 % und 39 % pro Glas (240 ml), während unverdünnter Apfel- und Grapefruitsaft das Risiko um 35 % bzw. 37 % erhöhen (Curhan et al. 1996).

Das derzeitige Wissen über die Korrelation von Ernährungsgewohnheiten auf das Risiko an Urolithiasis zu erkranken generiert sich zum überwiegenden Teil aus fünf US-amerikanischen und einer europäischen Kohortenstudie, die seit mehreren Jahrzehnten regelmäßige Erhebungen unter anderem zu Ernährungs- und Bewegungsgewohnheiten durchführen (◘ Tab. 2.6). Für einige Nahrungsbestandteile liegen zusätzliche randomisierte Studien vor (Lin et al. 2020).

2.4.2.3 Ernährung – protektiv

Nach den Daten der EPIC verringern frisches Obst und eine faserreiche Kost das Risiko einer Harnsteinerkrankung. Für Gemüse konnte dies in einer aktuellen Metaanalyse gezeigt werden (Lin et al. 2020). In HFPS, NHS I und NHS II konnte der günstige Einfluss einer sog. DASH-Diät (Dietary Approaches to Stop Hypertension) gezeigt werden. Diese ist reich an Obst, Gemüse und Vollkornprodukten und meidet fettes Fleisch, Milchprodukte, zucker- und salzreiche Speisen (◘ Tab. 2.7).

Eine kalziumreiche (u. a. Milchprodukte) wie auch eine kaliumreiche Kost (Obst [Bananen], Gemüse, Nüsse) konnten als protektive Faktoren identifiziert werden. In diesem Zusammenhang konnte nach Auswertungen der HFPS, NHS I und NHS II jedoch kein Einfluss (weder positiv noch negativ) von Vitamin D (auch als Nahrungsergänzung), ebenso wie Vitamin B_6, auf das Erkrankungsrisiko nachgewiesen werden (Ferraro et al. 2017, 2018). Auch eine Kalziumsubstitution führte in mehreren RCT nicht zu einer signifikant vermehrten Steinbildung (Lin et al. 2020).

2.4.2.4 Ernährung – negativ

Nach den EPIC-Daten wirkt sich ein erhöhter Fleischkonsum negativ auf das Erkrankungsrisiko aus. Des Weiteren haben eine fruktosereiche Kost und eine Vitamin-C-reiche Ernährung einen ungünstigen Einfluss. „Fruchtzucker" ist in Obst enthalten, wird heute aber vor allem über industriell gefertigten Nahrungsmittel (u. a. Softdrinks), die Fructose-Glucose-Sirup („*high-fructose corn syrup*") enthalten, aufgenommen. Es wird vermutet, dass Fruktose über eine induzierte Insulinresistenz zur Harnansäuerung, Hyperkalzurie und Hypozitraturie führt. Vitamin C wird u. a.in der Leber zu Oxalat abgebaut mit der Folge einer höheren renalen Exkretion (◘ Tab. 2.8).

Eine sekundäre Hyperoxalurie kann sowohl durch die übermäßige Aufnahme von oxalatreichen oder oxalatvorstufenhaltigen Nahrungsmitteln als auch durch eine übermäßige intestinale Absorption von Oxalat entstehen (Bhasin et al. 2015). Zu diesen

◘ Tab. 2.6 Relevante Kohortenstudien, die Assoziationen von Urolithiasis und Lebensgewohnheiten sowie Begleiterkrankungen zeigen

Studie /Kohorte	Studiendesign	Zeitraum	Beobachtungseinheit
Health Professionals Follow-Up Study (HPFS)	Längsschnittstudie	seit 1986	51.529 Männer, Heilberufler, 40–75 Jahre
National Health and Nutrition Examination Survey (NHANES)	Querschnittstudie	Befragung 2007–2008	9.762 zufällige Personen der Bevölkerung
		Befragung 2009–2010	10.253 zufällige Personen der Bevölkerung
		Befragung 2011–2012	9.338 zufällige Personen der Bevölkerung
Nurses' Health Study I (NHS I)	Längsschnittstudie	seit 1976	121.700 Frauen, Krankenschwestern, 30–55 Jahre
Nurses' Health Study II (NHS II)	Längsschnittstudie	seit 1989	116.430 Frauen, Krankenschwestern, 25–42 Jahre
Women's Health Initiative Observational Study (WHI)	Längsschnittstudie	seit 1993	93.726 postmenopausale Frauen, 50–79 Jahre
European Prospective Investigation into Cancer and Nutrition Oxford Subcohort (EPIC-Oxford)	Längsschnittstudie	seit 1992	57.496 zufällige Personen aus Großbritannien

Nahrungsmitteln zählen unter anderem Mangold, Spinat, Rhabarber, rote Bete und Kakao. Eine übermäßige Absorption von Oxalat aus der Nahrung ist meist bedingt durch eine Malabsorption von Fetten (► Abschn. 2.4.1.8 chronisch-entzündliche Darmerkrankungen). Ähnliche Malabsorptionsprobleme sind auch nach chirurgischen Resektionen am Gastrointestinaltrakt wie bariatrische Eingriffen und partiellen Gastrektomien zu beobachten. Nach Y-Roux-Bypass zeigte sich beispielsweise eine signifikant höhere Prävalenz einer Nephrolithiasis im Vergleich zur Kontrollgruppe (7,65 vs. 4,63 %, OR 1,71) (Matlaga et al. 2009).

2.4.2.5 Körperliche Aktivität

Insgesamt scheint das Ausmaß der körperlichen Aktivität weniger als allgemeinhin angenommen mit dem Risiko für Urolithiasis assoziiert zu sein. In einer Metaanalyse der HPFS, NHS I und II sowie der Women's Health Initiative (WHI) lag das relative Risiko von höchster zu niedrigster körperlicher Aktivität bei 0,93 [95 %-Konfidenzintervall 0,78–1,10] (Aune et al. 2018). In der Untersuchung postmenopausaler Frauen in der US-amerikanischen Beobachtungsstudie WHI zeigte sich jedoch eine signifikante Risikoreduktion mit zunehmender körperlicher Aktivität (gemessen an metabolischen Äquivalenten [MET]) im Vergleich zu körperlicher Inaktivität (Sorensen et al. 2014). Schon die niedrigste körperliche Aktivität (0,1–4,9 MET/Woche) kann das Risiko senken (HR 0,84). Ab ca. 10 MET/Woche erreicht die Risikoreduktion ein Plateau von ca. 30 %, wobei 10 MET/Woche etwa 3 Stunden Spazierengehen (3,5–4,5 km/h) oder eine Stunde Joggen (10 km/h) entsprechen.

Pathogenese und Risikofaktoren

Tab. 2.7 Protektiv wirksame Nahrungsbestandteile und Ernährungsformen, die mit einem signifikant niedrigeren Risiko für Urolithiasis assoziiert sind. Dargestellt ist jeweils das relative Risiko (RR) bzw. die Hazard Ratio (HR) zwischen oberster und unterster Quintile in der multivariaten Analyse, aufgetrennt nach Kohortenstudie. Für die DASH-Diät ist der mediane Score der jeweiligen Quintile angegeben, wobei Höhe des Scores und Ausmaß der Diät direkt korrelieren

Nahrungsbestandteile /Diät Studien	Unterste Quintile (Median)	Oberste Quintile (Median)	Risiko	Referenz
Kalzium (Milchprodukte)				Taylor und Curhan (2013)
HPFS	151 mg/d	839 mg/d	RR 0,77	
NHS I	143 mg/d	816 mg/d	RR 0,83	
NHS II	181 mg/d	937 mg/d	RR 0,76	
Kalzium (sonstige Nahrungsmittel)				Taylor und Curhan (2013)
HPFS	262 mg/d	460 mg/d	RR 0,71	
NHS I	272 mg/d	441 mg/d	RR 0,82	
NHS II	256 mg/d	439 mg/d	RR 0,74	
Kalium				Ferraro et al (2016a)
HPFS	2601 mg/d	4224 mg/d	HR 0,44	
NHS I	2323 mg/d	3722 mg/d	HR 0,57	
NHS II	2275 mg/d	3612 mg/d	HR 0,67	
DASH-Diät				Taylor et al. (2009)
HPFS	16	31	RR 0,55	
NHS I	17	31	RR 0,58	
NHS II	17	31	RR 0,60	
Frisches Obst				Turney et al. (2014)
EPIC-Oxford	74 /107 g/d	374 /440 g/d	HR 0,70	
Gemüse				Lin et al. (2020)
Metaanalyse	Niedrigstes Level	Höchstes Level	RR 0,84	

> Ein „gesunder" Lebensstil, der eine ballaststoffreiche Mischkost, körperliche Aktivität und seelische Ausgeglichenheit einschließt, senkt nicht nur das Risiko kardiovaskulärer und maligner Erkrankungen, sondern auch die Wahrscheinlichkeit für das Auftreten von Harnsteinen.

2.4.2.6 Sozioökonomischer Status

Der sozioökonomische Status (SES) umfasst unterschiedliche Merkmale, die die Lebensumstände einer Person beschreiben. Dazu gehören je nach Definition schulische und berufliche Bildung, Einkommen, Beruf, Wohnort, Besitz von Wohneigentum, finanzielle Situation und kulturelle Praxis. Vor

Tab. 2.8 Nahrungsbestandteile und Ernährungsformen, die bei hohem Konsum mit einem signifikant erhöhten Risiko für Urolithiasis assoziiert sind. Dargestellt ist jeweils das relative Risiko (RR) bzw. die Hazard Ratio (HR) zwischen oberster und unterster Quintile, aufgetrennt nach Kohortenstudie

Nahrungs-bestandteile Studien	Unterste Quintile (Median)	Oberste Quintile (Median)	Risiko	Referenz
Fructose (Anteil an Gesamtenergieaufnahme)				Taylor und Curhan (2008)
HPFS	<6,9 %	>12,1 %	RR 1,27	
NHS I	<7,2 %	>12,6 %	RR 1,37	
NHS II	<6,7 %	>12,2 %	RR 1,35	
Vitamin C gesamt				Ferraro et al. (2016b)
HPFS	69 mg/d	1440 mg/d	HR 1.43	
Vitamin C als Nahrungsergänzungsmittel				Ferraro et al. (2016b)
HPFS	0 mg/d	1120 mg/d	HR 1,19	
Oxalat				Taylor und Curhan (2007)
HPFS	106 mg/d	328 mg/d	RR 1,22	
NHS I	87 mg/d	287 mg/d	RR 1,21	
Kochsalz				
NHS I	<1965 mg/d	>4081 mg/d	RR 1,30	Curhan et al. (1997)
Fleisch				Turney et al. (2014)
EPIC (♂/♀)	36,6 /28,1 g/d	135,1 /118,5 g/d	HR 1,64	

allem die Messung der letzten beiden Parameter ist nur eingeschränkt möglich, da über die finanzielle Situation keine Auskunft gegeben werden möchte und die kulturelle Praxis ein multifaktorieller Parameter ist, der vereinfacht oft am Besitz von Büchern oder dem Besuch von Kultureinrichtungen gemessen wird. Für Steinpatienten konnten ein niedriges Bildungsniveau (OR 1,91) und eine hohe Distanz zwischen Wohnort und urologischer Versorgung (OR 2,74) als unabhängige Risikofaktoren für eine einseitige Nephrolithiasis >2 cm identifiziert werden (Bayne et al. 2019). Zudem bewerten Steinpatienten mit niedrigem Einkommen oder ohne Beschäftigung ihre Lebensqualität signifikant schlechter (Ahmad et al. 2019). Dies kann wiederum zu vermehrtem Stress führen und zur Verschlechterung der Urolithiasis führen (s. unten).

2.4.2.7 Stress und Depression

Akuter wie chronischer Stress beeinflussen das Auftreten und den Verlauf vieler Erkrankungen negativ. Auch bei der Urolithiasis konnte gezeigt werden, dass Erkrankte in einem Zeitraum von zwei Jahren vor einem Steinereignis signifikant mehr stressige Lebensereignisse durchlebt haben als Gesunde im vergleichbaren Zeitraum

(Najem et al. 1997). Vor allem Sorgen um Symptome, die ärztlich nicht erklärt werden konnten (OR 2,03), körperliche Einschränkungen durch gesundheitliche Probleme (OR 1,7) und ein länger anhaltendes Gefühl von Wut, Nervosität oder Traurigkeit (OR 1,7) wurden in der Fallgruppe signifikant häufiger angegeben. Auch finanzielle Schwierigkeiten durch Hypothekendarlehen wurden von Erkrankten signifikant häufiger angegeben (OR 3,1). Tatsächlich konnten bei Kalziumoxalat-Steinträgern mit Zunahme von Anzahl und Intensität stressiger Lebensereignisse auch ein Anstieg des Kortisolspiegels im Blut nachgewiesen werden, was die renale Kalziumexkretion begünstigt (Arzoz-Fàbregas et al. 2013). Magnesium als antilithogene Substanz wird mit zunehmendem Stresslevel und innerer Unruhe sowie bei Depression vermindert im Urin ausgeschieden. Allerdings lässt sich nicht eindeutig klären, ob Stress infolge der Urolithiasis auftritt oder die Urolithiasis folge der veränderten Urinzusammensetzung durch Stress ist. Gleiches gilt auch für die Depression, die bei Steinpatienten (wie bei anderen chronischen Erkrankungen) etwa doppelt so häufig auftritt wie in der Gesamtbevölkerung (Lebenszeitprävalenz 30,4 vs. 16,5 %). Eine positive Familienanamnese (OR 3,49), ein Steinereignis in den letzten 12 Monaten (OR 2,77) und mehr als eine Vorstellung in der Notaufnahme aufgrund eines Steinereignisses (OR 2,61) sind dabei wesentliche Risikofaktoren für eine Depression bei Steinpatienten (Angell et al. 2012).

Literatur

Abate N, Chandalia M, Cabo-Chan AV, Moe OW, Sakhaee K (2004) The metabolic syndrome and uric acid nephrolithiasis: novel features of renal manifestation of insulin resistance. Kidney Int 65(2):386–392. https://doi.org/10.1111/j.1523-1755.2004.00386.x

Ahmad TR, Tzou DT, Usawachintachit M et al (2019) Low income and nonwhite race are strongly associated with worse quality of life in patients with nephrolithiasis. J Urol 202(1):119–124. https://doi.org/10.1097/JU.0000000000000233

Angell J, Bryant M, Tu H, Goodman M, Pattaras J, Ogan K (2012) Association of depression and urolithiasis. Urology 79(3):518–525. https://doi.org/10.1016/j.urology.2011.10.007

Arzoz-Fàbregas M, Ibarz-Servio L, Fernández-Castro J et al (2013) Chronic stress and calcium oxalate stone disease: influence on blood cortisol and urine composition. Urology 82(6):1246–1252. https://doi.org/10.1016/j.urology.2013.06.077

Aune D, Mahamat-Saleh Y, Norat T, Riboli E (2018) Body fatness, diabetes, physical activity and risk of kidney stones: a systematic review and meta-analysis of cohort studies. Eur J Epidemiol 33(11):1033–1047. https://doi.org/10.1007/s10654-018-0426-4

Batlle D, Haque SK (2012) Genetic causes and mechanisms of distal renal tubular acidosis. Nephrol Dial Transplant Off Publ Eur Dial Transpl Assoc – Eur Ren Assoc 27(10):3691–3704. https://doi.org/10.1093/ndt/gfs442

Bayne DB, Usawachintachit M, Armas-Phan M et al (2019) Influence of socioeconomic factors on stone burden at presentation to tertiary referral center: data from the registry for stones of the kidney and ureter. Urology 131:57–63. https://doi.org/10.1016/j.urology.2019.05.009

Bhasin B, Ürekli HM, Atta MG (2015) Primary and secondary hyperoxaluria: understanding the enigma. World J Nephrol 4(2):235–244. https://doi.org/10.5527/wjn.v4.i2.235

Bollée G, Dollinger C, Boutaud L et al (2010) Phenotype and genotype characterization of adenine phosphoribosyltransferase deficiency. J Am Soc Nephrol JASN. 21(4):679–688. https://doi.org/10.1681/ASN.2009080808

Borghi L, Meschi T, Amato F, Briganti A, Novarini A, Giannini A (1996) Urinary volume, water and recurrences in idiopathic calcium nephrolithiasis: a 5-year randomized prospective study. J Urol 155(3):839–843

Buckalew VM (1989) Nephrolithiasis in renal tubular acidosis. J Urol 141(3 Part 2):731–737. https://doi.org/10.1016/S0022-5347(17)40997-9

Charalambous S, Fotas A, Rizk DEE (2009) Urolithiasis in pregnancy. Int Urogynecol J Pelvic Floor Dysfunct 20(9):1133–1136. https://doi.org/10.1007/s00192-009-0920-z

Chen Y, DeVivo MJ, Roseman JM (2000) Current trend and risk factors for kidney stones in persons with spinal cord injury: a longitudinal study. Spinal Cord 38(6):346–353. https://doi.org/10.1038/sj.sc.3101008

Cochat P, Rumsby G (2013) Primary hyperoxaluria. N Engl J Med 369(7):649–658. https://doi.org/10.1056/NEJMra1301564

Curhan GC, Willett WC, Rimm EB, Stampfer MJ (1993) A prospective study of dietary calcium and other nutrients and the risk of symptomatic kidney stones. N Engl J Med 328(12):833–838. https://doi.org/10.1056/NEJM199303253281203

Curhan GC, Willett WC, Rimm EB, Spiegelman D, Stampfer MJ (1996) Prospective study of beverage use and the risk of kidney stones. Am J Epidemiol 143(3):240–247. https://doi.org/10.1093/oxfordjournals.aje.a008734

Curhan GC, Willett WC, Speizer FE, Spiegelman D, Stampfer MJ (1997) Comparison of dietary calcium with supplemental calcium and other nutrients as factors affecting the risk for kidney stones in women. Ann Intern Med 126(7):497–504. https://doi.org/10.7326/0003-4819-126-7-199704010-00001

Ferraro PM, Mandel EI, Curhan GC, Gambaro G, Taylor EN (2016a) Dietary protein and potassium, diet-dependent net acid load, and risk of incident kidney stones. Clin J Am Soc Nephrol CJASN 11(10):1834–1844. https://doi.org/10.2215/CJN.01520216

Ferraro PM, Curhan GC, Gambaro G, Taylor EN (2016b) Total, dietary, and supplemental vitamin C intake and risk of incident kidney stones. Am J Kidney Dis Off J Natl Kidney Found 67(3):400–407. https://doi.org/10.1053/j.ajkd.2015.09.005

Ferraro PM, Taylor EN, Gambaro G, Curhan GC (2017) Vitamin D intake and the risk of incident kidney stones. J Urol 197(2):405–410. https://doi.org/10.1016/j.juro.2016.08.084

Ferraro PM, Taylor EN, Gambaro G, Curhan GC (2018) Vitamin B6 intake and the risk of incident kidney stones. Urolithiasis 46(3):265–270. https://doi.org/10.1007/s00240-017-0999-5

Gkentzis A, Kimuli M, Cartledge J, Traxer O, Biyani CS (2016) Urolithiasis in inflammatory bowel disease and bariatric surgery. World J Nephrol 5(6):538–546. https://doi.org/10.5527/wjn.v5.i6.538

Guo Z-L, Wang J-Y, Gong L-L, Gan S, Gu C-M, Wang S-S (2018) Association between cadmium exposure and urolithiasis risk: a systematic review and meta-analysis. Medicine (Baltimore) 97(1):e9460. https://doi.org/10.1097/MD.0000000000009460

Hara A, Yang W-Y, Petit T et al (2016) Incidence of nephrolithiasis in relation to environmental exposure to lead and cadmium in a population study. Environ Res 145:1–8. https://doi.org/10.1016/j.envres.2015.11.013

Hemminki K, Hemminki O, Försti A, Sundquist K, Sundquist J, Li X (2018) Familial risks in urolithiasis in the population of Sweden. BJU Int 121(3):479–485. https://doi.org/10.1111/bju.14096

Ishii G, Nakajima K, Tanaka N, Hara H, Kato M, Ishii N (2009) Clinical evaluation of urolithiasis in Crohn's disease. Int J Urol Off J Jpn Urol Assoc 16(5):477–480. https://doi.org/10.1111/j.1442-2042.2009.02285.x

Khan SR (1995) Heterogeneous nucleation of calcium oxalate crystals in mammalian urine. Scanning Microsc 9(2):597–614; discussion 614–616

Khan SR, Pearle MS, Robertson WG et al (2017) Kidney stones. Nat Rev Dis Primer 3:17001. https://doi.org/10.1038/nrdp.2017.1

Kohjimoto Y, Sasaki Y, Iguchi M, Matsumura N, Inagaki T, Hara I (2013) Association of metabolic syndrome traits and severity of kidney stones: results from a nationwide survey on urolithiasis in Japan. Am J Kidney Dis Off J Natl Kidney Found 61(6):923–929. https://doi.org/10.1053/j.ajkd.2012.12.028

Kohri K, Kodama M, Ishikawa Y et al (1989) Magnesium-to-calcium ratio in tap water, and its relationship to geological features and the incidence of calcium-containing urinary stones. J Urol. Published online November 1989. Accessed July 20, 2020. https://www.auajournals.org/doi/abs/10.1016/S0022-5347%2817%2939054-7

Lee JA, Stern JM (2019) Understanding the link between gut microbiome and urinary stone disease. Curr Urol Rep 20(5):19. https://doi.org/10.1007/s11934-019-0882-8

Lieske JC, Toback FG (1993) Regulation of renal epithelial cell endocytosis of calcium oxalate monohydrate crystals. Am J Phys 264(5 Pt 2):F800–F807. https://doi.org/10.1152/ajprenal.1993.264.5.F800

Lin B-B, Lin M-E, Huang R-H, Hong Y-K, Lin B-L, He X-J (2020) Dietary and lifestyle factors for primary prevention of nephrolithiasis: a systematic review and meta-analysis. BMC Nephrol 21(1):267. https://doi.org/10.1186/s12882-020-01925-3

Mager R, Neisius A (2019) Current concepts on the pathogenesis of urinary stones. Urol Ausg A 58(11):1272–1280. https://doi.org/10.1007/s00120-019-1017-z

Matlaga BR, Shore AD, Magnuson T, Clark JM, Johns R, Makary MA (2009) Effect of gastric bypass surgery on kidney stone disease. J Urol 181(6):2573–2577. https://doi.org/10.1016/j.juro.2009.02.029

Mehta M, Goldfarb DS, Nazzal L (2016) The role of the microbiome in kidney stone formation. Int J Surg Lond Engl 36(Pt D):607–612. https://doi.org/10.1016/j.ijsu.2016.11.024

Mente A, Honey RJD, McLaughlin JR, Bull SB, Logan AG (2007) Ethnic differences in relative risk of idiopathic calcium nephrolithiasis in North America. J Urol 178(5):1992–1997; discussion 1997. https://doi.org/10.1016/j.juro.2007.07.024

Najem GR, Seebode JJ, Samady AJ, Feuerman M, Friedman L (1997) Stressful life events and risk of symptomatic kidney stones. Int J Epidemiol 26(5):1017–1023. https://doi.org/10.1093/ije/26.5.1017

Nseyo U, Santiago-Lastra Y (2017) Long-term complications of the neurogenic bladder. Urol Clin North Am 44(3):355–366. https://doi.org/10.1016/j.ucl.2017.04.003

Palsson R, Indridason OS, Edvardsson VO, Oddsson A (2019) Genetics of common complex kidney stone disease: insights from genome-wide association studies. Urolithiasis 47(1):11–21. https://doi.org/10.1007/s00240-018-1094-2

Reinstatler L, Khaleel S, Pais VM (2017) Association of pregnancy with stone formation among women in the United States: a NHANES analysis 2007 to 2012. J Urol 198(2):389–393. https://doi.org/10.1016/j.juro.2017.02.3233

Rodman JS, Mahler RJ (2000) Kidney stones as a manifestation of hypercalcemic disorders. Hyperparathyroidism and sarcoidosis. Urol Clin North Am 27(2):275–285, viii. https://doi.org/10.1016/s0094-0143(05)70257-3

Scales CD, Smith AC, Hanley JM, Saigal CS (2012) Urologic Diseases in America Project. Prevalence of kidney stones in the United States. Eur Urol 62(1):160–165. https://doi.org/10.1016/j.eururo.2012.03.052

Schwartz BF, Schenkman NS, Bruce JE, Leslie SW, Stoller ML (2002) Calcium nephrolithiasis: effect of water hardness on urinary electrolytes. Urology 60(1):23–27. https://doi.org/10.1016/s0090-4295(02)01631-x

Sharma S, Rastogi A, Bhadada SK et al (2017) Prevalence and predictors of primary hyperparathyroidism among patients with urolithiasis. Endocr Pract Off J Am Coll Endocrinol Am Assoc Clin Endocrinol 23(11):1311–1315. https://doi.org/10.4158/EP171759.OR

Sorensen MD, Chi T, Shara NM et al (2014) Activity, energy intake, obesity, and the risk of incident kidney stones in postmenopausal women: a report from the Women's Health Initiative. J Am Soc Nephrol JASN. 25(2):362–369. https://doi.org/10.1681/ASN.2013050548

Soucie JM, Coates RJ, McClellan W, Austin H, Thun M (1996) Relation between geographic variability in kidney stones prevalence and risk factors for stones. Am J Epidemiol 143(5):487–495. https://doi.org/10.1093/oxfordjournals.aje.a008769

Spatola L, Ferraro PM, Gambaro G, Badalamenti S, Dauriz M (2018) Metabolic syndrome and uric acid nephrolithiasis: insulin resistance in focus. Metabolism 83:225–233. https://doi.org/10.1016/j.metabol.2018.02.008

Straub M, Hautmann R (2014) Urolithiasis – Harnsteinerkrankung. In: Hautmann R, Gschwend J (Hrsg) Urologie. Springer-Lehrbuch. Springer, Berlin/Heidelberg, S 249–281

Talati J, Tiselius H-G, Ye Z, Albala DM (2012) Urolithiasis, basic science and clinical practice. Springer, London

Tasian GE, Jemielita T, Goldfarb DS et al (2018) Oral Antibiotic exposure and kidney stone disease. J Am Soc Nephrol. https://doi.org/10.1681/ASN.2017111213

Taylor EN, Curhan GC (2007) Oxalate intake and the risk for nephrolithiasis. J Am Soc Nephrol JASN. 18(7):2198–2204. https://doi.org/10.1681/ASN.2007020219

Taylor EN, Curhan GC (2008) Fructose consumption and the risk of kidney stones. Kidney Int 73(2):207–212. https://doi.org/10.1038/sj.ki.5002588

Taylor EN, Curhan GC (2013) Dietary calcium from dairy and nondairy sources, and risk of symptomatic kidney stones. J Urol 190(4):1255–1259. https://doi.org/10.1016/j.juro.2013.03.074

Taylor EN, Stampfer MJ, Curhan GC (2005) Diabetes mellitus and the risk of nephrolithiasis. Kidney Int 68(3):1230–1235. https://doi.org/10.1111/j.1523-1755.2005.00516.x

Taylor EN, Fung TT, Curhan GC (2009) DASH-style diet associates with reduced risk for kidney stones. J Am Soc Nephrol 20(10):2253–2259. https://doi.org/10.1681/ASN.2009030276

Torres RJ, Puig JG (2007) Hypoxanthine-guanine phosophoribosyltransferase (HPRT) deficiency: Lesch-Nyhan syndrome. Orphanet J Rare Dis 2:48. https://doi.org/10.1186/1750-1172-2-48

Torres VE, Wilson DM, Hattery RR, Segura JW (1993) Renal stone disease in autosomal dominant polycystic kidney disease. Am J Kidney Dis Off J Natl Kidney Found 22(4):513–519. https://doi.org/10.1016/s0272-6386(12)80922-x

Tsujihata M (2008) Mechanism of calcium oxalate renal stone formation and renal tubular cell injury. Int J Urol Off J Jpn Urol Assoc 15(2):115–120. https://doi.org/10.1111/j.1442-2042.2007.01953.x.

Turney BW, Appleby PN, Reynard JM, Noble JG, Key TJ, Allen NE (2014) Diet and risk of kidney stones in the Oxford cohort of the European Prospective Investigation into Cancer and Nutrition (EPIC). Eur J Epidemiol 29(5):363–369. https://doi.org/10.1007/s10654-014-9904-5

Bildgebung

Tim Nestler

Inhaltsverzeichnis

3.1 Ultraschall – 48
3.1.1 Indikationen und Hintergrundinformationen – 48
3.1.2 Untersuchungstechnik – 49
3.1.3 Empfehlungen – 49

3.2 Computertomographie – 51
3.2.1 Indikationen und Hintergrundinformationen – 51
3.2.2 Technische Aspekte und Neuerungen – 52
3.2.3 Empfehlungen – 56

3.3 Konventionelles Röntgen – 56

3.4 Magnetresonanztomographie – 59

3.5 Notfalldiagnostik – 59

3.6 Periinterventionelle Bildgebung – 59
3.6.1 Präinterventionelle Bildgebung – 59
3.6.2 Postinterventionelle Bildgebung – 60

Literatur – 60

© Springer-Verlag GmbH Deutschland, ein Teil von Springer Nature 2021
T. Knoll, A. Miernik (Hrsg.), *Urolithiasis*, https://doi.org/10.1007/978-3-662-62454-8_3

3.1 Ultraschall

3.1.1 Indikationen und Hintergrundinformationen

Der Ultraschall ist in der Notfall-, in der Routinediagnostik und in der Nachsorge von Steinpatienten die bildgebende Diagnostik der ersten Wahl (Mills et al. 2018). Die sonographische Darstellung der ableitenden Harnwege ist sicher und führt zu keinem relevanten Zeitverlust bis zu einer weiteren Bildgebung oder einer Intervention (Metzler et al. 2017; Seitz et al. 2019). Steine in den Kelchen, dem Nierenbecken, dem pyeloureteralen- und dem ureterovesikalen Übergang können meist gut dargestellt werden. Darüber hinaus kann eine Harnabflussstörung des oberen Harntrakts rasch mitbeurteilt werden. Sonographisch wird die Steingröße eher überschätzt. Die indirekte Messung der Schallschattenbreite erlaubt wahrscheinlich eine genauere, mit dem Nativ-CT vergleichbare Größenbestimmung und kann schnell erlernt werden (Dai et al. 2018a). Wichtig ist die Kenntnis der diagnostischen Genauigkeit des Ultraschalls für die Diagnostik von Harnsteinen. Für Harnleitersteine wird die Sensitivität mit 39–45 % und die Spezifität mit 94 % angegeben, für Nierensteine eine Sensitivität von 45–54 % und eine Spezifität von 71–88 % (Ray et al. 2010; Sandhu et al. 2018; Smith-Bindman et al. 2014). Weiter ist anzumerken, dass sonographisch nicht detektierbare Harnleitersteine häufig klein und spontan abgangsfähig sind. So berichteten Ripollés et al. von 56 im CT nachgewiesenen Harnleitersteinen, von denen 11 nicht sonographisch darstellbar waren, die wiederum alle spontan abgingen (Ripolles et al. 2004). Bei den Patienten mit den 11 sonographisch nicht darstellbaren Konkrementen lag keine Harntransportstörung vor. Bei den Patienten mit Harntransportstörung aufgrund einer steinbedingten Obstruktion wurde die Sensitivität und die Spezifität mit nahezu 100 % angegeben (Ripolles et al. 2004). Darüber hinaus können Harnleitersteine in der akuten Kolik mittels Farbdopplerultraschall (Twinkling-Zeichen) mit vergleichbaren Ergebnissen wie dem Nativ-CT diagnostiziert werden (Abdel-Gawad et al. 2016). Unter dem Twinkling-Zeichen versteht man ein schnell wechselndes Farbdopplersignal hinter einem Stein.

In der Nachsorge von distalen, spontan abgangsfähigen Uretersteinen ist der Ultraschall ebenfalls hilfreich (◘ Abb. 3.1). Hier konnte in einer prospektiven Studie gezeigt

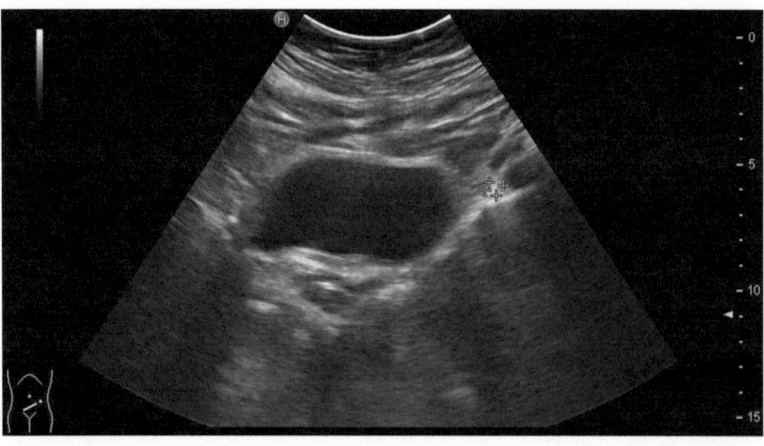

◘ Abb. 3.1 Sonographische Darstellung eines prävesikalen Harnleitersteins links. (© Klinik für Urologie des Universitätsklinikums Freiburg, Deutschland)

werden, dass Patienten mit einem distalen Harnleiterstein, der initial im CT gesichert wurde, sicher mittels Sonographie nachgesorgt werden können (Sensitivität von 94 %, Spezifität von 99 %). Die wiederholten Bildgebungen in der Nachsorge mittels Ultraschalluntersuchungen haben im Vergleich zu dem Nativ-CT den deutlichen Vorteil keine Strahlenbelastung zu verursachen (Moesbergen et al. 2011).

Darüber hinaus ist der Ultraschall die Bildgebung der Wahl bei Schwangeren und bei Kindern mit Verdacht auf Steine. Bei Schwangeren wären das MRT gefolgt vom Low-Dose-CT die nachrangigen Bildgebungen, sollte eine absolute Dringlichkeit und Notwendigkeit bestehen (Türk et al. 2019). Bei Kindern wären die Abdomenübersicht oder ein Low-dose-CT die nachrangigen Alternativen der Bildgebung (▶ Kap. 11).

3.1.2 Untersuchungstechnik

Für die Sonographie von Nieren und Harnblase bei Erwachsenen wird üblicherweise ein Konvexschallkopf mit einer Frequenz von 3,5–5 MHz verwendet. Wichtig ist, dass vor jeder Untersuchung die Geräteeinstellung überprüft wird, um eine gute Bildqualität sicherzustellen. Als Kontrolle für flüssigkeitsgefüllte Strukturen dient die echofreie Darstellung der Blase und die Leber für die echohomogene Darstellung solider Organe. Während der Untersuchung der Nieren sollte sich der Patient in Rückenlage mit hinter dem Kopf verschränkten Armen befinden. Dies führt zu einem Anheben des Rippenbogens und einer verbesserten Beurteilbarkeit der Nieren. Die Nieren sollen im Längsschnitt und nach Drehung des Schallkopfes um 90° im Querschnitt dargestellt werden. Bei Verdacht auf einen Harnstein sollen besonders beurteilt werden: 1.) das Vorhandensein einer Urolithiasis (einschl. Form, Größe und Lage), 2.) eine Nierenbeckenkelchektasie, 3.) die Parenchymdicke und 4.) die Niere allgemein mit Form, Lage, Größe und Raumforderungen. Harnsteine sind üblicherweise an einem echogenen Reflex mit dorsalem Schallschatten zu erkennen (◘ Abb. 3.2). Sonographisch können Steine in der Niere und im proximalen Harnleiter diagnostiziert werden, bei ausreichender Harnblasenfüllung auch prävesikale Steine. Ein indirekter Hinweis für Harnsteine ist der Nachweis einer Harntransportstörung. Nierenbeckenkelchektasien werden entsprechend der Stauung vierstufig eingeteilt (◘ Abb. 3.3, ◘ Tab. 3.1). Zusätzlich hat sich für eine gute sonographische Reproduzierbarkeit die Angabe der unteren Kelchhalsweite in mm bewährt.

3.1.3 Empfehlungen

Der Vorteil der Ultraschalldiagnostik ist die generelle Verfügbarkeit, die Durchführung durch den unmittelbar behandelnden Urologen und die fehlende Strahlenbelastung. Daher ist der Ultraschall die bildgebende Diagnostik der ersten Wahl in der Akutdiagnostik wie bei Nierenkoliken, in der allgemeinen Diagnostik, in der Nachsorge sowie bei Kindern und Schwangeren aufgrund der fehlenden Strahlenbelastung.

Der Ultraschall ist eine ausreichend akzeptable Alternative zum Nativ-CT bei Erwachsenen mit Verdacht auf einen asymptomatischen Nierenstein, jedoch mit einer schlechteren Sensitivität und Spezifität, insbesondere für die Diagnose von Harnleitersteinen (Smith-Bindman et al. 2014). Ebenso ist die Reproduzierbarkeit gegenüber dem CT eingeschränkt. Weiter ist zu beachten, dass der Ultraschall die Steingröße eher überschätzt, weshalb ein Nativ-CT erfolgen sollte, wenn die Steingröße das Operationsverfahren beeinflussen würde (Dai et al. 2018b). Bei adipösen Patienten ist die Aussagekraft des Ultraschalls begrenzt, sodass bei diesen Patienten mit hohem Verdacht auf ein Steinleiden und einem unauffälligen Ultraschall ein Nativ-CT erfolgen sollte.

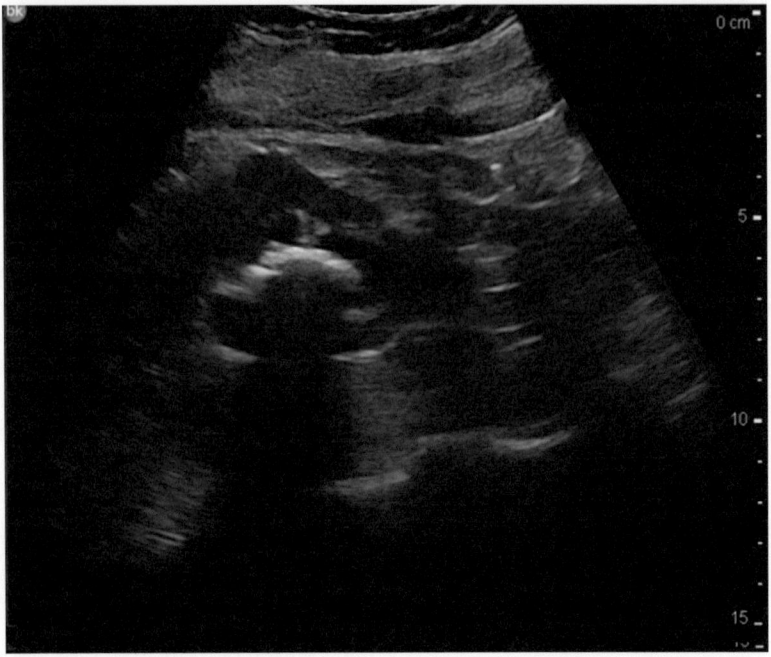

◘ **Abb. 3.2** Großer Nierenbeckenausgussstein mit dorsalem Schallschatten. (© Klinik für Urologie des BundeswehrZentralkrankenhaus Koblenz)

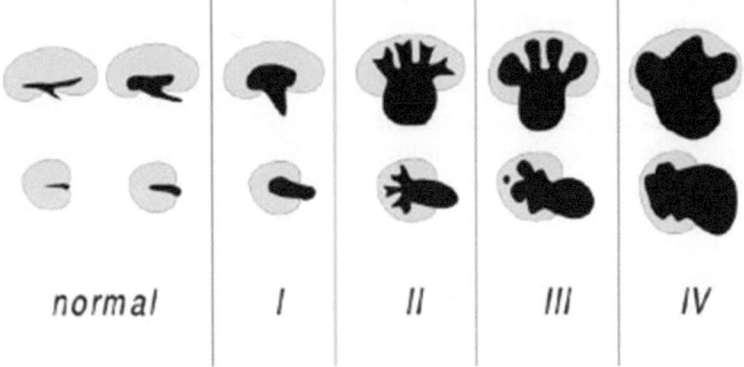

◘ **Abb. 3.3** Graduierung der Nierenbeckenkelchektasie. (Reprinted by permission from Springer Nature Customer Service Centre GmbH: Springer Nature, Der Urologe A, Diagnostik bei konnatalen Dilatationen der Harnwege Konsensusgruppe der Arbeitsgemeinschaft für Pädiatrische Nephrologie [APN] in Kooperation mit dem Arbeitskreis Kinderurologie der Deutschen Gesellschaft für Urologie und mit der Arbeitsgemeinschaft Kinderurologie in der Deutschen Gesellschaft für Kinderchirurgie, Konsensusgruppe der Arbeitsgemeinschaft für Pädiatrische Nephrologie [APN] in Kooperation mit dem Arbeitskeis Kinderurologie der Deutschen Gesellschaft für Urologie und mit der Arbeitsgemeinschaft Kinderurologie in der Deutschen Gesellschaft für Kinderchirurgie & APN-Konsensusgruppe: R. Beetz, A. Bökenkamp, M. Brandis, P. Hoyer, U. John, M.J. Kemper, M. Kirschstein, E. Kuwertz-Bröking, J. Misselwitz, D.E. Müller-Wiefel, W. Rascher, Copyright [2001])

Tab. 3.1 Einteilung der Nierenbeckenkelchektasie

Grad	Sonographisches Bild
I	Erweiterung des Nierenbeckens ohne Erweiterung der Nierenkelche und keine Zeichen der Parenchymatrophie
II	Echofreie Erweiterung des Nierenbeckens, Kelchhälse und Nierenkelche. Keine Zeichen der Parenchymatrophie
III	Massive echofreie Erweiterung des Nierenbeckens und der Nierenkelche (verplumpt, geweihartig). Fehlender oder marginaler Sinusreflex. Zeichen der Organatrophie
IV	Wie Grad III mit Parenchymverschmälerung bis hin zur nahezu kompletten Atrophie des Nierenparenchyms

Relevant ist der Ultraschall in der Nachsorge von Patienten mit obstruktiven, distalen Harnleitersteinen, die konservativ behandelt werden. Nach unkomplizierter Steintherapie ist die Sonographie ebenfalls die Bildgebung der Wahl. Bei Verdacht auf Restfragmente sollte jedoch ein Nativ-CT erfolgen (▶ Abschn. 5.5). Der Farbkodierte Ultraschall kann eine nützliche Ergänzung in der Diagnose von Harnleitersteinen sein, eine entsprechende Erfahrung vorausgesetzt (Abdel-Gawad et al. 2016).

3.2 Computertomographie

3.2.1 Indikationen und Hintergrundinformationen

Das Nativ-CT ist immer indiziert im Rahmen der Notfallabklärung einer Kolik (Seitz et al. 2019). Weitere Indikationen sind der Verdacht auf einen Harnstein, der sonographisch nicht gesichert werden kann, wenn die weitere Therapieentscheidung oder Therapieplanung hiervon abhängt und in bestimmten Fällen im Rahmen der Nachsorge. Darüber hinaus liefert das CT Informationen über die Steindichte, die innere Struktur des Steins, eine Impaktierung, den Abstand zwischen Haut und Stein und kann Hinweise über die Anatomie der ableitenden Harnwege liefern, was mitunter eine therapeutische Relevanz haben kann (▶ Kap. 6, 7, und 8; ◘ Abb. 3.4). Sollte kein Stein gefunden werden, so kann das CT nebenbefundlich weitere Informationen über Sekundärpathologien liefern. Das Nativ-CT ist deutlich genauer in der Diagnostik von Harnsteinen als das i.v.-Urogramm, der frühere Goldstandard der Steinbildgebung, gibt jedoch anders als das i.v.-Urogramm keine Informationen über die Nierenfunktion oder die genauere Anatomie der ableitenden Harnwege (Worster et al. 2002). Zusätzlich zur Röntgen-Leeraufnahme kann das Nativ-CT auch nichtröntgendichte Steine nachweisen wie Harnsäure- oder Xanthinsteine. Da jedes CT Röntgenstrahlung verwendet, sollte jede Indikation für ein CT gewissenhaft gestellt werden, unter Berücksichtigung des allgemeinen Strahlenschutzaspektes ALARA („as low as reasonable achievable"). Auch wenn die Strahlendosis durch neuere Low-dose-Protokolle sinkt (s. unten), so bekommen viele Steinpatienten im Laufe ihrer Krankengeschichte wiederholt CT mit entsprechend kumulierter Strahlendosis. Das Nativ-CT braucht keine besondere Patientenvorbereitung und wird in Inspiration vom Nierenoberpol bis unter die Symphyse mit einer Schichtdicke von 1–2 mm gefahren. Heutzutage sind bei Low-dose-CT Röhrenspannungen von 100–120 Kilovolt und einem Röhrenstrom von rund 70 mAmperesekunde üblich.

Durch den zunehmenden Einsatz der CT-Bildgebung auch bei anderen Fragen werden vermehrt asymptomatische Nierensteine gefunden, die sicherlich auch für die steigende Inzidenz der Harnsteine mit verantwortlich sind (▶ Kap. 4).

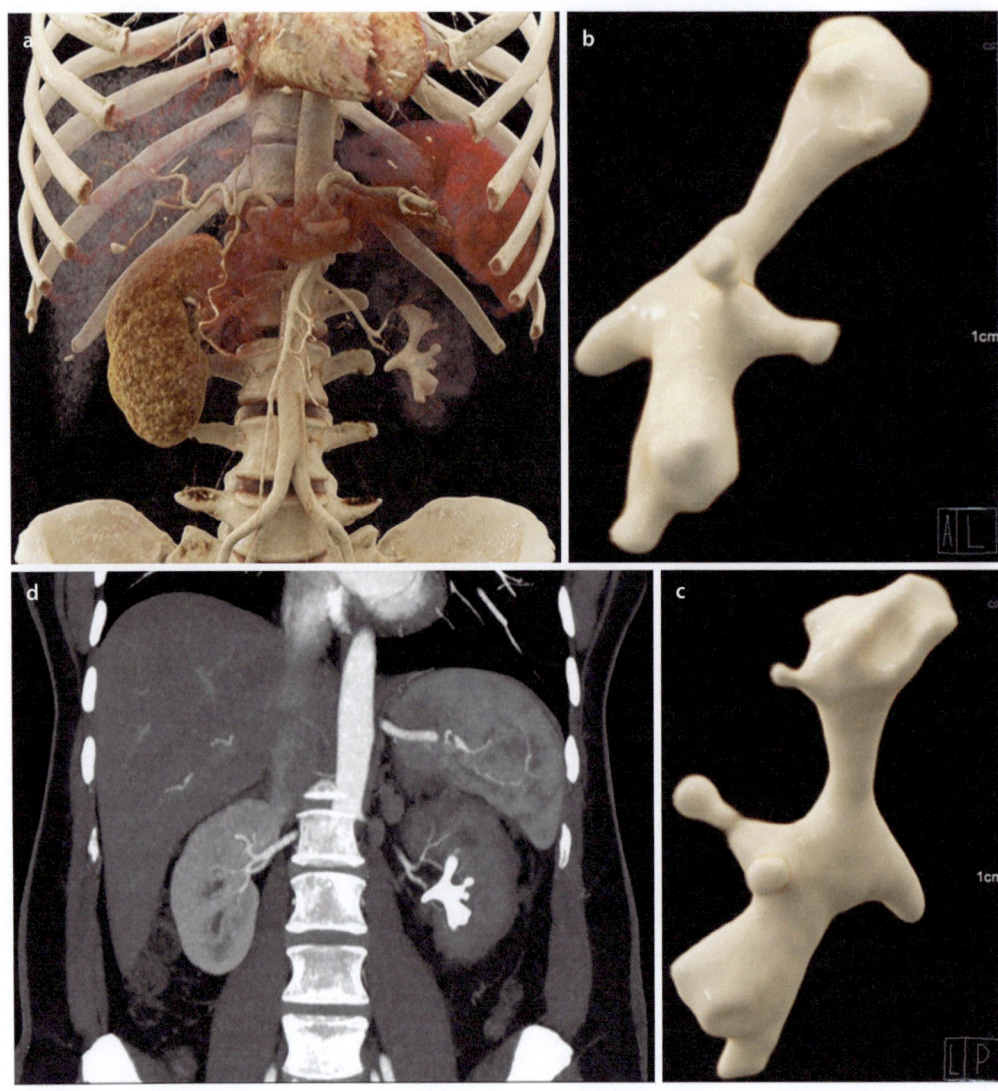

Abb. 3.4 Nierenbeckenausgusssteins links in nahezu funktionsloser Niere. **a**. 3D-Rekonstukrion des Situs. **b, c**. 3D-Rekonstuktionen nur des Nierenbeckenausgusssteins aus unterschiedlichen Perspektiven. **d**. Koronare Darstellung des Ausgangs-CTs, auf dem die 3D-Rekonstruktion erfolgten. (© Klinik für Radiologie und Neuroradiologie des Bundeswehr-Zentralkrankenhaus Koblenz)

3.2.2 Technische Aspekte und Neuerungen

3.2.2.1 Strahlenreduktion – Low-dose-CT

werden wie Nativ-CT zur Steinsuche ohne Kontrastmittelgabe durchgeführt. Sie unterscheiden sich von gewöhnlichen Nativ-CT durch eine geringere Strahlenbelastung, auf Kosten einer geringeren Bildschärfe. Jedoch ist die Strahlendosis im Vergleich zum i.v.-Urogramm und der Abdomenübersichtaufnahme erhöht, ebenso für Ultra-Low-dose-CT, die noch weniger Strahlendosis benötigen als Low-dose-CT (◘ Tab. 3.2.). Weiter ist davon auszugehen, dass die Verwendung von Low-dose-CT in der Praxis

○ **Tab. 3.2** Strahlenbelastung von bildgebenden Verfahren zur Steindetektion, modifiziert. (Adapted/translated reprint from European Urology, 69, Christian Türk, Ales Petrik, Kemal Sarica, Christian Seitz, Andreas Skolarikos, Michael Straub, Thomas Knoll, EAU Guidelines on Diagnosis and Conservative Management of Urolithiasis, page 470, Copyright [2015], with permission from Elsevier)

Technik	Strahlenbelastung (mSv)
Abdomenübersichtaufnahme	0,5–1
i.v.-Urogramm	1,3–3,5
Standard-CT, nativ	4,5–5
(Ultra-) Low-dose-CT, nativ	0,97–3,5
CT mit Kontrastmittel	25–35

selten ist (nur 7,6 % aller CT in 2015/2016) und die mediane effektive Dosis der CT-Untersuchung höher liegt (effektive mediane Dosis 11 mSv) (Seitz et al. 2019; Weisenthal et al. 2018). Das Low-dose-CT weist eine gepoolte Sensitivität von 93,1 % in der Diagnostik von Harnsteinen auf und eine Spezifität von 96,6 % (Xiang et al. 2017). Im Vergleich zu konventionellen Nativ-CT zur Harnsteindetektion zeigen sich keine klinisch relevanten Unterschiede bei dem Low-dose-CT bei einer Reduktion der effektiven Dosis um mehr als 50 % (Nestler et al. 2019a). Eine Alternative zum Low-dose-CT könnte die digitale Tomosynthese werden, die eine geringerer Strahlenbelastung bei guter Sensitivität und niedrigeren Kosten aufweist, jedoch nicht flächendeckend verfügbar ist (Cabrera et al. 2016).

Auch bei übergewichtigen Patienten bis zu einem BMI von 30 kg/m^2 hat das Low-dose-CT eine gute Aussagekraft und soll angewendet werden (Poletti et al. 2007). Bei Patienten mit einem BMI > 30 kg/m^2 sollte ein Nativ-CT mit „normaler" Dosis erfolgen.

3.2.2.2 Rekonstruktionen

Die zuvor beschriebenen Low-dose-CT haben aufgrund ihrer deutlich niedrigeren Strahlendosis jedoch ein erhöhtes Bildrauschen und einen Kontrastverlust, was sich negativ auf die Bildqualität auswirkt und mit einer eingeschränkten klinischen Beurteilbarkeit einhergehen kann. Diese Verschlechterung der Bildgebung wird durch Bildrekonstruktionen, etwa durch iterative Rekonstruktionsalgorithmen, deutlich reduziert. In dem letzten Jahrzehnt wurden durch steigende Rechenleistungen der Computer neue Arten der Bildrekonstruktion entwickelt. Die bis dahin verwendete „gefilterte Rückprojektion" wurde von der „iterativen Rekonstruktion" abgelöst (Nestler et al. 2019a). Diese ermöglicht die Strahlendosis bei gleichbleibender Bildqualität zu reduzieren.

Die iterative Bildrekonstruktion reduziert dieses Bildrauschen und verbessert damit die Beurteilbarkeit. Dabei werden die vorhandenen Bildinformationen mittels aufwändiger Algorithmen vom Computer bearbeitet. In ersten Untersuchungen konnte damit eine subjektiv gleichwertige Bildqualität mit einer Dosisreduktion um 80 % erreicht werden (den Harder et al. 2018). Dies ist besonders vorteilhaft für rezidivierende Steinbildner, die sich im Verlauf meistens wiederholten CT-Untersuchungen unterziehen müssen. Ein Nachteil des Verfahrens liegt bislang darin, dass die Berechnungen sehr zeitintensiv sind und einer enormen Rechenleistung bedürfen, sodass die Nutzung der Technik bislang im klinischen Alltag noch nicht verbreitet ist. Die Weiterentwicklung der iterativen Verfahren kann durch die weitere Verbesserung der

Computertechnik in der Zukunft zu einer weiteren Reduktion der Strahlenbelastung für die Patienten führen.

Neben den Rekonstruktionen zur Verbesserung der Bildqualität bei Low-dose-CT werden heute schon üblicherweise aus den Bilddaten 3D-Rekonstruktionen bzw. Ansichten in allen drei Ebenen erstellt (◘ Abb. 3.4). Diese Ansichten liefern ein deutlich vollständigeres Bild als nur die koronaren Ansichten und sind häufig für die Therapieentscheidung und die Therapieplanung relevant.

3.2.2.3 Bestimmung des Steinvolumens

Harnsteine sind gewöhnlich nicht kugelförmig, sodass der größte Durchmesser häufig nicht mit dem Volumen korreliert. Mit Blick auf die Wahl des therapeutischen Vorgehens erscheint das Steinvolumen wichtiger als der größte Durchmesser. Jedoch wurde in den meisten Studien, ebenso wie in den aktuellen Leitlinien, nur der maximale Steindurchmesser berücksichtigt (Türk et al. 2019).

Nach den o. g. 3D-Rekonstruktionen des CT kann aus den größten Durchmessern der drei Ebenen (transversal, koronar und sagittal) annäherungsweise das Steinvolumen berechnet werden. Zur optimalen Therapieplanung und für eine bessere Vergleichbarkeit von Studien sollte das Steinvolumen standardisiert ermittelt und angegeben werden. Darüber hinaus gibt es auch automatisierte Softwarelösungen zur Berechnung des Steinvolumens aus CT-Bilddaten. Es wurde mit unterschiedlichen kommerziellen Softwareprogrammen gezeigt, dass die automatisierte Volumenbestimmung signifikant besser mit den Volumina korreliert als der größte händisch gemessene Durchmesser im CT (Wilhelm et al. 2018; Jain et al. 2018).

Möchte man basierend auf dem transversalen oder koronaren Steindurchmesser im CT die spontane Steinabgangsfähigkeit vorhersagen, so konnte gezeigt werden, dass nur der koronare Steindurchmesser in der multivariaten Analyse signifikant zwischen Steinen unterscheiden konnte, die spontan abgingen beziehungsweise interventionell therapiert werden mussten (Kadihasanoglu et al. 2017). Entsprechend empfiehlt auch die deutsche S2k-Leitlinie, die transversalen und koronaren Schichten anzufertigen da die koronare Rekonstruktionen zusätzlich zu den transversalen CT-Bildern hilft, die maximale Größe bei Uretersteinen besser einzuschätzen (Seitz et al. 2019).

3.2.2.4 Bestimmung der Steinzusammensetzung

Kenntnisse über die Steinzusammensetzung kann die Entscheidungsfindung hin zu einer optimalen und individualisierten Therapie beeinflussen: So können Harnsäuresteine prinzipiell mittels Chemolitholyse behandelt werden, wohingegen sehr feste Steine wie Zystinsteine nicht durch Stoßwellenlithotripsie (ESWL) behandelt werden sollten (▶ Kap. 4 und 6).

Basierend auf unterschiedlichen Bildgebungsmethoden können Rückschlüsse auf die Steindichte und damit auf die Steinzusammensetzung genommen werden. Die Abdomenübersichtaufnahme ermöglicht eine Unterscheidung in nichtröntgendichte Steine, wie Harnsäuresteine, Xanthinsteine, Zystinsteine oder Indinavirsteine. Über die Bestimmung der Hounsfield-Einheiten (HE) im CT können grobe Rückschlüsse auf die Steindichte vorgenommen werden, als auch weitere Steineigenschaften wie eine Heterogenität der Steinzusammensetzung erkannt werden, die mitunter eine therapeutische Relevanz haben. Die mittlere Dichte von Harnsäuresteinen beträgt zwischen 136 und 567 HE und die von kalkdichten Steinen zwischen 484 und 1639 HE. Das Dual-Energy-CT (DECT) ohne Kontrastmittelgabe eignet sich zur weiteren In-vivo-Differenzierung der Harnsteinzusammensetzung, besonders zur exakten Unterscheidung zwischen Kalzium- und Harnsäuresteinen, da bei der Beurteilung nach HE im Nativ-CT eine nicht zu trennende Schnittmenge aus harnsäurehaltigen und kalziumhaltigen Steinen verbleibt. Eine Metaanalyse ergab hier eine hervorragende Sensitivität von 95,5 % und eine Spezifität von 98,5 % unter Auswertung von 609 Steinen (Zheng et al. 2016). Es gibt verschiedene Formen des DECT: bei dem üblichen DECT erzeugen zwei CT-Spulen mit unterschiedlicher Röhrenspannung gleichzeitig Bilder (◘ Abb. 3.5), der Dual-Layer-Detektor, der mit nur einer Röntgenröhre und zwei übereinanderliegenden Detektoren arbeitet, das Spektral-Detektor-CT (SDCT), bei dem die spektrale Trennung bei der Untersuchung lediglich auf der Detektorebene und somit

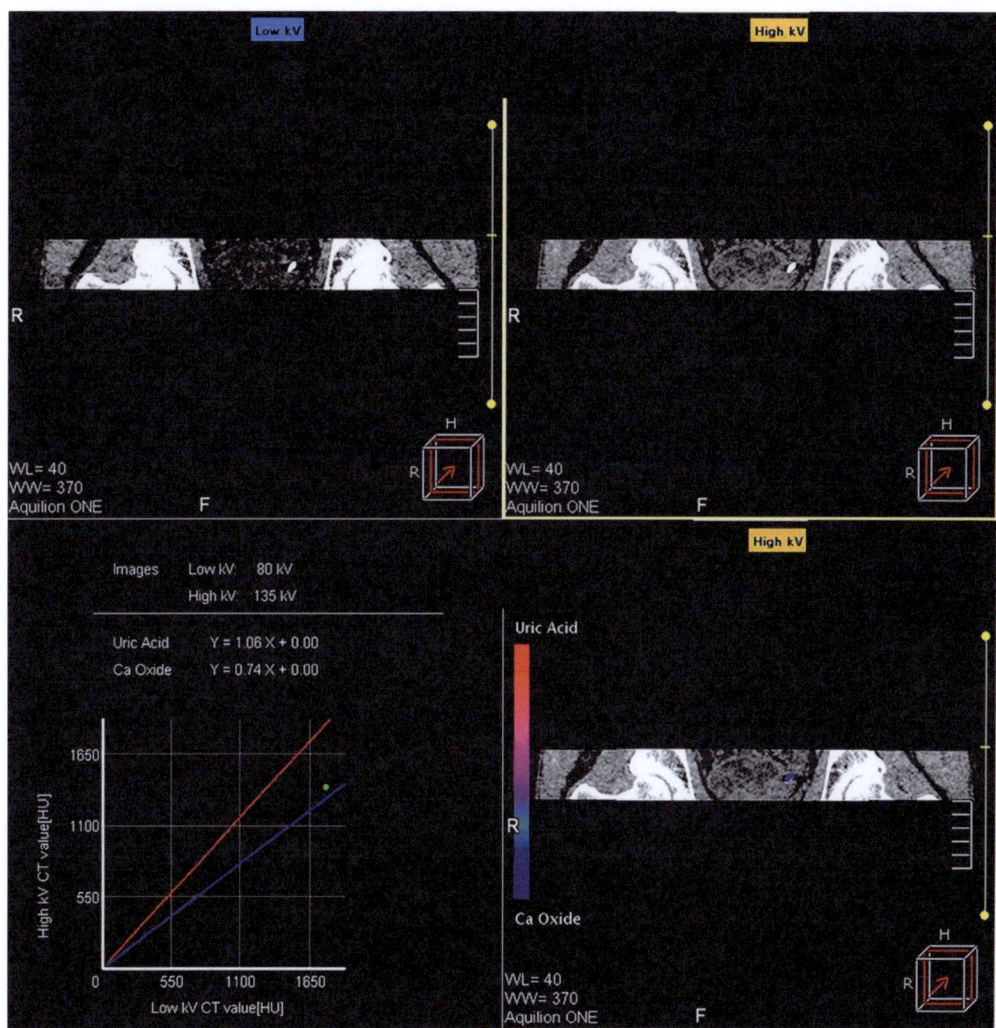

◘ Abb. 3.5 Dual-Energy-CT mit Darstellung eines distalen Harnleitersteins mit niedriger (80 kV) und hoher Energie (135 kV) in der *oberen Reihe*. Die Abbildungen in der *unteren Reihe* zeigen im Graphen die Einordnung des Steins als am ehesten Kalziumhaltig (*grüner Punkt*) und somit *blau eingefärbt* in dem Ausschnitt des CT. (© Klinik für Urologie des Universitätsklinikums Freiburg)

dosisneutral erfolgt. In Anbetracht der höheren Strahlendosis bei dem klassischen DECT wurde ein klinischer Algorithmus zur Stratifizierung von Harnsäuresteinpatienten vorgeschlagen. Hierbei sollen nur diejenigen Patienten ein DECT erhalten, welche einen pH-Wert <5,5 im Urin aufweisen, während Patienten mit einem pH-Wert >5,5 im Urin ein konventionelles Low-dose-CT erhalten sollten (Nestler et al. 2019b).

Die EAU-Leitlinie nennt das DECT zur Unterscheidung von Harnsäure und Nichtharnsäuresteinen. Jedoch sind DECT-fähige Geräte bisher nicht weit verbreitet – wahrscheinlich aufgrund deutlich höherer Anschaffungskosten im Vergleich zu konventionellen CT-Geräten und weil im klinischen Arbeitsablauf die vorselektionierten Patienten dem richtigen CT-Scanner zugeführt werden müssen. Darüber hinaus variieren die Angaben zur Strahlendosis, die bei DECT-Geräten mit zwei Röntgenröhren höher sind (Türk et al. 2019), während die Strahlungsdosis bei der detektionsbasierten DECT-Technologie mit Low-doseProtokollen vergleichbar sind.

Trotz der zuvor beschriebenen vielversprechenden Ergebnisse der DECT-Technologie fehlen bislang prospektive Studien, die deren Einfluss auf die Patientenversorgung untersuchen und die Ergebnisqualität evaluieren.

3.2.3 Empfehlungen

Das Nativ-CT stellt den Goldstandrad der Bildgebung zur Diagnostik, Therapieplanung und für spezifische Fragen der Nachsorge von Harnsteinpatienten dar und hat das i.v.-Urogramm abgelöst (Türk et al. 2019). Sind sonographische Befunde nicht eindeutig oder gar unauffällig bei weiterhin bestehendem Verdacht auf einen Stein, der dann interventionell therapiert werden würde, ist ein CT ebenfalls sinnvoll. Der wesentliche Nachteil ist, dass hier Röntgenstrahlen zum Einsatz kommen, die besonders bei wiederholter Anwendung mit der Induktion von Malignomen assoziiert sind, weshalb immer der ALARA-Grundsatz beachtet werden soll. Weiter sollten konsequent Low-dose- oder Ultra-Low-dose-Protokolle zur Anwendung kommen, möglichst in Kombination mit einer iterativen Bildrekonstruktion, um mit wenig Strahlendosis eine möglichst gute Aussagekraft der Bildgebung zu erhalten.

Mittels Nativ-CT können über die Hounsfield-Einheiten grobe Rückschlüsse auf Steindichte vorgenommen werden, was mitunter eine therapeutische Relevanz haben kann. Werden genauere Informationen zur Steinzusammensetzung benötigt, so kann ein DECT erfolgen. Die Verwendung von DECT sollte jedoch nur erfolgen, wenn die Aussage über die Steinzusammensetzung einen direkten Einfluss auf die Therapie hat.

In der akuten Kolik besteht bei Verdacht auf einen Stein und Verwendung von Kontrastmittel die Gefahr einer Fornix-Ruptur, weshalb erst eine native Bildgebung zum Steinausschluss erfolgen sollte vor einer etwaigen Kontrastmittelgabe.

3.3 Konventionelles Röntgen

Die **Abdomenübersichtaufnahme** ohne Kontrastmittel hat eine Sensitivität von 44–77 % und eine Spezifität von 80–87 % in der Diagnostik von Steinen (◘ Abb. 3.6 und 3.7), bei einer eher niedrigen Strahlendosis von ca. 0,5 mSv (Heidenreich et al. 2002). Sie kann nur röntgendichte Steine detektieren und kann im Rahmen der Therapiekontrolle oder in der Nachsorge bei solchen Steinen eingesetzt werden (Seitz et al. 2019). Der Stellenwert der Abdomenübersichtaufnahme ist heutzutage zunehmend limitiert, aufgrund der guten Ultraschall Möglichkeiten und der zunehmenden Reduktion der Strahlendosis von Low-dose-CT.

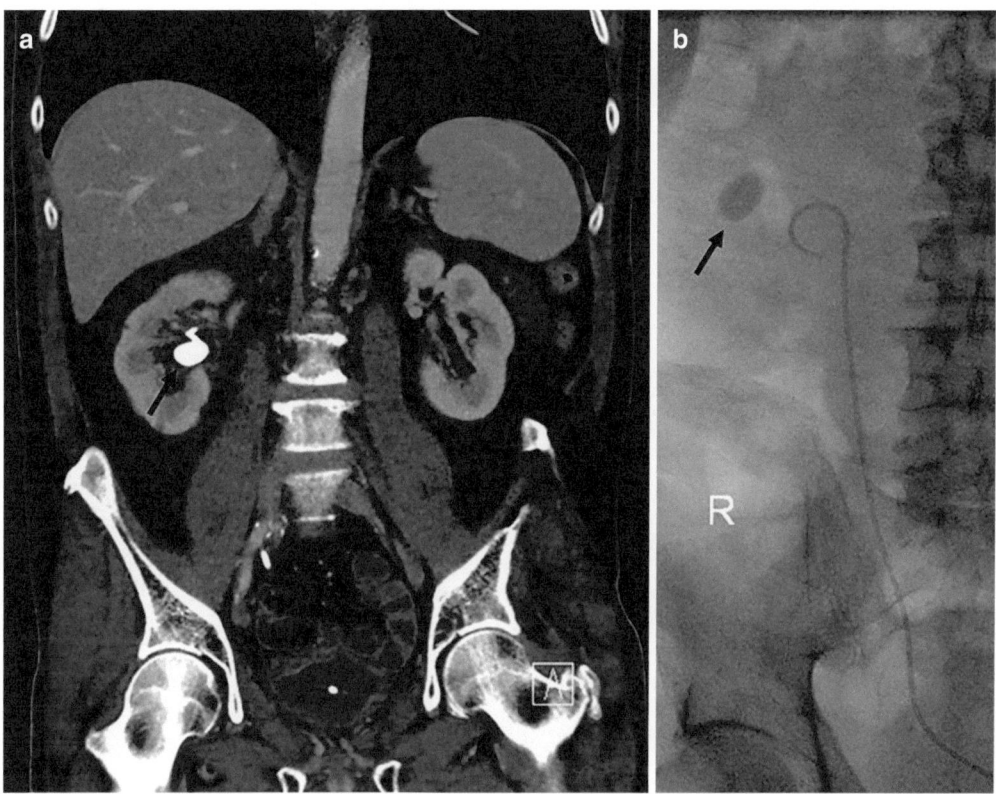

◘ **Abb. 3.6** Nierenbeckenstein rechts (*schwarzer Pfeil*). **a**. CT mit koronarem Schnitt durch den Stein. **b**. Abdomenübersichtaufnahme desselben Patienten mit Darstellung des Nierenbeckensteins und Darstellung der einliegenden DJ-Schiene. (© Klinik für Radiologie und Neuroradiologie des Bundeswehr-Zentralkrankenhaus Koblenz)

Das i.v.-Urogramm (Ausscheidungsurogramm) gibt Informationen über die Nierenfunktion, die Anatomie des Nierenbeckenkelchsystems einschließlich der ableitenden Harnwege und detaillierte Informationen über eine Obstruktion (◘ Abb. 3.8). Die Indikation ist weitestgehend durch das Low-dose-CT zurückgedrängt worden, da es genauer und bis zu sechsmal schneller ist. Auch für die Darstellung des Nierenbeckenkelchsystems zur Planung einer PNL ist das CT mit urographischer Phase überlegen, was zu einem sichereren operativen Zugang und einer kürzeren OP-Zeit führen kann (El-Wahab et al. 2014). Bei Patienten mit Kolik sollte kein Kontrastmittel injiziert werden, da hierdurch die Diurese gesteigert werden kann, was bei einem behinderten Urinabfluss in einer Fornixruptur resultieren kann (◘ Abb. 3.9).

Um dem Strahlenschutz zu genügen, soll auf eine korrekte Einblendung geachtet werden, das heißt, nur die zu untersuchenden Regionen sollen abgebildet werden. Die Bildgrenzen sollten hier der Symphysenoberrand sowie die Oberkante des 12. Brustwirbels sein. Seitlich darf die Körpergrenze des Patienten nicht überschritten werden, um eine Überbelichtung der Aufnahme zu vermeiden. Die Untersuchung erfolgt im a.-p.-Strahlengang im Liegen oder im Stehen. Für eine möglichst hohe Bildqualität erfolgt die Aufnahme in einer Atempause nach tiefer Exspiration. Die Röhrenspannung sollte je nach Konstitution des Patienten zwischen 70–90 kV betragen und wird bei neueren

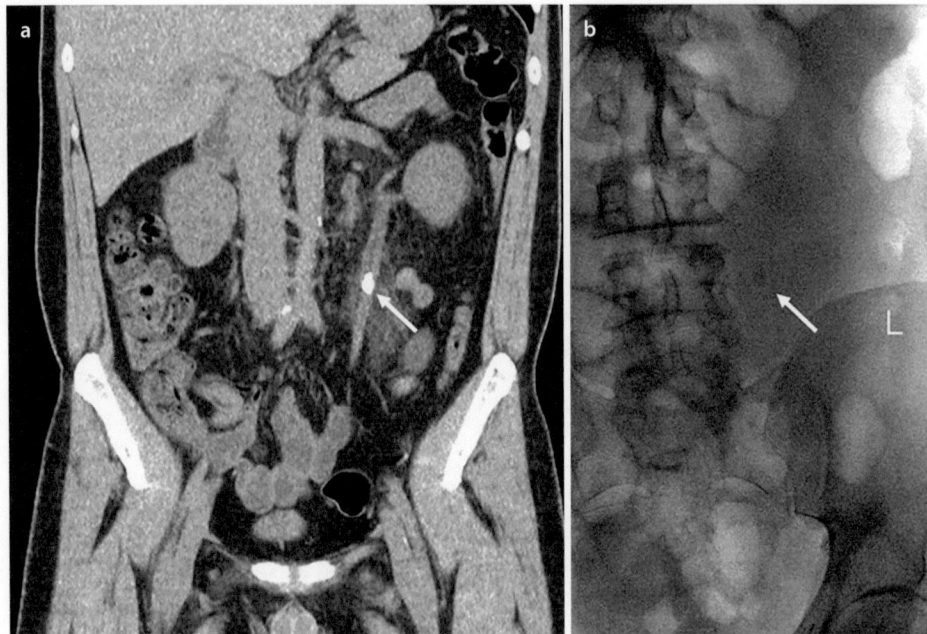

◘ **Abb. 3.7** Harnleiterstein links (*weißer Pfeil*). **a**. CT mit Koronarem Schnitt durch den Stein. **b**. Abdomenübersichtaufnahme desselben Patienten mit Darstellung des Harnleitersteins. (© Klinik für Radiologie und Neuroradiologie des BundeswehrZentralkrankenhaus Koblenz)

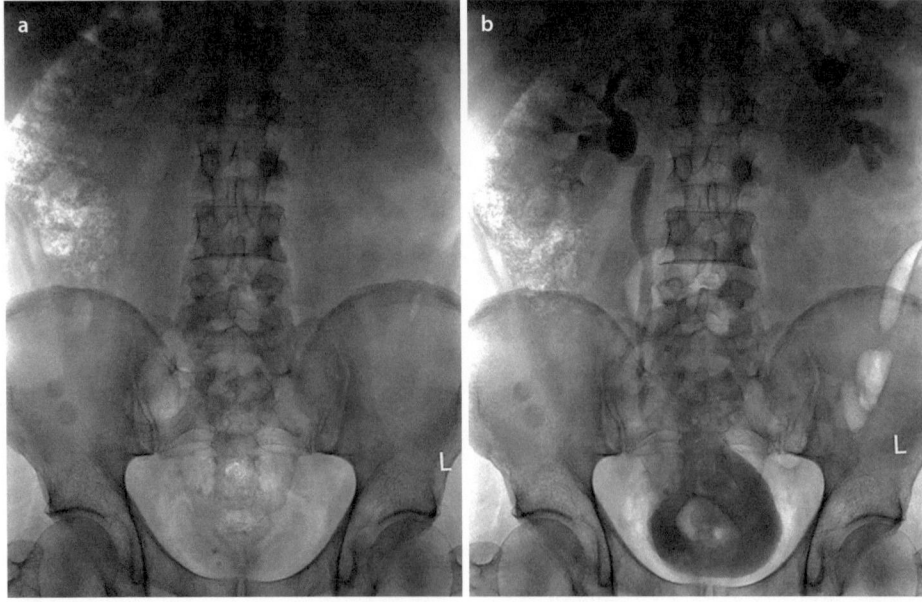

◘ **Abb. 3.8** i.v.-Urogramm. Abdomenübersichtaufnahme vor KM-Gabe. **b**. Abdomenübersichtaufnahme 10 min nach KM-Gabe. *Rechts* zeigt sich ein etwas dilatierter Harnleiter mit proximalem Kinking, *linksseitig* eine Harnstauungsniere Grad III. (© Klinik für Urologie des BundeswehrZentralkrankenhaus Koblenz)

Bildgebung

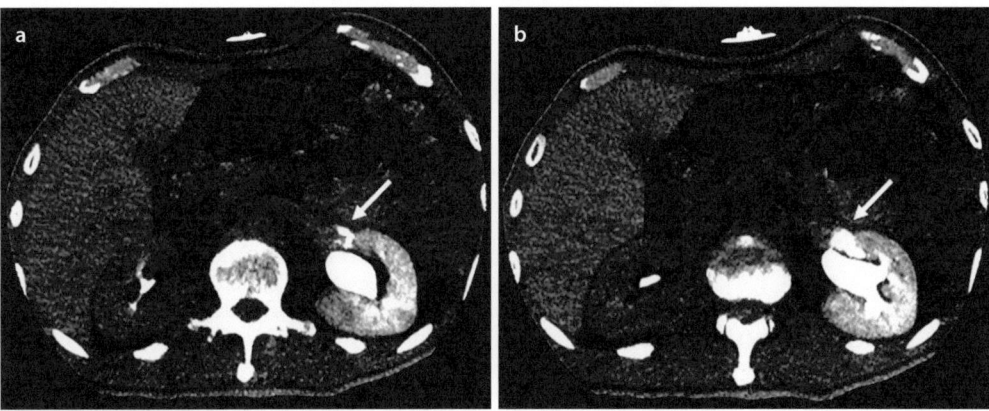

◘ Abb. 3.9 a,b. Fornixruptur der linken Niere mit KM-Austritt (*weißer Pfeil*) in unterschiedlichen Schnittebenen. (© Klinik für Radiologie und Neuroradiologie des BundeswehrZentralkrankenhaus Koblenz)

Geräten nach einer vorherigen Durchleuchtung automatisch kalibriert.

3.4 Magnetresonanztomographie

Die Magnetresonanztomographie (MRT) kann Konkremente nicht direkt darstellen, sondern nur Umfließungsfiguren in den ableitenden Harnwegen. Die einzige Indikation besteht aufgrund der fehlenden Strahlenexposition als Bildgebung der zweiten Wahl bei Schwangeren, wenn der Ultraschall nicht ausreichend aussagekräftig ist (Türk et al. 2019). Somit ist das MRT aufgrund der geringen Sensitivität zur Harnsteindiagnostik prinzipiell ungeeignet (Ibrahim et al. 2016).

3.5 Notfalldiagnostik

In der Notfalldiagnostik bei Patienten mit kolikartigen Beschwerden sollte eine Ultraschalluntersuchung das primäre Diagnostikum darstellen, da sie in der Regel unverzüglich durchgeführt werden kann und sich in der Diagnostik eines Harnstaus ist. Zur Diagnosesicherung und bei uneindeutigen Befunden sollte hiernach ein Nativ-CT erfolgen, dass die weiterführende Standarddiagnostik bei Verdacht auf eine Urolithiasis darstellt. Besonders bei Verdacht auf Urosepsis, bei Fieber oder Einzelniere soll nach der sofortigen Diagnosesicherung eine suffiziente Harnableitung initiiert werden (Seitz et al. 2019). Eine Schmerztherapie sollte durch die Bildgebung jedoch nicht verzögert werden. Um weiter die Zahl der CT-Untersuchungen zu senken sollte ein Ultraschall erfolgen und ein CT ggf. erst im Intervall bei nicht kritischen Patienten mit einer geringen Interventionswahrscheinlichkeit (Hasani et al. 2015).

3.6 Periinterventionelle Bildgebung

3.6.1 Präinterventionelle Bildgebung

Die Wahl der präinterventionellen Bildgebung sollte in Abhängigkeit des geplanten operativen Verfahrens erfolgen. Vor einer PNL ist die Darstellung des Nierenbeckenkelchsystems für die Punktionsplanung sinnvoll und bewährt mit einer urographischen Phase im CT und der Möglichkeit der 3D-Rekonstruktion (► Kap. 8). Vor einer URS oder ESWL nach DJ-Einlage kann eine erneute Bildgebung indiziert sein, um die genaue Steinlage vor OP zu verifizieren (▶ Kap. 6 und 7). Dies kann mittels Sonographie, Low-dose-CT, Abdomenübersicht bei röntgendichten Steinen oder retrograder Pyelographie intraoperativ erfolgen. Zu berücksichtigen ist bei der Wahl der Bildgebung die Wahrscheinliche Lage des Steins in der Niere oder dem Harnleiter.

3.6.2 Postinterventionelle Bildgebung

Postinterventionell ist die erste Frage, ob alle Steine in-toto mittels URS oder PCNL entfernt wurden. Ist dies der Fall, so ist eine postinterventionelle Bildgebung nicht notwendig. Nach einer ESWL oder einer intrakorporalen Lithotripsie dient der Nachweis von Restfragmenten der Indikationsstellung für eine weitere Therapie. Diese sollte zeitlich nicht zu früh nach der Intervention erfolgen, da sonst die Gefahr der Detektion spontanabgangsfähiger Restkonkremente im Sinne falsch-positiver Befunde bestehen und eine unnötige Therapie initiiert werden würde. Ein guter Zeitpunkt zur Kontrolle auf Restfragmente wird ein Zeitintervall von etwa vier Wochen nach der Intervention vorgeschlagen (▶ Abschn. 5.5). Die Bildgebung der Wahl ist in der Regel ein Low-dose-CT (Türk et al. 2019).

Literatur

Abdel-Gawad M, Kadasne RD, Elsobky E, Ali-El-Dein B, Monga M (2016) A prospective comparative study of color doppler ultrasound with twinkling and noncontrast computerized tomography for the evaluation of acute renal colic. J Urol 196(3):757–762. https://doi.org/10.1016/j.juro.2016.03.175

Cabrera FJ, Kaplan AG, Youssef RF, Tsivian M, Shin RH, Scales CD, Preminger GM, Lipkin ME (2016) Digital Tomosynthesis: a viable alternative to noncontrast computed tomography for the follow-up of nephrolithiasis? J Endourol 30(4):366–370. https://doi.org/10.1089/end.2015.0271

Dai JC, Dunmire B, Liu Z, Sternberg KM, Bailey MR, Harper JD, Sorensen MD (2018a) Measurement of posterior acoustic stone shadow on ultrasound is a learnable skill for inexperienced users to improve accuracy of stone sizing. J Endourol 32(11):1033–1038. https://doi.org/10.1089/end.2018.0577

Dai JC, Dunmire B, Sternberg KM, Liu Z, Larson T, Thiel J, Chang HC, Harper JD, Bailey MR, Sorensen MD (2018b) Retrospective comparison of measured stone size and posterior acoustic shadow width in clinical ultrasound images. World J Urol 36(5):727–732. https://doi.org/10.1007/s00345-017-2156-8

El-Wahab OA, El-Tabey MA, El-Barky E, El-Baky SA, El-Falah A, Refaat M (2014) Multislice computed tomography vs. intravenous urography for planning supine percutaneous nephrolithotomy: a randomised clinical trial. Arab J Urol 12(2):162–167. https://doi.org/10.1016/j.aju.2013.11.005

den Harder AM, Willemink MJ, van Doormaal PJ, Wessels FJ, Lock M, Schilham AMR, Budde RPJ, Leiner T, de Jong PA (2018) Radiation dose reduction for CT assessment of urolithiasis using iterative reconstruction: a prospective intra-individual study. Eur Radiol 28(1):143–150. https://doi.org/10.1007/s00330-017-4929-2

Hasani SA, Fathi M, Daadpey M, Zare MA, Tavakoli N, Abbasi S (2015) Accuracy of bedside emergency physician performed ultrasound in diagnosing different causes of acute abdominal pain: a prospective study. Clin Imaging 39(3):476–479. https://doi.org/10.1016/j.clinimag.2015.01.011

Heidenreich A, Desgrandschamps F, Terrier F (2002) Modern approach of diagnosis and management of acute flank pain: review of all imaging modalities. Eur Urol 41(4):351–362. https://doi.org/10.1016/s0302-2838(02)00064-7

Ibrahim EH, Cernigliaro JG, Bridges MD, Pooley RA, Haley WE (2016) The capabilities and limitations of clinical magnetic resonance imaging for detecting kidney stones: a retrospective study. Int J Biomed Imaging 2016:4935656. https://doi.org/10.1155/2016/4935656

Jain R, Omar M, Chaparala H, Kahn A, Li J, Kahn L, Sivalingam S (2018) How accurate are we in estimating true stone volume? A comparison of water displacement, ellipsoid formula, and a ct-based software tool. J Endourol 32(6):572–576. https://doi.org/10.1089/end.2017.0937

Kadihasanoglu M, Marien T, Miller NL (2017) Ureteral stone diameter on computerized tomography coronal reconstructions is clinically important and under-reported. Urology 102:54–60. https://doi.org/10.1016/j.urology.2016.11.046

Metzler IS, Smith-Bindman R, Moghadassi M, Wang RC, Stoller ML, Chi T (2017) Emergency department imaging modality effect on surgical management of nephrolithiasis: a multicenter, randomized clinical trial. J Urol 197(3 Pt 1):710–714. https://doi.org/10.1016/j.juro.2016.09.122

Mills L, Morley EJ, Soucy Z, Vilke GM, Lam SHF (2018) Ultrasound for the diagnosis and management of suspected urolithiasis in the emergency department. J Emerg Med 54(2):215–220. https://doi.org/10.1016/j.jemermed.2017.09.020

Moesbergen TC, de Ryke RJ, Dunbar S, Wells JE, Anderson NG (2011) Distal ureteral calculi: US follow-up. Radiology 260(2):575–580. https://doi.org/10.1148/radiol.11101077

Nestler T, Haneder S, Grosse Hokamp N (2019a) Modern imaging techniques in urinary stone disease. Curr Opin Urol 29(2):81–88. https://doi.org/10.1097/MOU.0000000000000572

Nestler T, Nestler K, Neisius A, Isbarn H, Netsch C, Waldeck S, Schmelz HU, Ruf C (2019b) Diagnostic accuracy of third-generation dual-source dual-energy CT: a prospective trial and protocol for clinical implementation. World J Urol 37(4):735–741. https://doi.org/10.1007/s00345-018-2430-4

Poletti PA, Platon A, Rutschmann OT, Schmidlin FR, Iselin CE, Becker CD (2007) Low-dose versus standard-dose CT protocol in patients with clinically suspected renal colic. AJR Am J Roentgenol 188(4):927–933. https://doi.org/10.2214/AJR.06.0793

Ray AA, Ghiculete D, Pace KT, Honey RJ (2010) Limitations to ultrasound in the detection and measurement of urinary tract calculi. Urology 76(2):295–300. https://doi.org/10.1016/j.urology.2009.12.015

Ripolles T, Agramunt M, Errando J, Martinez MJ, Coronel B, Morales M (2004) Suspected ureteral colic: plain film and sonography vs unenhanced helical CT. A prospective study in 66 patients. Eur Radiol 14(1):129–136. https://doi.org/10.1007/s00330-003-1924-6

Sandhu MS, Gulati A, Saritha J, Nayak B (2018) Urolithiasis: comparison of diagnostic performance of digital tomosynthesis and ultrasound. Which one to choose and when? Eur J Radiol 105:25–31. https://doi.org/10.1016/j.ejrad.2018.05.017

Seitz C, Bach T, Bader M, Berg W, Knoll T, Neisius A, Netsch C, Nothacker M, Schmidt S, Schonthaler M, Siener R, Stein R, Straub M, Strohmaier W, Turk C, Volkmer B (2019) [Update of the 2Sk guidelines on the diagnostics, treatment and metaphylaxis of urolithiasis (AWMF register number 043–025): what is new?]. Urologe A 58(11):1304–1312. https://doi.org/10.1007/s00120-019-01033-7

Smith-Bindman R, Aubin C, Bailitz J, Bengiamin RN, Camargo CA Jr, Corbo J, Dean AJ, Goldstein RB, Griffey RT, Jay GD, Kang TL, Kriesel DR, Ma OJ, Mallin M, Manson W, Melnikow J, Miglioretti DL, Miller SK, Mills LD, Miner JR, Moghadassi M, Noble VE, Press GM, Stoller ML, Valencia VE, Wang J, Wang RC, Cummings SR (2014) Ultrasonography versus computed tomography for suspected nephrolithiasis. N Engl J Med 371(12):1100–1110. https://doi.org/10.1056/NEJMoa1404446

Türk C SA, Neisius A, Petrik A, Seitz C, Thomas K (2019) EAU guideline on urolithiasis. Eur Association Urol

Weisenthal K, Karthik P, Shaw M, Sengupta D, Bhargavan-Chatfield M, Burleson J, Mustafa A, Kalra M, Moore C (2018) Evaluation of kidney stones with reduced-radiation dose CT: progress from 2011–2012 to 2015–2016-not there yet. Radiology 286(2):581–589. https://doi.org/10.1148/radiol.2017170285

Wilhelm K, Miernik A, Hein S, Schlager D, Adams F, Benndorf M, Fritz B, Langer M, Hesse A, Schoenthaler M, Neubauer J (2018) Validating automated kidney stone volumetry in computed tomography and mathematical correlation with estimated stone volume based on diameter. J Endourol. https://doi.org/10.1089/end.2018.0058

Worster A, Preyra I, Weaver B, Haines T (2002) The accuracy of noncontrast helical computed tomography versus intravenous pyelography in the diagnosis of suspected acute urolithiasis: a meta-analysis. Ann Emerg Med 40(3):280–286. https://doi.org/10.1067/mem.2002.126170

Xiang H, Chan M, Brown V, Huo YR, Chan L, Ridley L (2017) Systematic review and meta-analysis of the diagnostic accuracy of low-dose computed tomography of the kidneys, ureters and bladder for urolithiasis. J Med Imaging Radiat Oncol 61(5):582–590. https://doi.org/10.1111/1754-9485.12587

Zheng X, Liu Y, Li M, Wang Q, Song B (2016) Dual-energy computed tomography for characterizing urinary calcified calculi and uric acid calculi: a meta-analysis. Eur J Radiol 85(10):1843–1848. https://doi.org/10.1016/j.ejrad.2016.08.013

Konservatives Management

Julian Veser und Christian Seitz

Inhaltsverzeichnis

4.1 Kolik – 64
4.1.1 Klinische Präsentation – 64
4.1.2 Physiologie der Kolik – 64
4.1.3 Schmerzmuster – 65
4.1.4 Differenzialdiagnosen – 65

4.2 Schmerztherapie – 66
4.2.1 Akute Schmerztherapie – 66

4.3 MET bei Harnleitersteinen – 67
4.3.1 Medikamente – 68
4.3.2 Off-label-Gebrauch – 69
4.3.3 Schwangerschaft – 69
4.3.4 Kinder – 69
4.3.5 MET und aktive Therapie – 70

4.4 Zusammenfassung zu konservativen Management – 70

Literatur – 70

© Springer-Verlag GmbH Deutschland, ein Teil von Springer Nature 2021
T. Knoll, A. Miernik (Hrsg.), *Urolithiasis*, https://doi.org/10.1007/978-3-662-62454-8_4

4.1 Kolik

4.1.1 Klinische Präsentation

Die Nierenkolik ist eines der häufigsten urologischen Krankheitsbilder in der Notfallmedizin (Hesse et al. 2003). Eine rasche Diagnostik und Therapie sind maßgeblich um Komplikationen zu vermeiden und die Lebensqualität wiederherzustellen. Darum ist es wichtig den Patienten mit Flankenschmerz korrekt zu stratifizieren und einen Harnstein als Beschwerdenursache von relevanten Differenzialdiagnosen zu unterscheiden (◘ Tab. 4.1).

> Die akute Nierenkolik besteht aus einem Symptomkomplex, charakterisiert durch plötzlich einsetzenden, wellenartigen, einseitigen Flankenschmerz, welcher auch in die ipsilaterale Leiste oder das äußere Genital ausstrahlen kann. Zusätzlich geben die Patienten häufig Übelkeit und Erbrechen an. Eine Mikro- oder seltener Makrohämaturie kann mit den Beschwerden einhergehen.

4.1.2 Physiologie der Kolik

Die Pathophysiologie der Nierenkolik lässt sich vor allem auf einen Dehnungsschmerz der Nierenkapsel oder Ureterwand zurückführen, meist ausgelöst durch ein obstruierendes Konkrement mit konsekutivem Rückstau des Harns. Die Schmerzrezeptoren liegen hier v. a. in der Submukosa des Nierenbeckens, der Nierenkapsel und

◘ Tab. 4.1 Differenzialdiagnosen Kolik

Vaskulär	Infektiologisch
- Aortenaneurysma	- Pyelonephritis
- Nierenarterienaneurysma	- Nierenabszess
- Milzarterienaneurysma	- Psoasabszess
- Niereninfarkt	- Papillennekrose
- Darmischämie	- Pneumonie
- Autoimmun Vaskulitis	- Pankreatitis
	- Appendizitis
Gynäkologisch	- Peritonitis
- Ektope Schwangerschaft	
- Ovarialtorsion	**Obstruktion Harnleiter**
- Endometriose	- Schwangerschaftshydronephrose
	- Tumore des oberen Harntraktes
Chirurgisch	- Retroperitoneale Raumforderung
- Gallensteine	- Harnleiterstenose
- Radikuläre Schmerzen	- Retroperitonealfibrose
- Inkarzerierte Hernie	- Iatrogene Harnleiterverletzung
- Ileus (paralytisch/mechanisch)	

Konservatives Management

dem proximalen Ureter. Aufgrund des Reizes wird von epithelialen Zellen ATP ausgeschüttet, welches an den Purinozeptoren einen nozizeptiven Reiz (Schmerzreiz) auslöst. Dabei ist eine intermittierende Obstruktion eines nach distal wandernden Steines häufiger mit heftigen und anhaltenderen Schmerzen verbunden als ein immobiler Stein bei kompletter Ureterobstruktion. Während der kontinuierlichen Kompression des Parenchyms kommt es innerhalb der ersten Stunden zunächst zu einem Anstieg des arteriellen Zuflusses, welcher nach ca. 4 Stunden abfällt und letztlich zu einer abnehmenden Urinproduktion (GFR) führt. Zudem erfolgt eine partielle Dekompression durch einen verstärkten, venösen und lymphogenen Abfluss im Rahmen eines zunehmenden interstiziellen Ödems (Shokeir 2002).

Zeitgleich kommt es durch die anhaltende Peristaltik der glatten Muskulatur des Harnleiters zu einem Laktatüberschuss und dadurch zu einer lokalen Schmerzreaktion. Dabei wird durch Irritation der A- und C-Fasern der Ureterwand ein afferenter Reiz an das Rückenmark (Th11-L1) geleitet, welcher als Flankenschmerz interpretiert wird (Travaglini et al. 2004).

4.1.3 Schmerzmuster

Die Lokalisation der Schmerzen verläuft in der Regel entlang einzelner Dermatome. Das Schmerzmuster folgt dabei den afferenten Nerven der Niere und des Harnleiters, welche gemeinsam mit somatosensiblen Fasern der Haut zum Rückenmark verlaufen. Daher wird der Kolikschmerz auf Hautareale projiziert, die von N. iliohypogastricus, N. ilioinguinalis oder N. genitofemoralis innerviert werden. Hier zeigt sich oftmals ein Zusammenhang mit der anatomischen Lage des obstruierenden Konkrements. Eine Obstruktion im Bereich der Niere oder des proximalen Harnleiters manifestiert sich in der Regel als Flankenschmerz. Eine Obstruktion im Bereich des mittleren Harnleiters projiziert den Schmerz häufig in den Unterbauch. Eine distale Harnsteinlokalisation mit Obstruktionen ist oftmals mit Schmerzen im äußeren Genitale (bei Männern in die Hoden und bei Frauen in die Labien) sowie gelegentlich auch dysurischen Blasenbeschwerden und Drangsymptomatik assoziiert (Travaglini et al. 2004).

Klassische anatomische Engstellen befinden sich auf Höhe des pyeloureteralen Überganges, im Bereich der Iliakalgefäßkreuzung und im distalen Mündungsbereich des Harnleiters in die Harnblase. Kleinere Konkremente in der Niere sind meistens asymptomatisch, können aber durch Obstruktion des Kelchhalses zu einer isolierten Kelchstauung führen oder im Rahmen von konsekutiven Infektionen Schmerzen verursachen.

4.1.4 Differenzialdiagnosen

Aufgrund des heterogenen Erscheinungsbildes einer Kolik und dem gelegentlich unspezifischen viszeralen Abdominalschmerz (vor allem bei Kindern), müssen vor der Diagnose einer Urolithiasis einige Differenialdiagnosen ausgeschlossen werden (◘ Tab. 4.1). Darunter fallen auch potentiell lebensbedrohliche Krankheitsbilder wie das abdominelle Aortenaneurysma, sowie eine Dissektion oder Thrombose großer Bauchgefäße wie der Nierenarterie oder den Aa. mesentericae. Neben gynäkologischen Differentialdiagnosen wir der ektopen Schwangerschaft und Ovarialtorsion, sollten auch infektiöse Ursachen wie Divertikulitis, Appendizitis, Pyelonephritis oder ein Nieren- sowie Psoasabszess ausgeschlossen werden. Eine externe Kompression des Harnleiters durch Tumore, Fibrosen oder während der Schwangerschaft, genauso wie eine intraluminale Obstruktion durch Raumforderungen oder Narben können ebenfalls kolikartige Beschwerden hervorrufen (Manthey und Teichman 2001).

> Daher sollte zum Ausschluss von möglichen Differentialdiagnosen nach der initialen Analgetikatherapie neben einer ausführlichen körperlichen Untersuchung eine ebenso gründliche Anamnese erhoben werden, inklusive Familien- und Sozialanamnese.

4.2 Schmerztherapie

Jede Therapie der Nierenkolik sollte auf Kenntnissen über die Ursache der Schmerzen und der möglichen Nierenschädigung bedingt durch die Obstruktion basieren. Eine ideale Behandlung ermöglicht eine schnelle und andauernde Schmerzkontrolle, schützt die Niere vor langfristigen Schäden und erleichtert darüber hinaus den Steinabgang.

4.2.1 Akute Schmerztherapie

Bei der Schmerztherapie der Urolithiasis kann zwischen akuter Therapie der Kolikschmerzen und weiterführenden Schmerztherapie im Rahmen der abwartenden konservativen Therapie unterschieden werden.

Für die Behandlung der akuten Nierenkolik belegen wissenschaftliche Studien, dass nichtsteroidale Antiphlogistika (NSAR), Paracetamol und Pyrazolonderivate (Metamizol) den Opioiden durch Effektivität in der Schmerzreduktion und durch ein geringeres Nebenwirkungsspektrum überlegen sind (Afshar et al. 2015; Pathan et al. 2018; Holdgate und Pollock 2004).

Metamizol und Indometacin bewirken neben dem analgetischen Effekt auch eine Reduktion des erhöhten intraluminalen Drucks und beeinflussen damit zusätzlich die primäre Schmerzursache der Kolik. Durch die spasmolytische und antinozeptive Wirkung des Metamizol auf den Harnleiter, hat sich eine initiale Gabe von 2 g Metamizol i.v. als primäre Schmerztherapie bewährt (Zwergel et al. 1998). Dabei sollte auf eine ausreichende Nierenfunktion mit einer GFR >30 ml/min geachtet werden, um schwerere Nebenwirkungen wie einem akuten Nierenversagen vorzubeugen. Zusätzlich besteht bei Metamizol ein Agranulozytoserisiko (0,1 %–0,0001 %), welches vor allem bei kontinuierlicher Analgesie im Rahmen des konservativen Managements kontrolliert werden sollte. Hierbei sind klinische Verlaufskontrollen empfohlen und bei Symptomen eines grippalen Infektes (Fieber, Abgeschlagenheit, Halsschmerzen) eine weitere Diagnostik inkl. Differenzialblutbild indiziert.

Die Verwendung von NSAR wie Diclofenac oder Ibuprofen bedarf einer genauen Risikoevaluation des Patienten, da deren Einsatz bei Niereninsuffizienz oder kardiovaskulären Vorerkrankungen (Herzinsuffizienz, ischämische Herzkrankheit und periphere arterielle Verschlusskrankheit) wie auch in der Schwangerschaft kontraindiziert sein kann.

In diesen Fällen stellt die initiale Analgesie mit Paracetamol eine effektive Alternative dar. Sie gilt in ihrer analgetischen Wirkung den NSAR sowie den Opioiden als gleichwertig (Serinken et al. 2012).

Bei persistierenden Schmerzen erfolgt die weitere Schmerztherapie gemäß dem WHO-Stufenschema und reicht über niederpotente Opioidanalgetika, z. B. Tramadol, bis zu Opioiden, z. B. Morphinsulfat und Piritramid. Hierbei können Opioide soweit wie erforderlich auftitriert werden (◘ Tab. 4.2). Aufgrund der erhöhten Rate an Nebenwirkungen, allen voran der hohen Rate an Übelkeit und Erbrechen, wird diese Medikamentengruppe als Zweitlinientherapie empfohlen (Pathan et al. 2018). Bei hohem Schmerzmittelbedarf sollte jedoch eine Harnableitung durch Einlage einer DJ-Schiene oder einer perkutanen Nephrostomie präferiert werden.

Konservatives Management

◘ **Tab. 4.2** Dosierungsbeispiele häufig genutzter Analgetika zur Therapie der Nierenkolik

Substanzen	Standarddosierung	Tageshöchstdosis
NSAR		
Diclofenac p.o.	50 mg	150 mg
Diclofenac i.v./i.m.	75 mg	150 mg
Ibuprofen p.o./i.v.	400–800 mg	2400 mg
Nichtopioide		
Metamizol p.o.	500 mg	4000 mg
Metamizol i.v.	1000 mg/2500 mg	4000 mg
Paracetamol p.o/i.v.	500 mg/1000 mg	4000 mg
Niederpotente Opioidanalgetika		
Tramadol p.o./i.v./i.m.	50 mg/100 mg	400 mg
Opioide		
Morphinsulfat i.v./i.m.	0,1 mg/kg KG	4-stündlich [a]
Piritramid i.v.	7,5–22,5 mg	6–8 stündlich [a]
Piritramid i.m./s.c.	15–30 mg	6–8 stündlich [a]

[a] Empfohlene Dosierungen sind Anhaltswerte. Bei extremen Schmerzzuständen kann eine vorsichtige Titrierung bis zur gewünschten Schmerzfreiheit durchgeführt werden

Praxistipp

Zur Therapie der akuten Kolikschmerzen sind Metamizol, Paracetamol und Diclofenac (bei nichteingeschränkter Nierenfunktion) wegen ihrer höheren Effektivität und geringerer Nebenwirkungen Opioiden vorzuziehen.
Cave: Kontraindikationen der NSAR beachten.

Praxistipp

N-Butyl-Scopolamin (Buscopan®) relaxiert den Harnleiter nur in sehr hohen Dosen. Entgegen der noch häufig praktizierten Praxis sollte diese Therapie daher nicht im Rahmen der akuten Nierenkolik eingesetzt werden (Holdgate und Oh 2005).

4.3 MET bei Harnleitersteinen

Ziel der medikamentösen Supportivtherapie (engl. „medical expulsion therapy", MET) ist eine Unterstützung des spontanen Steinabgangs von Harnleitersteinen. Dabei wurden diverse Therapien mit unterschiedlichem Effekt auf die Spontanabgangsrate sowie der Zeit bis zum Spontanabgang und den damit verbundenen Schmerzen untersucht. Ein rezenter Review (De Coninck et al. 2019) stellte die Wirksamkeit einer MET Therapie infrage. Er kam zu dem Schluss, dass die meisten randomisierten plazebokontrollierten Studien mit einem hohen oder unklarem „risk of bias", keinen Vorteil für eine MET-Therapie fanden. Zu berücksichtigen ist jedoch, dass keine der hier erwähnten negativen Studien eine mediane Steingröße von ≥5 mm hatte oder/und für eine Subanalyse für Steingrößen ≥5 mm

Tab. 4.3 Spontane Steinabgangsraten

	Steingröße	Anteil spontan abgegangener Steine (%)	Dauer bis zum Steinabgang (Tage)
Meltzer et al. (2018)	<5 mm (n = 184)	52	-
	5–8 mm (n = 61)	34	-
Ye et al. (2017)	4–5 mm (n = 1654)	87	6,1 ± 3,2
	6–7 mm (n = 1093)	75	12,5 ± 3,3
Furyk et al. (2016)	<5 mm (n = 118)	86	-
	5–10 mm (n = 53)	61	-
Preminger et al. (2007)	<5 mm (n = 224)	68 (46–85)	-
	5–10 mm (n = 104)	47 (36–58)	-

gepowert war, sodass die Aussagekraft dieser Studien im Hinblick auf eine Wirksamkeit der MET eingeschränkt ist. Die Wirksamkeit einer supportiven medikamentösen Therapie (MET) wurde durch zahlreiche RCT und ein rezentes Cochrane Review bestätigt (Campschroer et al. 2018). Vor allem bei distalen Uretersteinen >5 mm zeigte sich unter MET eine erhöhte Spontanabgangsrate und eine Reduktion der damit assoziierten Beschwerden, während kleinere Steine ≤ 4 mm im distalen Harnleiter noch eine hohe Spontanabgangsrate bis zu 87 % aufweisen, steigt mit zunehmender Steingröße und proximaler Lage im Harnleiter die Wahrscheinlichkeit einer notwendigen Intervention (Tab. 4.3).

> Bei primär konservativer Therapie von Harnleitersteinen >5 mm erhöht die medikamentöse Supportivtherapie (MET) die Steinausscheidungsrate.

4.3.1 Medikamente

Der Nutzen vieler gängiger Hausmittel wie „Bier trinken und Stiegen steigen" oder diverse Nahrungsergänzungsmittel sind als Therapie der akuten Kolik umstritten. Auf eine ausreichende Hydrierung (bis 2,5 l/Tag) sollte zwar geachtet werden, eine Überwässerung fördert dagegen die Diurese mit Erhöhung des hydrostatischen Drucks proximal des Konkrements und kann somit zu vermehrten Schmerzen, Ödembildung und einem verzögerten Steinabgang führen (Worster und Bhanich Supapol 2012).

Verschiedene *α-Blocker* (u. a. Tamsulosin, Silodosin, Doxazosin, Terazosin, Alfuzosin) zeigten in aktuellen RCT und Metaanalysen einen signifikanten Effekt auf die Steinfreiheitsrate (SFR), allerdings oftmals beschränkt auf Steine >5 mm. Bei jedoch zeitgleicher Reduktion des Schmerzmittelbedarfs und der Zeit bis zum Steinabgang unter Therapie mit α-Blockern sollten Patienten auch mit kleineren Konkrementen über diese Therapiealternative aufgeklärt werden (Ye et al. 2017; Campschroer et al. 2018).

Weitere Medikamente mit nachgewiesenem positiven Effekt auf die Steinabgangsraten und Kolikepisoden sind *Kalziumantagonisten* (Nifedipin) und *PDE-5-Hemmer* (Tadalafil; Seitz et al. 2009; Bai et al. 2017). Bei einem direkten Vergleich von Tamsulosin vs. Nifedipin zeigte sich jedoch ein besseres Outcome für Tamsulosin (Ye et al. 2011).

Eine *Kombinationstherapie* von α-Blockern und PDE-5-Hemmern oder *Kortikosteroiden* zeigt einen möglichen Benefit auf die Spontanabgangsraten (Sun et al. 2018). Aufgrund der unzureichenden Evidenzlage und zusätzlicher Nebenwirkungen kann eine Kombinationstherapie derzeit allerdings noch nicht empfohlen werden (Waljee et al. 2017).

> **Praxistipp**
>
> Unter den untersuchten MET-Alternativen stellen α-Blocker die Therapie mit der höchsten Evidenz in Bezug auf Spontanabgangsraten, Schmerzreduktion und die Zeit bis zum Steinabgang dar und sollten daher als primäre Therapien, v. a. für (distale) Steine >5 mm angeboten werden.

4.3.2 Off-label-Gebrauch

Patienten, die eine MET durchführen, sind über die Off-label-Anwendung zu informieren. Für alle Medikamentengruppen müssen die Patienten auf relevante Nebenwirkungen wie beispielsweise Anejakulation oder Hypotonie vor Therapiebeginn aufmerksam gemacht werden. Des Weiteren sind entsprechende Kontraindikationen (bekannte orthostatische Hypotonie, schwere Leberinsuffizienz, schwere Herzerkrankung) zu beachten.

Für Tamsulosin hat der Gemeinsame Bundesausschuss im März 2019 eine Änderung der Arzneimittelrichtlinie herausgegeben. Hierin sind die verordnungsfähigen Arzneimittel genannt, welche eine Zustimmung der pharmazeutischen Unternehmen für die „Off-label-Anwendung" erhalten haben. Beschluss des Gemeinsamen Bundesausschusses (2019).

4.3.3 Schwangerschaft

Das klinische Management einer Nierenkolik im Rahmen einer Schwangerschaft ist oftmals komplex und erfordert ein enges Zusammenspiel zwischen den einzelnen Fachdisziplinen. Häufig handelt es sich um eine temporäre extrinsische Kompression auf den Harnleiter, welche mittels Umlagerung auf die Gegenseite und Analgesie spontan sistiert. Bei suspizierter Ureterolithiasis ohne zwingende Indikation kann primär ein konservatives Management angeboten werden. Der Einsatz einer MET im Rahmen der Schwangerschaft kann aufgrund der unzureichenden Evidenzlage mit retrospektiven Studien und niedrigen Fallzahlen derzeit nicht empfohlen werden (Theriault et al. 2019). Bei auftretenden Komplikationen (z. B. persistierenden Schmerzen, Infektion oder frühzeitigen Wehen) ist eine akute Harnableitung mittels Harnleiterschiene oder perkutaner Nephrostomie indiziert. Aufgrund der häufig damit assoziierten Beschwerden sowie einem erhöhten Risiko der Stent-Inkrustierung und eines Harnweginfektes kann in selektierten Fällen auch eine primäre URS zur Steinsanierung abgewogen werden (▶ Kap. 11).

4.3.4 Kinder

Bei kleinen asymptomatischen Kindern soll der Stein außer bei Vorliegen von Ausguss- oder Infektsteinen nicht primär entfernt werden. Vielmehr sollte in dieser Situation primär eine Stoffwechselabklärung erfolgen und möglichst ein konservatives Management angestrebt werden. Neben hohen Spontanabgangsraten, auch bei verhältnismäßig großen Konkrementen, ist zudem das erhöhte intraoperative Risiko bei der Entscheidung zum weiteren Vorgehen zu berücksichtig. Somit sollten, je nach Alter und anatomischer Reife des Harntraktes, asymptomatische Nierensteine zunächst beobachtet und nur bei Nierenfunktionseinschränkung, Infekten oder Schmerzen eine möglichst schonende Therapie angeboten werden. Diese sollte nur in erfahrenen Zentren mit kindgerechter Ausstattung und kleinkalibrigen Instrumenten erfolgen (Seitz et al. 2019). Bei Harnleitersteinen kann eine medikamentöse Expulsionstherapie (MET) mit α-Blockern einen Spontanabgang begünstigen, bei gleichzeitig niedriger Rate an assoziierten Nebenwirkungen (Tian et al. 2017). Weitere Informationen zur Therapie bei Kindern und Schwangeren findet sich in ▶ Kap. 11.

immer auch die persönliche und soziale Situation des Patienten berücksichtigt und darauf aufbauend das weitere Prozedere gemeinsam festgelegt werden.

Sofern ein Patient für einen konservativen Therapieansatz bei Nieren- oder Harnleitersteinen geeignet ist, sollte eine genaue Aufklärung über die Wahrscheinlichkeit und Dauer bis zum Spontanabgang erfolgen. Zusätzlich ist es essenziell auf mögliche Nebenwirkungen und Komplikationen hinzuweisen und genaue Verhaltensmaßnahmen sowie Verlaufskontrollen mit dem Patienten zu vereinbaren. In diesem Rahmen kann auch eine medikamentöse Expulsionstherapie (MET) mitsamt Nebenwirkungen und der Off-label-Verwendung der Therapeutika gemeinsam mit dem Patienten besprochen werden.

4.3.5 MET und aktive Therapie

Einliegende Harnleiterschienen sind eine häufige Ursache für Flankenschmerz und Blasenirritationen, was bei einigen Patienten zum frühzeitigen Therapieabbruch führen kann. Eine MET mit α-Blockern reduziert dabei die Aktivität der glatten Harnleitermuskulatur und unterstützt dabei die Verträglichkeit der Stents mit Verbesserung der Drangsymptomatik (Lamb et al. 2011).

Auch eine Kombination von α-Blockern nach aktiver Steintherapie wie ESWL oder URS zeigte einen positiven Effekt. Vor allem nach ESWL von Nieren- bzw. Harnleitersteinen konnten unter Tamsulosintherapie eine erhöhte und beschleunigte Steinabgangsrate sowie eine Reduktion der Kolikepisoden und des Analgetikabedarfs beobachtet werden (Chen et al. 2015).

4.4 Zusammenfassung zu konservativen Management

Primäres Ziel des konservativen Managements bei Urolithiasis ist die Vermeidung der Morbidität einer interventionellen Therapie. Bei der Entscheidung sollte jedoch

Literatur

Afshar K, Jafari S, Marks AJ, Eftekhari A, MacNeily AE (2015) Nonsteroidal anti-inflammatory drugs (NSAIDs) and non-opioids for acute renal colic. Cochrane database of systematic reviews, 6:1465–1858. Art. No.: CD006027. https://doi.org/10.1002/14651858.CD006027.pub2

Bai Y, Yang Y, Wang X, Tang Y, Han P, Wang J (2017) Tadalafil facilitates the distal ureteral stone expulsion: a meta-analysis. J Endourol 31:557–563

B-GA. Beschluss des Gemeinsamen Bundesausschusses über eine Änderung der Arzneimittel-Richtlinie (AM-RL): Anlage VI – Off-Label-Use Tamsulosin bei Urolithiasis (als medikamentöse expulsive Therapie auch nach Lithotripsie), in BAnz AT 17.06.2019 B1. 2019, Gemeinsamer Bundesausschuss: Berlin

Campschroer T, Zhu X, Vernooij RW, Lock MT (2018) Alpha-blockers as medical expulsive therapy for ureteral stones. Cochrane Database Syst Rev 4:CD008509

Chen K, Mi H, Xu G, Liu L, Sun X, Wang S, Meng Q, Lv T (2015) The efficacy and safety of Tamsulosin combined with extracorporeal shockwave lithotripsy for urolithiasis: a systematic review and meta-analysis of randomized controlled trials. J Endourol 29:1166–1176

De Coninck V, Antonelli J, Chew B, Patterson JM, Skolarikos A, Bultitude M (2019) Medical Expulsive Therapy for Urinary Stones: Future

Trends and Knowledge Gaps. Eur Urol. 76(5):658–666. https://doi.org/10.1016/j.eururo.2019.07.053. Epub 2019 Aug 15. PMID: 31421941.

Furyk JS, Chu K, Banks C, Greenslade J, Keijzers G, Thom O, Torpie T, Dux C, Narula R (2016) Distal Ureteric Stones and Tamsulosin: A Double-Blind, Placebo-Controlled, Randomized, Multicenter Trial. Ann Emerg Med. 67(1):86–95.e2. https://doi.org/10.1016/j.annemergmed.2015.06.001. Epub 2015 Jul 17. PMID: 26194935.

Hesse A, Brandle E, Wilbert D, Kohrmann KU, Alken P (2003) Study on the prevalence and incidence of urolithiasis in Germany comparing the years 1979 vs. 2000. Eur Urol 44:709–713

Holdgate A, Oh CM (2005) Is there a role for antimuscarinics in renal colic? A randomized controlled trial. J Urol 174:572–575; discussion 75

Holdgate A, Pollock T (2004) Nonsteroidal anti-inflammatory drugs (NSAIDS) versus opioids for acute renal colic. Cochrane Database of Systematic Reviews, 1:1465–1858. Art. No.: CD004137. https://doi.org/10.1002/14651858.CD004137.pub2.

Lamb AD, Vowler SL, Johnston R, Dunn N, Wiseman OJ (2011) Meta-analysis showing the beneficial effect of alpha-blockers on ureteric stent discomfort. BJU Int 108:1894–1902

Manthey DE, Teichman J (2001) Nephrolithiasis. Emerg Med Clin North Am 19:633–654, viii

Meltzer AC, Burrows PK, Wolfson AB, et al. (2018) Effect of Tamsulosin on Passage of Symptomatic Ureteral Stones: A Randomized Clinical Trial. JAMA Intern Med. 178(8):1051–1057. https://doi.org/10.1001/jamainternmed.2018.2259.

Pathan SA, Mitra B, Cameron PA (2018) A systematic review and meta-analysis comparing the efficacy of nonsteroidal anti-inflammatory drugs, opioids, and paracetamol in the treatment of acute renal colic. Eur Urol 73:583–595

Preminger GM, Tiselius HG, Assimos DG, Alken P, Buck C, Gallucci M, Knoll T, Lingeman JE, Nakada SY, Pearle MS, Sarica K, Türk C, Wolf JS Jr (2007) EAU/AUA Nephrolithiasis Guideline Panel. 2007 guideline for the management of ureteral calculi. J Urol. 178(6):2418–2434. https://doi.org/10.1016/j.juro.2007.09.107. PMID: 17993340.

Seitz C, Liatsikos E, Porpiglia F, Tiselius HG, Zwergel U (2009) Medical therapy to facilitate the passage of stones: what is the evidence? Eur Urol 56:455–471

Seitz C, Bach T, Bader M, Berg W, Knoll T, Neisius A, Netsch C, Nothacker M, Schmidt S, Schonthaler M, Siener R, Stein R, Straub M, Strohmaier W, Turk C, Volkmer B (2019) Update of the 2Sk guidelines on the diagnostics, treatment and meta-

phylaxis of urolithiasis (AWMF register number 043–025): what is new? Urologe A 58:1304–1312

Serinken M, Eken C, Turkcuer I, Elicabuk H, Uyanik E, Schultz CH (2012) Intravenous paracetamol versus morphine for renal colic in the emergency department: a randomised double-blind controlled trial. Emerg Med J 29:902–905

Shokeir AA (2002) Renal colic: new concepts related to pathophysiology, diagnosis and treatment. Curr Opin Urol 12:263–269

Sun X, Guan W, Liu H, Tang K, Yan L, Zhang Y, Zeng J, Chen Z, Xu H, Ye Z (2018) Efficacy and safety of PDE5-Is and alpha-1 blockers for treating lower ureteric stones or LUTS: a meta-analysis of RCTs. BMC Urol 18:30

Theriault B, Morin F, Cloutier J (2019) Safety and efficacy of Tamsulosin as medical expulsive therapy in pregnancy. World J Urol 38:2301

Tian D, Li N, Huang W, Zong H, Zhang Y (2017) The efficacy and safety of adrenergic alpha-antagonists in treatment of distal ureteral stones in pediatric patients: a systematic review and meta-analysis. J Pediatr Surg 52:360–365

Travaglini F, Bartoletti R, Gacci M, Rizzo M (2004) Pathophysiology of reno-ureteral colic. Urol Int 72(Suppl 1):20–23

Waljee AK, Rogers MA, Lin P, Singal AG, Stein JD, Marks RM, Ayanian JZ, Nallamothu BK (2017) Short term use of oral corticosteroids and related harms among adults in the United States: population based cohort study. BMJ 357:j1415

Worster AS, Bhanich Supapol W (2012) Fluids and diuretics for acute ureteric colic. Cochrane Database of Systematic Reviews. 2:1465–1858. Art. No.: CD004926. https://doi.org/10.1002/14651858.CD004926.pub3.

Ye Z, Yang H, Li H, Zhang X, Deng Y, Zeng G, Chen L, Cheng Y, Yang J, Mi Q, Zhang Y, Chen Z, Guo H, He W, Chen Z (2011) A multicentre, prospective, randomized trial: comparative efficacy of Tamsulosin and nifedipine in medical expulsive therapy for distal ureteric stones with renal colic. BJU Int 108:276–279

Ye Z, Zeng G, Yang H, Tang K, Zhang X, Li H, Li W, Wu C, Chen L, Chen X, Liu X, Deng Y, Pan T, Xing J, Wang S, Cheng Y, Gu X, Gao W, Yang J, Zhang Y, Mi Q, Qi L, Li J, Hu W, Liang P, Sun Z, Xu C, Long Y, Liao Y, Liu S, Liu G, Xu X, He W, Chen Z, Xu H (2017) Efficacy and safety of Tamsulosin in medical expulsive therapy for distal ureteral stones with renal colic: a multicenter, randomized, double-blind, placebo-controlled trial. Eur Urol 73:385

Zwergel U, Felgner J, Rombach H, Zwergel T (1998) [Current conservative treatment of renal colic: value of prostaglandin synthesis inhibitors]. Schmerz 12:112–117

Interventionelle Therapie: Wann und wie?

Thomas Knoll und Arkadiusz Miernik

Inhaltsverzeichnis

5.1	**Indikationen zur interventionellen Therapie – 74**	
5.1.1	Nierensteine – 74	
5.1.2	Harnleitersteine – 75	

5.2 Vorbereitung und spezifische Situationen – 75
5.2.1　Harnwegsinfektion – 75
5.2.2　Antikoagulation und Gerinnungsstörungen – 76
5.2.3　Übergewicht und Adipositas – 76
5.2.4　Steinzusammensetzung: harte Steine – 76

5.3 Therapieentscheidung bei Nierensteinen – 76
5.3.1　Aktuelle Entwicklungen in der Therapie von Nierensteinen – 77
5.3.2　Fazit – 78

5.4 Therapieentscheidung bei Harnleitersteinen – 78
5.4.1　Proximale Harnleitersteine – 79
5.4.2　Distale Harnleitersteine – 79

5.5 Restfragmente – 79
5.5.1　Infektsteine als Restfragmente – 81
5.5.2　Fazit – 82

5.6 Zusammenfassung zur interventionellen Therapie – 82

Literatur – 83

© Springer-Verlag GmbH Deutschland, ein Teil von Springer Nature 2021
T. Knoll, A. Miernik (Hrsg.), *Urolithiasis*, https://doi.org/10.1007/978-3-662-62454-8_5

5.1 Indikationen zur interventionellen Therapie

5.1.1 Nierensteine

Durch den breiten Einsatz der Computertomographie werden viele asymptomatische Nierensteine nachgewiesen, sodass die ansteigende Inzidenz sicherlich zum Teil durch den zufälligen Nachweis inzidenteller Steine verursacht wird (Boyce et al. 2010). Gerade bei kleinen Steinen, welche bisher keine spezifischen Beschwerden verursacht haben, ist fraglich, ob eine Therapie erforderlich ist. Verschiedene Arbeiten haben in den letzten Jahren den natürlichen Verlauf der Nierensteinerkrankung untersucht. Als Risikofaktoren für das Auftreten von Symptomen wurden identifiziert: Steingröße, Steinwachstum, Steinzusammensetzung, De-novo-Obstruktion, Schmerzen, Geschlecht und Alter (Turk et al. 2016a, b). Insbesondere bei Männern und jüngeren Patienten kam es zu häufigeren symptomatischen Ereignissen.

Risikofaktoren für Symptomatik von Nierensteinen unter Beobachtung
- Steingröße (>80 mm^3)
- Steinwachstum (>1 mm/Jahr)
- Nichtkalziumhaltige Steine
- De-novo-Obstruktion
- Schmerzen
- Männliches Geschlecht
- Alter <50 Jahre

Das Risiko eines Ereignisses (wie Schmerzen/Kolik, Makrohämaturie, Harnwegsinfekt, Steinabgang, Intervention) wird durchgängig mit etwa 30 % in 5 Jahren angegeben (◘ Tab. 5.1).

◘ Tab. 5.1 Natürlicher Verlauf von asymptomatischen Nierensteinen

Autoren	Studientyp	n	Follow-up	Steinwachstum (%)	Symptomatik (%)	Intervention (%)
Glowacki et al. (1992)	Retrospektiv	107	32 Monate	k. A.	31,8	17,2 (15 % Spontanabgang)
Keeley et al. (2001)	RCT	200	2,2 Jahre	k. A.	21	10
Burgher et al. (2004)	Retrospektiv	300	3,3 Jahre	77	k. A.	26
Kang et al. (2013)	Retrospektiv	347	31 Monate		50	24,5
Darrad et al. (2018)	Retrospektiv	238	63 Monate	k. A.	39,5	26,6 (14,6 % Spontanabgang)
Dropkin et al. (2015)	Retrospektiv	160	41 Monate	k. A.	28	20 (7 % Spontanabgang)
Selby et al. (2015)	Retrospektiv	550	4,7 Jahre	k. A.	43	k. A.

Interventionelle Therapie: Wann und wie?

> Bei Vorliegen der genannten Risikofaktoren sollte den Patienten eine Therapie angeboten werden. Eine Therapie bei Beschwerdefreiheit ohne Risikofaktoren kann insbesondere bei aktiven, jüngeren Patienten sinnvoll, aber auch berufsbedingt (z. B. Kraftfahrer, Piloten) notwendig sein.

5.1.2 Harnleitersteine

Harnleitersteine verursachen im Gegensatz zu Nierensteinen praktisch immer Beschwerden, typischerweise in Form einer Nierenkolik (▶ Kap. 4). Eine Intervention ist dann notwendig, wenn die Symptome unter analgetischer Therapie nicht zu beherrschen sind oder aber ein Spontanabgang aufgrund der Größe und Lokalisation nicht wahrscheinlich ist.

> Absolute Indikationen sind – neben therapierefraktären Schmerzen – eine Niereninsuffizienz, eine Einzelnierensituation oder Fieber mit drohender Sepsis (▶ Kap. 4; Turk et al. 2016a, b; ◘ Tab. 5.2).

5.2 Vorbereitung und spezifische Situationen

5.2.1 Harnwegsinfektion

Bei allen Patienten soll eine Urinuntersuchung zumindest mittels Teststreifen erfolgen. Bei Auffälligkeiten ist die Anlage einer Urinkultur mit mikrobiologischer Austestung und Erstellung eines Antibiogramms erforderlich. Eine Harnwegsinfektion sollte spezifisch antibiotisch behandelt werden (Hein et al. 2017).

◘ Tab. 5.2 Indikationen für aktive Steintherapie

Harnleitersteine	Nierensteine
Steingröße >7 mm	Steinwachstum, Steingröße (>15 mm)
Steinlokalisation (proximaler Harnleiter)	Hochrisikopatienten für Steinerkrankung
Niereninsuffizienz, Einzelniere, bilaterale Obstruktion	Obstruktion durch Steine
Infektion, Fieber, Urosepsis	Rezidivierende Harnwegsinfektionen
Analgetisch nicht beherrschbare Beschwerden	Patientenwunsch (medizinische oder soziale Situation)

Praxistipp

In manchen Situationen, besonders bei Infektsteinen, ist eine vollständige antibiotische Eradikation der pathogenen Keime aus dem jedoch häufig nicht immer möglich. In diesen Fällen sollte eine empirische oder testgerechte Antibiotikatherapie zumindest für drei Tage präinterventionell verabreicht werden.

Im Falle einer endourologischen Behandlung kann das Risiko einer postoperativen Sepsis gesenkt werden, wenn streng auf einen Niederdruck der Spülflüssigkeit geachtet (Druck im Nierenbecken <40 mmHg) und die OP-Zeit auf höchstens 90 min beschränkt wird. Das Auffinden von putridem Urin sollte zum Abbruch des Eingriffs und der Einlage einer Harnableitung (DJ-Schiene oder perkutane Nephrostomie) führen.

5.2.2 Antikoagulation und Gerinnungsstörungen

Patienten unter medikamentöser Antikoagulation sollten diese, wenn möglich, absetzen. Vitamin-K-Antagonisten (Phenprocoumon, Warfarin) müssen 7–10 Tage präoperativ abgesetzt und mit niedermolekularem Heparin oder, im Falle einer mechanischen Herzklappe, mit unfraktioniertem Heparin unter INR-Kontrolle „gebridged" werden. Faktor–II- (Dabigatran) und X-(Rivaroxaban, Apixaban, Endoxaban) Antagonisten (auch direkte orale Antikoagulanzien genannt [DOAK; *früher NOAK*]9 werden 24–48 Stunden vor dem Eingriff pausiert und nicht „gebridged".

Schwieriger ist das Management bei Thrombozytenaggregationshemmern. Acetylsalicylsäure scheint bei keiner der zur Verfügung stehenden Therapieverfahren mit einem erhöhten Blutungsrisiko einherzugehen). Substanzen wie Clopidogrel, Prasugrel oder Ticagrelor müssen jedoch zwischen 3–7 Tagen vor dem Eingriff abgesetzt werden. Ist dies medizinisch nicht möglich, so sind die perkutane Nephrolithotomie (PCNL) und die extrakorporale Stoßwellenlithotripsie (ESWL) ebenso kontraindiziert wie laparoskopische oder offene Verfahren. In diesem Falle stellt die Ureterorenoskopie (URS) die einzige aus Sicherheitsgründen vertretbare Therapieoption dar (Turna et al. 2008; Turk et al. 2016a).

5.2.3 Übergewicht und Adipositas

Übergewicht erhöht die Morbidität jeder Therapie. Die Erfolgsrate der ESWL nimmt bei zunehmendem Leibesumfang aufgrund der größeren Haut-Stein-Distanz ab (Turk et al. 2016a). Auch die PCNL scheint zumindest bei ausgeprägter Adipositas nicht mehr die gleichen Ergebnisse wie bei schlanken Patienten zu zeigen, wenngleich die Literatur hier uneinheitlich ist. Zumindest die OP-Zeit, die Dauer des Krankenhausaufenthaltes und die Komplikationsrate scheinen schlechter zu sein. Gründe könnten die schwierigere Lokalisation und Punktion der Steine bzw. des Zugangs als auch eingeschränkte Mobilität des Instrumentariums sein, sicherlich jedoch auch die allgemein erhöhte Morbidität durch Begleiterkrankungen (Zhou et al. 2017; Fuller et al. 2012).

5.2.4 Steinzusammensetzung: harte Steine

Die folgenden Steinzusammensetzungen bilden besonders harte Kristallverbünde:
- Kalziumoxalat Monohydrat (Whewellit),
- Kalziumhydrogenphosphat (Brushit),
- homogenes Zystin

Diese Steine sprechen auf die ESWL schlecht an, weshalb bei bekannter Steinanalyse aus vorangegangenen Ereignissen primär endourologische Verfahren zum Einsatz kommen.

> **Praxistipp**
>
> Liegt keine Steinanalyse vor, so können die Bestimmung der Röntgendichte in der Leeraufnahme oder die Bestimmung der Hounsfield Units in der Computertomographie hilfreich sein (▶ Kap. 3).

5.3 Therapieentscheidung bei Nierensteinen

Grundsätzlich kommen zur Therapie von Nierensteinen alle zur Verfügung stehenden Verfahren infrage.

Interventionelle Therapie: Wann und wie?

> **Verfahren bei Nierensteinen**
> – Flexible Ureterorenoskopie (URS)
> – Perkutane Nephrolithotripsie (PCNL)
> – Extrakorporale Stoßwellenlithotripsie (ESWL)

Tab. 5.3 Negative Prädiktoren für die ESWL

Negative Prädiktoren für den Erfolg einer ESWL Therapie
Harte Steinzusammensetzung (Brushit, Zystin, Kalziumoxalatmonohydrat; >1000 Hounsfield Units)
Steiler Unterkelch-Nierenbeckenwinkel
Enges Infundibulum (<5 mm)
Anatomische Malformationen (z. B. Skelettdeformitäten)
Adipositas (Haut–Stein–Abstand >10–12 cm)

ESWL, aber vor allem URS und PCNL, haben in den letzten 20 Jahren jedoch zunächst offene und in der Folge auch laparoskopische Verfahren verdrängt. Diese stellen heute keine Therapien der ersten Wahl dar, wenngleich die robotisch-assistierte Laparoskopie wieder zu einer gewissen Renaissance von Nephro- und Ureterolithotomie geführt hat (▶ Kap. 12).

Die ESWL erfordert bei großer Steinmasse in aller Regel mehrere Behandlungen, der notwendige Abgang von Fragmenten erhöht die Morbidität (Koliken, Steinstraße, Fieber). Gleichzeit haben eine verbesserte Endoskopietechnik (▶ Kap. 7) und bessere Laserverfahren (▶ Kap. 9) in den letzten Jahren dazu geführt, dass insbesondere die flexible URS immer häufiger auch bei größeren Nierensteinen zum Einsatz kommt. Dies kann von der verfügbaren Literatur jedoch nicht vollständig gestützt werden, die eine negative Korrelation zwischen Steingröße und Steinfreiheitsrate zeigt (Skolarikos et al. 2015).

> In diesen Fällen muss daher häufig eine mehrzeitige Therapie erfolgen.

Die Steinfreiheitsraten von ESWL und URS nehmen bei zunehmender Steingröße ab (de la Rosette et al. 2014; Devlies et al. 2017; Hamilton et al. 2017). Die PCNL zeigt dagegen auch bei großer Steinmasse sehr gute Ergebnisse (Lingeman et al. 1994). Aus diesem Grund ist die PCNL weiterhin das Verfahren der Wahl bei großen Steinen >20 mm, bei Steinen bis 10 mm zeigen sowohl ESWL als auch flexible URS gute Ergebnisse.

Aus operationstechnischer und anatomischer Sicht stellt die untere Kelchgruppe eine Herausforderung für die meisten Therapiemodalitäten dar. Hier führt die ESWL in den meisten Serien zu schlechteren Ergebnissen. Grund ist nicht etwa eine schlechtere Desintegration der Steine, aber der häufig schlechtere Abgang der Fragmente, die bei Persistenz wieder Rezidivsteine bilden können (Osman et al. 2005). Steine in der unteren Kelchgruppe werden daher meist endourologisch therapiert. Risikofaktoren für ein schlechteres Outcome der ESWL sind in **Tab. 5.3** dargestellt. Die Therapieempfehlungen für Nierensteine sind in **Abb. 5.1** dargestellt.

5.3.1 Aktuelle Entwicklungen in der Therapie von Nierensteinen

Die Verfügbarkeit von miniaturisierten PCNL-Systemen („Mini PCNL") hat den Trend zur perkutanen Therapie auch bei Steinen mittlerer Größe (10–20 mm) verstärkt, wenngleich die Literatur hinsichtlich einer geringeren Morbidität bei kleinerem Zugangstrakt uneinheitlich ist (Ruhayel et al. 2017).

Kritisch zu sehen ist die zunehmende Tendenz vom Einsatz der flexiblen URS oder aber sehr kleiner perkutaner Zugänge auch bei größeren Nierensteinen. In diesen Fällen

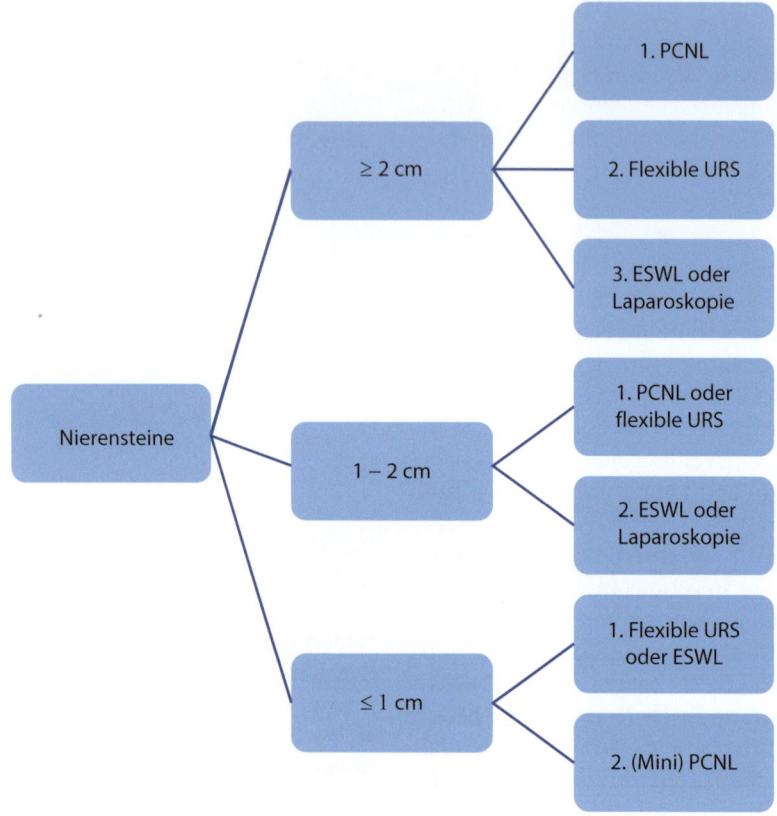

◘ Abb. 5.1 Behandlungsalgorithmus Nierensteine

werden die Steine häufig nicht mehr unmittelbar entfernt, sondern mittels Laser in kleinste Fragmente desintegriert („gedustet"), sodass das Material anschließend spontan abgehen kann. In vielen Fällen gelingt das jedoch nicht, sodass es zu einer erneuten Steinbildung kommt (Suarez-Ibarrola et al. 2019). Somit könnte auch die inkomplette Therapie durch endoskopische Maßnahmen zu einer vermeintlich ansteigenden Inzidenz der Urolithiasis beitragen.

5.3.2 Fazit

Endoskopische Verfahren haben die ESWL bei der Therapie von Nierensteinen verdrängt. Gründe sind die eingeschränkte Effektivität der ESWL bei größeren Steinen mit der Notwendigkeit wiederholter Applikationen, aber auch schlechte Abgangsraten von Fragmenten aus der unteren Kelchgruppe.

5.4 Therapieentscheidung bei Harnleitersteinen

Harnleitersteine werden üblicherweise mittels ESWL oder retrograder URS therapiert. Während die flexible URS in Nordamerika für alle Lokalisationen proximal der iliakalen Gefäßkreuzung zur Anwendung kommt, ist dies in Europa nicht üblich und nach Ansicht der Autoren auch nicht notwendig, da der gesamte Harnleiter in den meisten Fällen gut für die semirigide URS zugänglich ist. Diese hat in aller Regel den Vorteil einer besseren Sicht durch die Optik und besseren Spülstrom.

> Laparoskopische oder robotisch-assistierte Verfahren werden immer wieder beschrieben, sollten jedoch aufgrund der höheren Invasivität wenigen Ausnahmeindikationen vorbehalten werden.

Eine Alternative ist die antegrade URS bei impaktierten proximalen Harnleitersteinen. Hier lässt sich der Stein von perkutan über den nach proximal dilatierten Harnleiter häufig besser erreichen (Sun et al. 2008).

Ein großer Anteil der Patienten mit Harnleitersteinen stellt sich symptomatisch in der Klinik vor. Da in den meisten Fällen keine unmittelbare Therapie möglich ist, werden viele Patienten in der Notfallsituation mit einer DJ-Schiene versorgt. In diesen Fällen ist damit meist bereits die Wahl des Therapieverfahrens ebenfalls erfolgt, da einerseits die URS bei vorgeschientem Harnleiter exzellente Ergebnisse zeigt, andererseits die Erfolgsrate der ESWL bei einliegender Schiene abnimmt (Khanna et al. 2019).

> Grundsätzlich stellt die „Notfall-ESWL", sofern diese organisatorisch innerhalb von 36 Stunden nach Einsetzen von Kolikbeschwerden angeboten werden kann, eine sehr gute Therapie dar, deren Steinfreiheitsraten durch das noch gering ausgebildete Steinbett ausgezeichnet sind (Arcaniolo et al. 2017; El-Ghazaly et al. 2017).

» „If you have a stent, you need a scope"

5.4.1 Proximale Harnleitersteine

Eine große Metaanalyse der American Urological Association (AUA) und der European Association of Urology (EAU) konnte im Jahr 2007 keinen Unterschied in der Steinfreiheitsrate bei Therapie von proximalen Harnleitersteinen nachweisen (Preminger et al. 2007). In einem Update der EAU 10 Jahre später zeigte sich ein Vorteil der URS nach 4 Wochen, der jedoch nach drei Monaten ebenfalls nicht mehr signifikant blieb (Drake et al. 2017). Im Vergleich zur ESWL war die URS aber mit rascherer Steinfreiheit und einer geringeren Wiederbehandlungsrate verbunden, jedoch auch mit häufigeren Komplikationen und längerem Krankenhausaufenthalt. Bei kleineren Steinen <10 mm war der Unterschied zwischen den beiden Verfahren insgesamt gering, während die URS bei Steinen >10 mm deutliche Vorteile zeigte (◘ Abb. 5.2).

5.4.2 Distale Harnleitersteine

Die Therapie der distalen Harnleitersteine erfolgt analog zu den proximalen Steinen. Auch hier ist die URS bei großen Steinen überlegen, während bei kleineren Steinen beide Verfahren vergleichbare Ergebnisse zeigen (◘ Abb. 5.2). Die Therapie der distalen Harnleitersteine ist aber in der heutigen Realität eine Domäne der URS geworden. Grund ist die bei der ESWL häufig schlechte Einstellbarkeit der Steine mittels Ultraschall- oder Röntgenortung aufgrund von Knochen- und Darmgasüberlagerung.

5.5 Restfragmente

In der Entscheidungsfindung hinsichtlich einer weiteren Intervention nach der primären Behandlung nehmen Restfragmente (auch Residualfragmente oder Residualsteine genannt) eine zentrale Rolle ein.

Definition

Restfragmente sind Harnsteinreste, die nach der Initialbehandlung im Harntrakt verbleiben und postinterventionell in einem fest definierten Zeitraum durch bildgebende Verfahren detektiert werden.

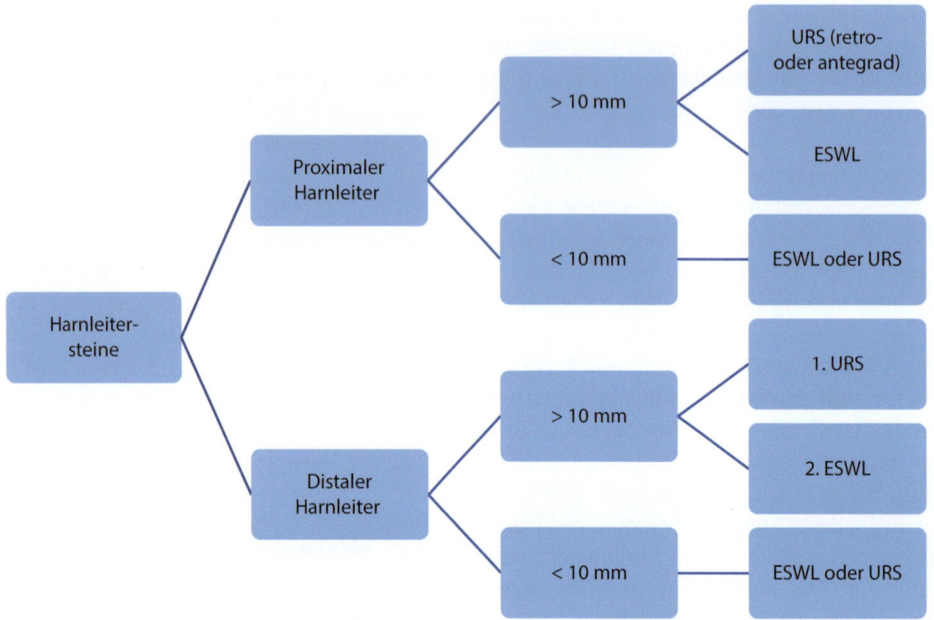

□ Abb. 5.2 Behandlungsalgorithmus Harnleitersteine

> Restfragmente dürfen nicht mit asymptomatischen Harnsteinen verwechselt werden. Diese werden als Zufallsbefund meistens im Rahmen bildgebender Diagnostikmaßnahmen entdeckt.

Insbesondere im Zeitalter der extrakorporalen Stoßwellenlithotripsie wurde der Begriff „klinisch insignifikante Residualfragmente" (engl. CIRF – „clinically insignificant residual fragments") verwendet. Allmählich wurde jedoch dieser Terminus mit wachsender Kritik betrachtet, da sich die Evidenzlage erhärtete, dass Restfragmente in der Regel eine doch viel höhere klinische Signifikanz erlangen, als behauptet worden war (Tan und Wong 2005).

Insbesondere eine zuverlässige posttherapeutische Quantifizierung der Restfragmente hängt von den verwendeten bildgebenden Verfahren und des Körpergewichtes des Patienten ab (Gokce et al. 2015; Omar et al. 2015; Iremashvili et al. 2019). Derzeit empfiehlt sich, ähnlich wie in der primären Detektion von Harnsteinen, auch für den Nachweis von Restfragmenten die Verwendung der nichtkontrastmittelgestützten Computertomographie. Ultraschall zeigt stark schwankende und vor allem untersucherabhängige Sensitivität und Spezifität. Restfragmente werden vor allem in ihrer Größe überschätzt, insbesondere, wenn sie kleiner als 5 mm sind (Ray et al. 2010).

Praxistipp

Zur verbesserten Verifizierbarkeit empfiehlt sich immer der Vergleich der prä- und postoperativen Bildgebung sowie Beachtung der OP-Berichte, um z. B. Divertikelkonkremente, Parenchym- und Papillenspitzenverkalkungen dem erhobenen Befund korrekt zuzuordnen.

In der aktuellen Leitlinie der Europäischen Gesellschaft für Urologie wird die Bedeutung der Restfragmente nach unterschiedlichen Therapieverfahren untersucht (Turk et al. 2016b; 2017). In den verfügbaren, zum Teil sehr heterogenen und methodisch limitierten Veröffentlichungen, ist zu finden, dass über 50 % der Patienten mit Residualsteinen nach Behandlung im Laufe der Zeit und ohne Notwendigkeit einer erneuten Intervention steinfrei werden (Osman et al. 2005; El-Nahas et al. 2006). Es wird daher keine kurzfristige bildgebende Überprüfung hinsichtlich der Reststeine postoperativ empfohlen. Als einen guten Zeitpunkt einer radiologischen Prüfung des Vorliegens von Restfragmenten werden vier Wochen nach der Behandlung diskutiert.

5.5.1 Infektsteine als Restfragmente

Eine Besonderheit stellen Infektsteine dar. Deren Rezidivrate ist unvergleichbar höher als bei Patienten mit anderen Steinarten. Daher soll auch die Steinanalyse in die klinische Entscheidungsfindung hinsichtlich des weiteren Vorgehens bei Restfragmenten inkludiert werden.

Deckungsgleiche Aussagen bezüglich der Restfragmente sind auch in der aktuellsten Ausgabe der S2k-Leitlinie zur Diagnostik, Therapie und Metaphylaxe der Urolithiasis der Deutschen Gesellschaft für Urologie zu finden (Seitz et al. 2019).

Die systematische Evidenzanalyse zeigt, dass 20–60 % der Patienten mit Restfragmenten eine Wiederbehandlung aufgrund eines Harnsteines der ipsilateralen Seite im Zeitraum von fünf Jahren erfahren (Hein et al. 2016a; Suarez-Ibarrola et al. 2019). Insbesondere bei längeren Nachbeobachtungszeiten wird es deutlich, dass Patienten mit Reststeinen erneute Behandlungen brauchen. Hein et al. haben zum ersten Mal gezeigt, dass insbesondere die Niedrigrisikopatienten von einer kompletten Steinfreiheit profitieren (Hein et al. 2016b). In einer Studie mit einem Follow-up von ca. fünf Jahren wurden Patienten untersucht, die mit flexibler Ureterorenoskopie aufgrund von Nierensteinen behandelt wurden. Bei Individuen, die als Hochrisikosteinbildner galten, war der Wiederbehandlungsunterschied zwischen reststeinpositiven und reststeinnegativen Patienten statistisch nicht signifikant. Die Signifikanz zeigte sich jedoch bei den sog. Niedrigrisikopatienten. Ein Drittel der reststeinpositiven Individuen wies steinassoziierte Ereignisse auf der vortherapierten Seite auf. Dieser Trend machte sich erst zwei Jahre nach der Initialtherapie bemerkbar. Dies scheint die Annahme zu unterstützen, dass verbliebene Steinreste als ein Nidus für Steinbildung und -wachstum fungieren.

> **Praxistipp**
>
> Im Falle von posttherapeutisch verbleibenden Restfragmenten empfiehlt sich daher ein risikoadaptiertes Vorgehen nach einer gründlichen Aufklärung des Patienten (zuwartendes Vorgehen gegenüber einer Wiederbehandlung; ◘ Abb. 5.3).

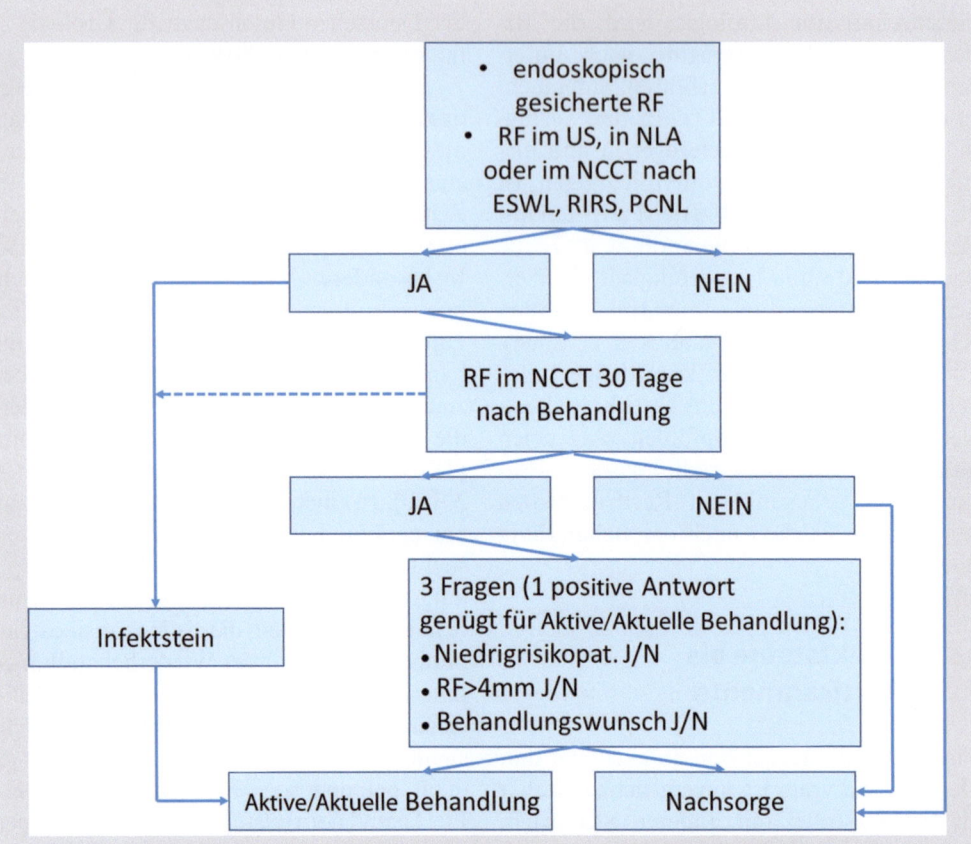

Abb. 5.3 Algorithmus zur erneuten interventionellen Behandlung von Restfragmenten (RF=Restfragment, US=Ultraschall, NLA=Nierenleeraufnahme, NCCT=Nativ Computertomographie, ESWL=Extrakorporale Stosswellenlithotripsie, RIRS=Retrograde intrarenal Surgery, PCNL=Perkutane Nephrolitholapaxie)

5.5.2 Fazit

Reststeine nach Intervention stellen ein relevantes klinisches Problem dar, da aus diesen in vielen Fällen Rezidivsteine und wiederholte Therapien resultieren. Dies ist überraschend, da in der Zeit von URS und PCNL gerade die höhere Steinfreiheit der endoskopischen Verfahren argumentativ gegen die ESWL verwendet wird. Häufig scheint die tatsächliche Steinfreiheit jedoch schlechter zu sein, als die vom Operateur angenommene. Dies unterstreicht die Notwendigkeit einer sinnvollen postoperativen Bildgebung.

5.6 Zusammenfassung zur interventionellen Therapie

Die technische Weiterentwicklung der Endourologie, aber auch der Wunsch der Patienten nach rascher Steinsanierung hat das Management von Harnsteinen verändert. Nachdem sich die Therapie in den 1980er-Jahren stark zur ESWL verschob, hat diese in den letzten 20 Jahren an Stellenwert verloren. Heute stellt die URS das Verfahren der Wahl für die meisten Indikationen dar. Die PCNL wird jedoch ebenfalls in vielen Zentren zunehmend eingesetzt. Die Verfügbarkeit von miniaturisierten Systemen hat dies sicherlich verstärkt und dazu geführt, dass perkutane Verfahren heute auch bei Steinen mittlerer Größe zum Einsatz kommen. Verschiedene individuelle Faktoren wie Steingröße, -lokalisation und -zusammensetzung sollen bei der Wahl der Therapie ebenso berücksichtigt werden, wie der Wunsch des Patienten. Ziel soll immer eine vollständige Steinentfernung sein, da verbleibende Reststeine zu häufigen Rezidiven führen und somit mitverantwortlich für eine vermeintlich ansteigende Inzidenz der Urolithiasis sein können. Gelingt es nicht, komplette Steinfreiheit nach der Behandlung zu erreichen, soll differenziert und unter Berücksichtigung der vorhandenen Evidenz mit den Restfragmenten umgegangen werden.

Literatur

Arcaniolo D, De Sio M, Rassweiler J, Nicholas J, Lima E, Carrieri G, Liatsikos E, Mirone V, Monga M, Autorino R (2017) Emergent versus delayed lithotripsy for obstructing ureteral stones: a cumulative analysis of comparative studies. Urolithiasis 45(6):563–572. https://doi.org/10.1007/s00240-017-0960-7

Boyce CJ, Pickhardt PJ, Lawrence EM, Kim DH, Bruce RJ (2010) Prevalence of urolithiasis in asymptomatic adults: objective determination using low dose noncontrast computerized tomography. J Urol 183(3):1017–1021. S0022-5347(09)02938-3 [pii]. https://doi.org/10.1016/j.juro.2009.11.047

Burgher A, Beman M, Holtzman JL, Monga M (2004) Progression of nephrolithiasis: long-term outcomes with observation of asymptomatic calculi. J Endourol 18(6):534–539. https://doi.org/10.1089/end.2004.18.534

Darrad MP, Yallappa S, Metcalfe J, Subramonian K (2018) The natural history of asymptomatic calyceal stones. BJU Int 122(2):263–269. https://doi.org/10.1111/bju.14354

Devlies W, Cui H, Ravenscroft S, Heers H, Freidin A, Cleveland R, Turney B (2017) CT texture analysis of ex vivo renal stones predicts ease of fragmentation with shock wave lithotripsy. Eur Urol Suppl 16(3):e52

Drake T, Grivas N, Dabestani S, Knoll T, Lam T, Maclennan S, Petrik A, Skolarikos A, Straub M, Tuerk C, Yuan CY, Sarica K (2017) What are the benefits and harms of ureteroscopy compared with shockwave lithotripsy in the treatment of upper ureteral stones? A systematic review. Eur Urol. https://doi.org/10.1016/j.eururo.2017.04.016

Dropkin BM, Moses RA, Sharma D, Pais VM Jr (2015) The natural history of nonobstructing asymptomatic renal stones managed with active surveillance. J Urol 193(4):1265–1269. https://doi.org/10.1016/j.juro.2014.11.056

El-Ghazaly T, Vita S, Hussain S, Al-Obaidy A (2017) Emergency extracorporeal shock wave lithotripsy for upper ureteric stones with or without presenting: a randomized clinical trial. J Urol 197(4 Supplement 1):e832–e833

El-Nahas AR, El-Assmy AM, Madbouly K, Sheir KZ (2006) Predictors of clinical significance of residual fragments after extracorporeal shockwave lithotripsy for renal stones. J Endourol 20(11):870–874. https://doi.org/10.1089/end.2006.20.870

Fuller A, Razvi H, Denstedt JD, Nott L, Pearle M, Cauda F, Bolton D, Celia A, de la Rosette J, Group CPS (2012) The CROES percutaneous nephrolithotomy global study: the influence of body mass index on outcome. J Urol 188(1):138–144. https://doi.org/10.1016/j.juro.2012.03.013

Glowacki LS, Beecroft ML, Cook RJ, Pahl D, Churchill DN (1992) The natural history of asymptomatic urolithiasis. J Urol 147(2):319–321

Gokce MI, Ozden E, Suer E, Gulpinar B, Gulpinar O, Tangal S (2015) Comparison of imaging modalities for detection of residual fragments and prediction of stone related events following percutaneous nephrolitotomy. Int Braz J Urol 41(1):86–90. https://doi.org/10.1590/S1677-5538.IBJU.2015.01.12

Hamilton B, Seltzer R, Gleason D, Nakada S, Gerber G (2017) Cross validation of a predictive analytic model which predicts success and complications of shockwave lithotripsy. J Urol 197(4 Supplement 1):e834

Hein C, Pilatz A, Wagenlehner FME (2017) [Prudent use of antimicrobial prophylaxis : prevention of increasing antibiotic resistance]. Urol A 56(9):1109–1115. https://doi.org/10.1007/s00120-017-0433-1

Hein S, Miernik A, Wilhelm K, Adams F, Schlager D, Herrmann TR, Rassweiler JJ, Schoenthaler M (2016a) Clinical significance of residual fragments in 2015: impact, detection, and how to avoid them. World J Urol 34(6):771–778. https://doi.org/10.1007/s00345-015-1713-2

Hein S, Miernik A, Wilhelm K, Schlager D, Schoeb DS, Adams F, Vach W, Schoenthaler M (2016b) Endoscopically determined stone clearance predicts disease recurrence within 5 years after retrograde intrarenal surgery. J Endourol 30(6):644–649. https://doi.org/10.1089/end.2016.0101

Iremashvili V, Li S, Penniston KL, Best SL, Hedican SP, Nakada SY (2019) Role of residual fragments on the risk of repeat surgery after flexible ureteroscopy and laser lithotripsy: single center study. J Urol 201(2):358–363. https://doi.org/10.1016/j.juro.2018.09.053

Kang HW, Lee SK, Kim WT, Kim YJ, Yun SJ, Lee SC, Kim WJ (2013) Natural history of asymptomatic renal stones and prediction of stone related events. Elsevier Inc, New York. http://ovidsp.ovid.com/ovidweb.cgi?T=JS&PAGE=reference&D=emed11&NEWS=N&AN=2013242328. Accessed (Kang, Lee, Kim, Kim, Yun, Lee, Kim) Department of Urology, College of Medicine, Chungbuk National University, Cheongju, 189

Keeley FX Jr, Tilling K, Elves A, Menezes P, Wills M, Rao N, Feneley R (2001) Preliminary results of a randomized controlled trial of prophylactic shock wave lithotripsy for small asymptomatic renal calyceal stones. BJU Int 87(1):1–8

Khanna A, Monga M, Sun D, Gao T, Schold J, Abouassaly R (2019) Ureteral stent placement during shockwave lithotripsy: characterizing guideline discordant practice. Urol. https://doi.org/10.1016/j.urology.2019.06.015

Lingeman JE, Siegel YI, Steele B, Nyhuis AW, Woods JR, Fuchs GJ (1994) Management of lower pole nephrolithiasis: a critical analysis. J Urol 151(3):663–669

Omar M, Chaparala H, Monga M, Sivalingam S (2015) Contemporary imaging practice patterns following ureteroscopy for stone disease. J Endourol 29(10):1122–1125. https://doi.org/10.1089/end.2015.0088

Osman MM, Alfano Y, Kamp S, Haecker A, Alken P, Michel MS, Knoll T (2005) 5-year-follow-up of patients with clinically insignificant residual fragments after extracorporeal shockwave lithotripsy. Eur Urol 47(6):860–864

Preminger GM, Tiselius HG, Assimos DG, Alken P, Buck AC, Gallucci M, Knoll T, Lingeman JE, Nakada SY, Pearle MS, Sarica K, Turk C, Wolf JS Jr (2007) 2007 Guideline for the management of ureteral calculi. Eur Urol 52(6):1610–1631

Ray AA, Ghiculete D, Pace KT, Honey RJ (2010) Limitations to ultrasound in the detection and measurement of urinary tract calculi. Urol 76(2):295–300. https://doi.org/10.1016/j.urology.2009.12.015

de la Rosette J, Denstedt J, Geavlete P, Keeley F, Matsuda T, Pearle M, Preminger G, Traxer O, Group CUS (2014) The clinical research office of the endourological society ureteroscopy global study: indications, complications, and outcomes in 11,885 patients. J Endourol 28(2):131–139. https://doi.org/10.1089/end.2013.0436

Ruhayel Y, Tepeler A, Dabestani S, MacLennan S, Petrik A, Sarica K, Seitz C, Skolarikos A, Straub M, Turk C, Yuan Y, Knoll T (2017) Tract sizes in miniaturized percutaneous nephrolithotomy: a systematic review from the European Association of Urology Urolithiasis Guidelines Panel. Eur Urol. https://doi.org/10.1016/j.eururo.2017.01.046

Seitz C, Bach T, Bader M, Berg W, Knoll T, Neisius A, Netsch C, Nothacker M, Schmidt S, Schonthaler M, Siener R, Stein R, Straub M, Strohmaier W, Turk C, Volkmer B (2019) [Update of the 2Sk guidelines on the diagnostics, treatment and metaphylaxis of urolithiasis (AWMF register number 043-025): what is new?]. Urol A 58 (11):1304–1312. https://doi.org/10.1007/s00120-019-01033-7

Selby MG, Vrtiska TJ, Krambeck AE, McCollough CH, Elsherbiny HE, Bergstralh EJ, Lieske JC, Rule AD (2015) Quantification of asymptomatic kidney stone burden by computed tomography for predicting future symptomatic stone events. Urol 85(1):45–50. https://doi.org/10.1016/j.urology.2014.08.031

Skolarikos A, Gross AJ, Krebs A, Unal D, Bercowsky E, Eltahawy E, Somani B, de la Rosette J (2015) Outcomes of flexible ureterorenoscopy for solitary renal stones in the CROES URS global study. J Urol 194(1):137–143. https://doi.org/10.1016/j.juro.2015.01.112

Suarez-Ibarrola R, Hein S, Miernik A (2019) Residual stone fragments: clinical implications and technological innovations. Curr Opin Urol 29(2):129–134. https://doi.org/10.1097/MOU.0000000000000571

Sun X, Xia S, Lu J, Liu H, Han B, Li W (2008) Treatment of large impacted proximal ureteral stones: randomized comparison of percutaneous antegrade ureterolithotripsy versus retrograde ureterolithotripsy. J Endourol 22(5):913–917

Tan YH, Wong M (2005) How significant are clinically insignificant residual fragments following lithotripsy? Curr Opin Urol 15(2):127–131. https://doi.org/10.1097/01.mou.0000160628.43860.f9

Turk C, Petrik A, Sarica K, Seitz C, Skolarikos A, Straub M, Knoll T (2016a) EAU Guidelines on interventional treatment for urolithiasis. Eur Urol 69(3):475–482. https://doi.org/10.1016/j.eururo.2015.07.041

Turk C, Petrik A, Sarica K, Seitz C, Skolarikos A, Straub M, Knoll T (2016b) EAU guidelines on diagnosis and conservative management of urolithiasis. Eur Urol 69(3):468–474. https://doi.org/10.1016/j.eururo.2015.07.040

Turk C, Knoll T, Petrik A, Sarica K, Seitz C, Skolarikos A (2017) Grey zones in urolithiasis guidelines. Eur

Urol Focus 3(1):144–146. https://doi.org/10.1016/j.euf.2017.01.013

Turna B, Stein RJ, Smaldone MC, Santos BR, Kefer JC, Jackman SV, Averch TD, Desai MM (2008) Safety and efficacy of flexible ureterorenoscopy and holmium:YAG lithotripsy for intrarenal stones in anticoagulated cases. J Urol 179(4):1415–1419. https://doi.org/10.1016/j.juro.2007.11.076

Zhou X, Sun X, Chen X, Gong X, Yang Y, Chen C, Yao Q (2017) Effect of obesity on outcomes of percutaneous nephrolithotomy in renal stone management: a systematic review and meta-analysis. Urol Int 98(4):382–390

Therapieverfahren – extrakorporale Stoßwellentherapie

Jens J. Rassweiler und Marie-Claire Rassweiler-Seyfried

Inhaltsverzeichnis

6.1 Historisches – 89

6.2 Stoßwellenphysik und Mechanismen der Steindesintegration – 89
6.2.1 Druck- und Zugkräfte – 90
6.2.2 Quasi-statische Kompression – 94
6.2.3 Dynamische Kompression – 94
6.2.4 Kavitation – 94
6.2.5 Impulsübertragung und Trägheit – 94
6.2.6 Dynamische Ermüdung – 95

6.3 Stoßwellenquellen – 95
6.3.1 Elektrohydraulische Stoßwellenerzeugung – 95
6.3.2 Elektromagnetische Stoßwellenerzeugung – 95
6.3.3 Piezoelektrische Stoßwellenerzeugung – 99
6.3.4 Vergrößerung oder Anpassung des Stoßwellenfokus – 99

6.4 Applikationsparameter der ESWL – 100
6.4.1 Ankopplung – 101
6.4.2 Ortung und Therapiekontrolle – 101
6.4.3 Stoßwellenfrequenz und Wahl der Stoßwellenenergie – 102
6.4.4 Auxiliäre Maßnahmen – 104

6.5 Komplikationen und Nebenwirkungen – 107
6.5.1 Intraoperative Komplikationen – 107
6.5.2 Postoperative Komplikationen – 107

© Springer-Verlag GmbH Deutschland, ein Teil von Springer Nature 2021
T. Knoll, A. Miernik (Hrsg.), *Urolithiasis*, https://doi.org/10.1007/978-3-662-62454-8_6

6.5.3	Langzeitkomplikationen – 108	
6.5.4	Vergleich der Komplikationen mit anderen Therapieverfahren – 108	
6.6	**Klinische Ergebnisse und Vergleich – 109**	
6.6.1	Methoden des Vergleichs – 109	
6.6.2	Vergleich verschiedener Lithotriptoren – 109	
6.6.3	Aktuelle Trends der ESWL – 109	
6.7	**Perspektiven der ESWL – 110**	
6.7.1	Verbesserung der Desintegration klassischer Stoßwellenquellen – 110	
6.7.2	Neuartige Stoßwellen – 111	
6.7.3	Was ist wichtig für die Zukunft der ESWL – 111	
	Literatur – 112	

Therapieverfahren – extrakorporale Stoßwellentherapie

6.1 Historisches

Obwohl die extrakorporale Stoßwellenlithotripsie (ESWL)) schon seit 1985 ein etabliertes Therapieverfahren der Urolithiasis darstellt (Chaussy et al. 1980; Fuchs et al. 1985), bestehen zunehmend Zweifel an der Effektivität des Verfahrens im Vergleich zu den endoskopischen Techniken (Miernik et al. 2012). Hierfür gibt es historisch bedingte Ursachen.

Ausgehend vom Dornier HM3 wurde bei der Weiterentwicklung der Lithotriptoren zunächst auf die Entwicklung alternativer Stoßwellenquellen (elektromagnetisch, piezoelektrisch) gelegt danach hauptsächlich auf die Integration der Stoßwellenquelle in multifunktionelle urologische Röntgenarbeitsplätze Wert gelegt (Rassweiler et al. 1988, 1992a, b), während die Verbesserung der Desintegrationsqualität nicht im Vordergrund stand. Hinzu kam, dass das Verfahren in den meisten Kliniken vom jüngsten Assistenten durchgeführt ohne entsprechende Anleitung und theoretischen Kenntnissen der Stoßwellenphysik. Dieser Trend wurde darüber hinaus durch die Tatsache unterstützt, dass Harnleitersteine deutlich zunehmen, die meist schon notfallmäßig mit endourologischen Techniken (Stent, Ureteroskopie) behandelt werden (Knoll et al. 2011; Neisius et al. 2015; Rassweiler et al. 2020).

Die Patienten wünschen heutzutage eine komplette Steinsanierung in einer Sitzung anstatt nach mehreren ESWL-Sitzungen auf das Abgehen der Steinfragmente zu warten (Hein et al. 2016). Dies führte zu einer deutlichen Abnahme der ESWL im Vergleich zu anderen Verfahren vor allem was Nierensteine >1 cm und Harnleitersteine anbelangt (Heers et al. 2019; ◘ Abb. 6.1). Die Studien zum Mechanismus der Steindesintegration und den Applikationstechniken der Stoßwelle haben zwar ein Umdenken bezüglich des Stellenwerts der ESWL angestoßen, konnten aber diesem Trend nicht entgegenwirken (Rassweiler et al. 2011, 2014; Bhojani und Lingeman 2013).

6.2 Stoßwellenphysik und Mechanismen der Steindesintegration

Stoßwellen stellen eine akustische Druckwelle mit kurzer Dauer (<10 μs), steilem Anstieg und hohem Spitzendruck (20–100 MPa) gefolgt von einer Unterdruckwelle dar. Aus der dreidimensionalen Verteilung der Druckwelle lassen sich physikalische Parameter wie räumliche Energieverteilungsmuster oder ortaufgelöste und gemittelte Energiedichten berechnen (◘ Abb. 6.2). Dabei hängt die Steindesintegration von der Stoßwellenenergie ab, während die Gewebeschädigung mit der Energiedichte und der Einwirkzeit korreliert (Rassweiler et al. 2011).

Prinzipiell muss zwischen der initialen Fragmentation des Steins in wenige Partikel und der anschließenden kompletten Steindesintegration in abgangsfähige Partikel unterschieden werden (Lokhandwalla und Sturtevant 2000; Rassweiler et al. 2011). Die initiale Fragmentation kann als ein Prozess beschrieben werden, bei dem Bruchlinien aufgrund stoßwelleninduzierter Stressfelder entstehen. Die Lokalisation dieser Bruchlinien hängt davon ab, wo im Stein maximale Stresszonen entstehen, die über dem kritischen Berstungswert liegen. Die weitere Desintegration des Konkrements erfolgt durch Wachsen und Zusammenfließen (Koaleszenz) der Bruchlinien unter kontinuierlicher Stoßwellenapplikation im Rahmen der dynamischen Ermüdung des Steinmaterials.

Es gibt verschiedene Theorien der Steinfragmentation (◘ Tab. 6.1). Diese lassen sich am besten im Sinne einer dynamischen Kompression des Steins interpretieren (Sapozhnikov et al. 2007; Rassweiler et al. 2011, 2012). Dies steht im Gegensatz zur intra-

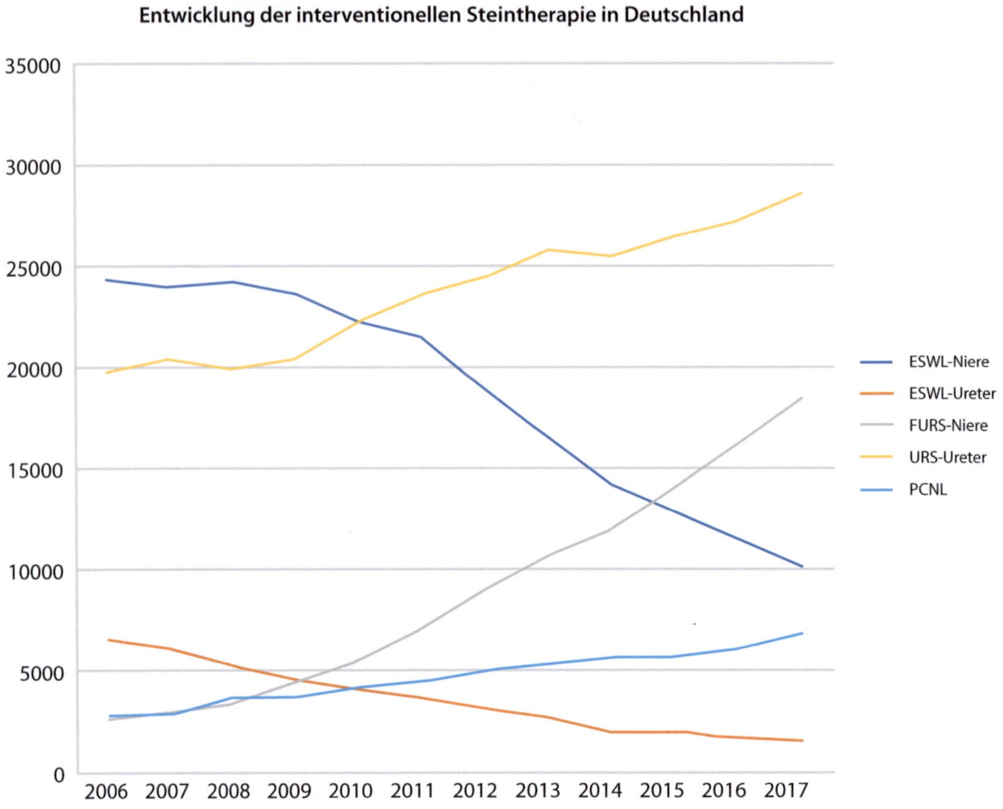

Entwicklung der interventionellen Steintherapie in Deutschland

(Diagramm: ESWL-Niere, ESWL-Ureter, FURS-Niere, URS-Ureter, PCNL, 2006–2017)

Abb. 6.1 Entwicklung des Einsatzes der unterschiedlichen Verfahren zur Steinbehandlung in Deutschland mit Abfall der ESWL und Anstieg der (flexiblen) Ureterorenoskopie. (Nach Heers et al. 2019)

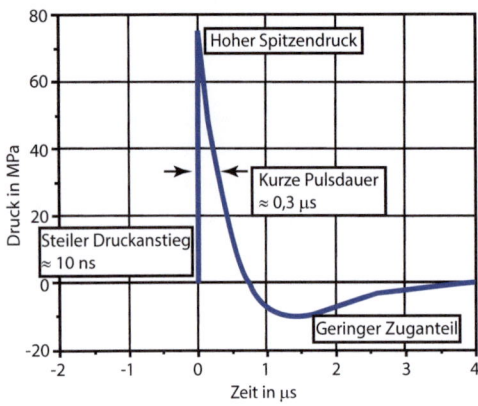

Abb. 6.2 Exemplarischer Druckverlauf einer Stoßwelle (nach Rassweiler et al. 2016) mit steilem Anstieg und idealerweise geringem Zuganteil (= negativer Druck)

korporalen laserinduzierten Stoßwellenlithotripsie (LISL), wo die Reaktion zwischen Laserspitze und Stein stattfindet.

6.2.1 Druck- und Zugkräfte

Die Theorie der Druck- und Zugkräfte basiert darauf, dass die Rückfläche des Steins eine akustische Grenzfläche darstellt, die eine reflektierte Unterdruckwelle im Stein erzeugt, ausgehend von der stoßwelleninduzierten Überdruckwelle, die den Stein passiert hat (Chaussy et al. 1980). Die sphärische Stoßwellenfront führt zu überdruckbedingten Zugspannungen im Stein (● Abb. 6.3a). Es konnte gezeigt werden,

Therapieverfahren – extrakorporale Stoßwellentherapie

Tab. 6.1 Theorien zur Steindesintegration

Hypothese	Mechanismus	Voraussetzungen	Fragmentationsty	Kommentar
Druck- und Zugkräfte	Druckgradient wegen Impedanzsprung an Steinvorder- und -rückseite mit Druckumkehr/Phasensprung	Stoßwellenfokus kleiner als Stein	Kraterbildung an Vorder- und Rückfront des Steins (wie mit Hammer)	Nur relevant für kleineren Fokus
Berstung	Am distalen Steinende reflektierte Druckwelle führt zu maximalem inneren Berstungsdruck im hinteren Steindrittel	Stoßwellenfokus kleiner als Stein	Aufbrechen des Steins von innen (wie in Flasche oder Stein gefrierendes Wasser)	Nur relevant für kleineren Fokus Keine Erklärung für Fragmentation an Steinvorderfläche
Quasi-statisches Quetschen	Druckgradient zwischen umhüllenden und im Stein laufenden Wellenanteilen führt zum Quetschen des Steins	Stoßwellenfokus größer als Stein SW-Ausbreitungsgeschwindigkeit im Stein höher als in Flüssigkeit	Nussknackerartige Steindesintegration mit zentralen orthogonalen Bruchlinien	Nur relevant für großen Fokus
Kavitation	Negative Druckwellen induzieren Kollaps von Kavitationsblasen an der Steinoberfläche	Niedrige Viskosität der umgebenden Flüssigkeit	Mikroexplosive Erosion am proximalen und distalen Steinende (ggf. im gesamten Fokus)	Wichtig bei der fortschreitenden Desintegration Nützlich um SW-Quelleneffektivität zu verbessern
Dynamisches Quetschen	Druckwellen im Innern des Steins werden verstärkt durch Quetschen von den Rändern aus	Parallele Ausbreitung der longitudinalen Wellen SW-Geschwindigkeit im Stein höher als in Wasser / Urin	Kombination von nussknackerartiger Steindesintegration und Aufbrechen des Steins von innen	Beste Theorie zur Steindesintegration mit Übereinstimmung im numerischen Modell
Impulsübertragung und Trägheit	Stoßwellenimpuls wirkt als Vektor auf Stein mit hoher Beschleunigung	Unabhängig von der Fokusgröße	Durch Trägheit der Masse des Steins wird dieser hin- und hergeschubst (Joggle-Effekt)	Rein mechanische Erklärung ohne Berücksichtigung der Akustik

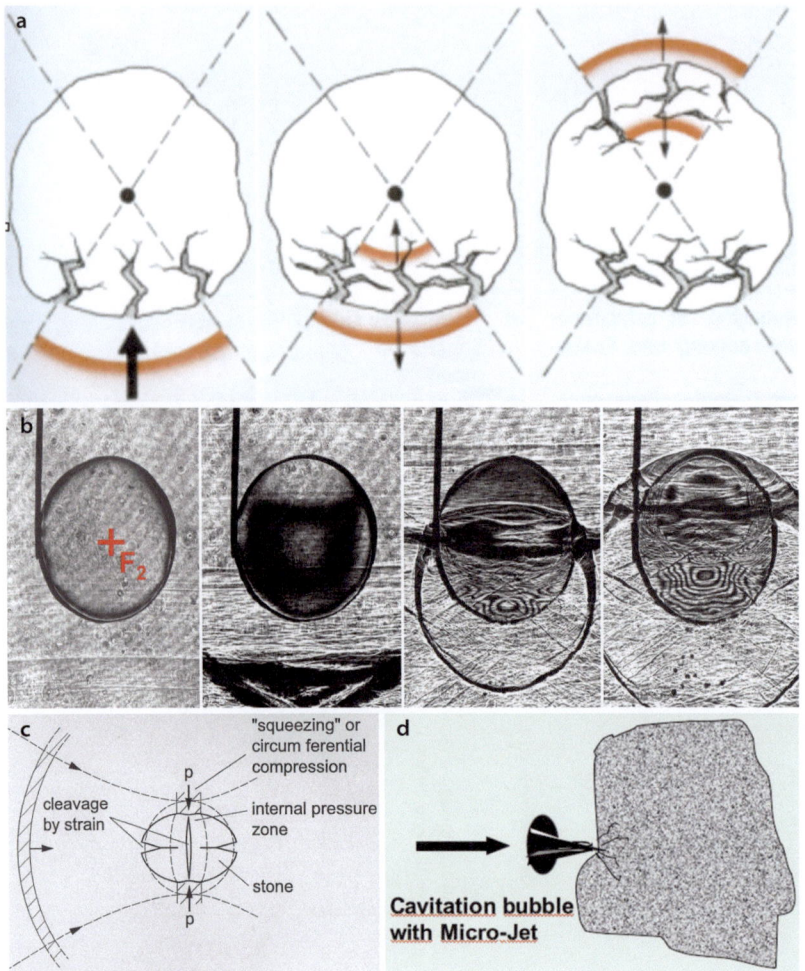

Abb. 6.3 a–f: Schematische Darstellungen der Theorien zur stosswelleninduzierten Steindesintegration (nach Rassweiler et al. 2016) **a** Druck- und Zugkräfte: Stoßwellen treffen auf den Stein und werden teilweise aufgrund des Impedanzunterschieds an der Grenzfläche Wasser-Stein reflektiert. Es kommt dabei zur Phasenumkehr mit Absprengung von Steinmaterial an der Oberfläche durch die von der Druckdifferenz ausgelösten Kräfte. **b** Bersten: Die distale Steinfläche reflektiert als akustisch weiche Grenzfläche die Stoßwelle als eine Druckwelle desinitialen Stoßwellendruckimpuls, die sich aus geometrischen Gründen im distalen Drittel des Steins bündelt. Das führt zu einem Bersten des Steins von innen, analog der Wirkung von gefrierendem Wasser in Backsteinen. **c** Quasi-statisches Quetschen: Die Geschwindigkeit der Stoßwelle in der umgebenden Flüssigkeit ist viel geringer als innerhalb des Steins, wodurch ein Unterdruck im Stein entsteht, der den komprimierenden Effekt des den Stein umschließenden Stoßwellenanteils gewissermaßen statisch erhöht. Dies führt zu einem nussknackerartigen Quetschen des Steins mit orthogonalen Frakturlinien. **d** Dynamisches Quetschen: Die Kombination von internen Druckwellen ausgelöst durch Reflexion an den Grenzflächen des Steins und von extern komprimierenden Wellenanteilen führt in der 3D-Computersimulation zu den höchsten Drucken im Stein. Dabei unterscheiden sich die Ausbreitungsgeschwindigkeiten beider Wellenanteile deutlich. *Blau* Kompressionsphase (Quetschen), *grün* innere Druckwelle (Bersten), *rot* maximaler Summationseffekt. **e** Kavitation: Das Hochgeschwindigkeitsphänomen der Stoßwellen mit Implosion von Gasblasen führt an der Steinoberfläche zum Abplatzen von Steinmaterial. Dies kann an allen Steinoberflächen erfolgen (im Rahmen der finalen Steindesintegration). **f** Impulsübertragung und Trägheit: Der am Faden hängende Stein wird in Richtung der Stoßwellenausbreitung ausgelenkt (Impulsübertragung) Gleichzeitig wird Steinstaub von der Steinoberfläche in die Gegenrichtung beschleunigt (Joggle-Effekt).

Therapieverfahren – extrakorporale Stoßwellentherapie

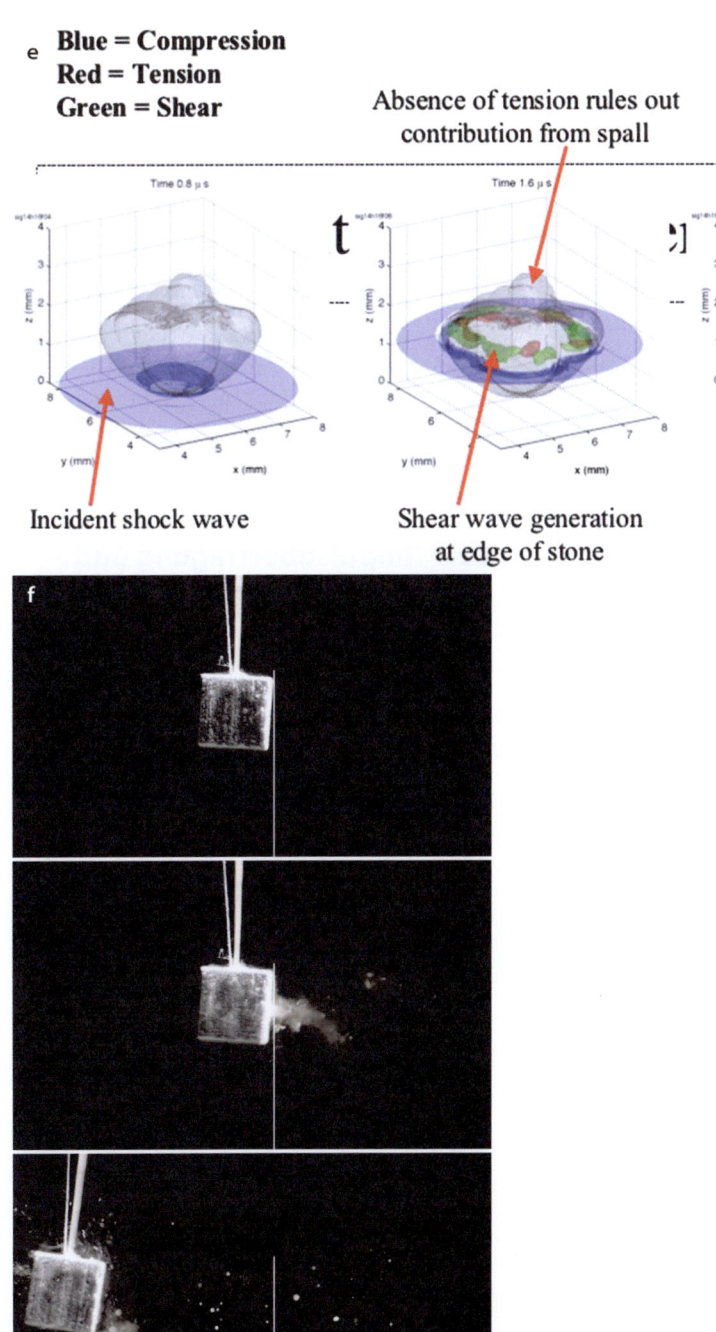

Abb. 6.3 (Fortsetzung)

dass das Druckmaximum im hinteren Drittel des Steins liegt und dort zur ersten Bruchlinie im Sinne eines Berstens (Spalling) führt (Zhong et al. 1999; Rassweiler et al. 2011; ◘ Abb. 6.3b).

6.2.2 Quasi-statische Kompression

Diese Theorie basiert auf der Beobachtung, dass wenn die Stoßwellenfront (= Fokus) größer ist als der Stein, ein den Stein umschließendes Druckfeld entsteht (Eisenmenger 2001). Der Überdruckanteil wirkt wie ein Nussknacker und führt zu einer Fragmentation des Steines mit parallel oder orthogonal zur Stoßwellenfront verlaufenden Frakturlinien (◘ Abb. 6.3c). Dabei ist die Geschwindigkeit der Stoßwelle in der umgebenden Flüssigkeit viel geringer als innerhalb des Steins, wodurch ein Unterdruck im Stein entsteht, der den komprimierenden Effekt erhöht. Wichtig dabei ist, dass hierfür deutlich geringere Maximaldrucke (20–30 MPa) erforderlich sind, aber Stoßwellenquellen mit großem Fokus benötigt werden.

6.2.3 Dynamische Kompression

Diese Theorie verknüpft beide anderen Fragmentationshypothesen: Der Stein wird durch intern erzeugte Zugwellen fragmentiert, die durch eine externe Kompression ausgehend von der Steinoberfläche verstärkt werden (◘ Abb. 6.3d). Nur das Modell der dynamischen Kompression konnte sowohl experimentell als auch im mathematischen Kalkulationsmodell sämtliche Beobachtungen ausreichend erklären (Sapozhnikov et al. 2007; Rassweiler et al. 2011, 2012).

6.2.4 Kavitation

Zusätzlich zur direkten Druck- und Zugspannung auf den Stein kann auch eine sekundär durch Stoßwellen induzierte Kavitation zur Fragmentation an der Oberfläche, aber innerhalb der Frakturlinien führen, bedingt durch den Unterdruck beim Kollaps einer Kavitationsblase (◘ Abb. 6.3e). Kavitation spielt keine Rolle bei der initialen Fragmentation (Crum 1988; Pishalnikov et al. 2003). Umgibt man den Stein mit hochviskoser Flüssigkeit, kann man Kavitation unterdrücken.

6.2.5 Impulsübertragung und Trägheit

Während die bisher publizierten Theorien zur stoßwelleninduzierten Steindesintegration auf den Gesetzen der Akustik insbesondere der Stoßwellenausbreitung und -reflexion basieren, wurde kürzlich eine mechanische Erklärung vorgestellt. Diese basiert auf der Impulsübertragung der Stoßwellenenergie und der Trägheit des Steins (Wess und Mayer 2020). Der Stoßwellenimpuls wird als Vektor in Richtung der Stoßwellenausbreitung definiert (◘ Abb. 6.3f). Dies führt zu einer kurzfristigen Beschleunigung des Steins (100.000 m/s) und aufgrund dessen Trägheit zu starken Kräften am Stein (370 N) und damit zur Fragmentation durch ein ständiges hin- und herschuben (Joggle-Mechanismus). Sie relativieren damit die Forderung nach einem möglichst großen Stoßwellenfokus. Allerdings können die Autoren auch in ihren Experimenten die Relevanz der anderen Mechanismen (Druck und Zugkräfte, Hopkinson-Effekt, Bersten) bei der Fragmentation nachweisen. Außerdem nimmt der Joggle-Effekt mit zunehmender Fragmentierung ab.

6.2.6 Dynamische Ermüdung

Damit wird die Theorie zur vollständigen Steindesintegration bezeichnet (Lokhandwalla und Sturtevant 2000). Sie basiert auf der Beobachtung, dass der Desintegrationsprozess im Verlauf der Stoßwellenapplikation zunimmt und meist zur kompletten Zerstörung der Steinkonfiguration führt. Somit kann die Fragmentierung eines Konkrements als ein fortschreitender Prozess definiert werden bestehend aus drei Phasen:
- Initiation (basierend auf dynamischer Kompression),
- Propagation (mit zusätzlicher Kavitation) und
- Desintegration (durch Zerstörung der Kristallgitter).

Interessant ist in diesem Zusammenhang die Beobachtung des endoskopisch kontrollierten Jacuzzi oder Popcorn-Effekts. Hier erzeugt der Laser eine Strömung, der die Steinfragmente an die Laserspitze treibt, wo dann eine Fragmentierung erfolgt.

> Es gibt unterschiedliche Theorien zur Steindesintegration, die sich vor allem auf dem Mechanismus der initialen Fragmentierung konzentrieren. Das Konzept der dynamischen Kompression erklärt dies am besten. Allerdings scheint auch die mechanische Impulsübertragung eine Rolle bei der Steindesintegration zu spielen.

6.3 Stoßwellenquellen

Drei Verfahren der Stoßwellenerzeugung haben sich klinisch bewährt. Sie unterscheiden sich aber wesentlich in ihren physikalischen Daten (◘ Tab. 6.2).

6.3.1 Elektrohydraulische Stoßwellenerzeugung

Elektrohydraulische Stoßwellenquellen wurden als erste klinisch im Dornier HM3 (Chaussy et al. 1980; Fuchs et al. 1985). Die Stoßwellenerzeugung erfolgt durch die Zündung einer Unterwasserelektrode. Zur Fokussierung der punktförmig erzeugten Welle dient ein Halbellipsoid (◘ Abb. 6.4a). Aufgrund des Elektrodenabbrands kommt es zu relativ stark variierenden Druckwerten (Jitter-Effekt). Dementsprechend konnten mit einer Elektrode maximal 3000–4000 Impulse erzeugt werden. Das elektrokonduktive System stellt eine technische Weiterentwicklung der elektrohydraulischen Stoßwellenerzeugung dar (◘ Abb. 6.4b): Hier werden die Elektrodenenden nach jedem Schuss adaptiert. Damit wird der Jitter-Effekt minimiert und die Lebensdauer einer Elektrode auf 40.000 Impulse gesteigert (Rassweiler et al. 1992b).

6.3.2 Elektromagnetische Stoßwellenerzeugung

Elektromagnetische Stoßwellenquellen werden seit 1985 verwendet und heute am häufigsten eingesetzt (Rassweiler et al. 1988). Das Prinzip basiert auf der Abstoßung von Elektrospulen mit entgegengesetzter Wicklung (◘ Abb. 6.5a). So entsteht eine flächige Welle in einem Stoßwellenrohr, die je nach Konfiguration des elektromagnetischen Generators (Flachspule, Zylinder, Halbkugel) durch eine akustische Linse oder ein Paraboloidreflektor (Köhrmann et al. 1995; ◘ Abb. 6.5b) fokussiert werden respektive im Fall des sphärischen Elements selbstfokussierend sind. Der entscheidende Vorteil der elektromagnetischen Stoßwellenerzeugung liegt in stabilen Druckwerten und langer Lebensdauer (ca. 1 Million Impulse).

Tab. 6.2 Vergleich der unterschiedlichen Technologien der extrakorporalen Stoßwellenlithotripsie

Erfolgsfaktor	Optionen	Spezifische Modifikationen	Vorteile	Problematik
Stoßwellenerzeugung	Elektrohydraulisch mit Ellipsoidreflektor	Funkenstrecke (Elektrode)	Großer Fokus, Geringere Energiedichte	Inkonstanz der Pulse (Jitter-Effekt), Eine Elektrode pro Behandlung
		Elektrokonduktiv	Hohe Konstanz der Pulse 40.000 SW pro System	10 Behandlungen /System
	Elektromagnetisch	Spulenmembran mit akustischer Linse	Vergrößerung des Fokus durch längere Pulsbreite	Vorteile des größeren Fokus klinisch noch nicht erwiesen
		Zylinder mit Paraboloidreflektor	Dualer Fokus realisiert (z. B. größer für Nieren- und kleiner für Uretersteine)	Vorteile des dualen Fokus klinisch noch nicht erwiesen
		Sphärische Element	Sehr großer Fokus mit niedrigem Spitzendruck	Nur mit Ultraschallortung verfügbar
	Piezoelektrisch	Sphärische Anordnung in zwei Lagen	Drei Fokusgrößen realisierbar	Vorteile des Triple-Fokus klinisch noch nicht erwiesen, Kleiner Fokus mit hohen Wiederbehandlungsraten
Ankopplung	Wasserbad	Komplett (Dornier HM3) Partiell (Sonolith 2000, Piezolith 2200)	Ideale Ankopplung	Nicht in Multifunktionstischen integrierbar, Wird nicht mehr hergestellt
	Wasserkissen	Kopplungsgel Kopplungsöl (Modulith)	In Multifunktionstische integrierbar	20 % Abschwächung der SW-Energie, Optimal Ankopplung: Warmes US-gel aus dem Kontainer, Rasur der Haut im Kopplunsgbereich, Kontrolle der Ankopplung in real-time durch in-line Sonographie oder Kamerasystem (Dornier)

Therapieverfahren – extrakorporale Stoßwellentherapie

Steinortung			
Fluoroskopie-C-arm In-line-Fluorokopie	Automatische Feinortung	Reduktion der Strahlenbelastung	Röntgendurchleuchtung weltweit erste Wahl
	Optische Tracking (Navigation)	Reduktion der Strahlenbelastung	Kamera kontrolliert die Position der SW-Quelle
	Akustisches Tracking (Navigation)	Adaptation an externen C-Arm und Sonographiegerät möglich	Sechs Piezo-elemente senden die Position der SW-Quelle an vier Empfänger montiert am Ortungssystem
In-line-Ultraschall	-	Real-time-SW-Applikation Kontrolle der Ankopplung	Schwierig bei adipösen Patienten und mittleren Harnleitersteinen
Lateraler Ultraschall	Tri-mode-Ortungssystem	Parallele US- und Röntgenortung(Kontrolle der Ankopplung mit Kamera)	5 (3–9) mm Toleranz des lateralen US zum in-line Ultraschall

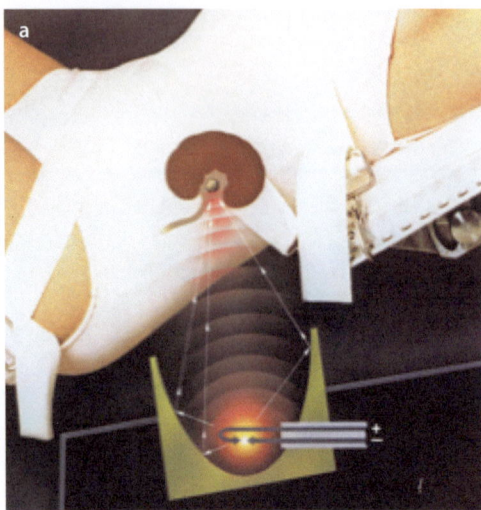

Vergleich elektrohydraulische versus elektrokonduktive Stoßwellenerzeugung

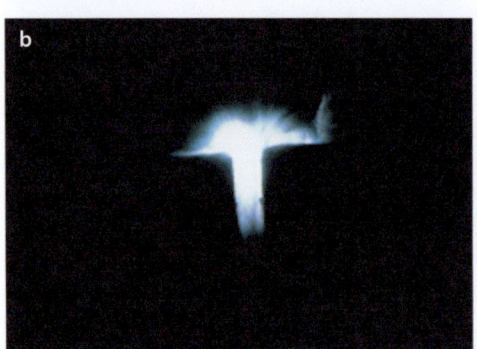

Erste Stoßwelle

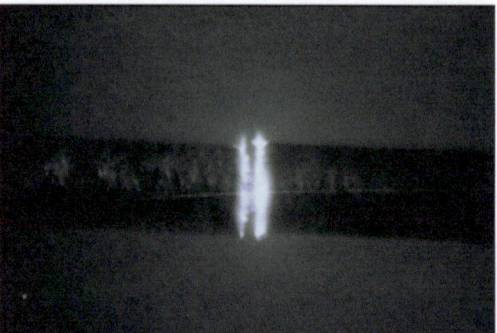

Erste Stoßwelle

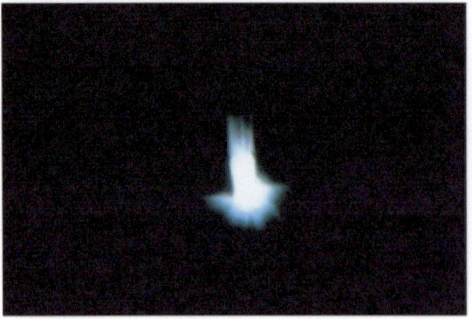

Zweite Stoßwelle

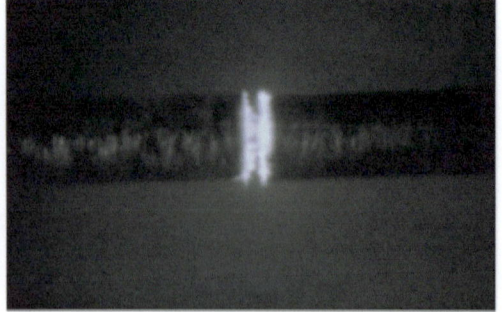

Zweite Stoßwelle

Abb. 6.4 a, b: Elektrohydraulische Stoßwellenerzeugung. **a** Standardsystem (wie im ursprünglichen Dornier HM3): Erzeugung der Stoßwelle durch Zündung einer Unterwasserelektrode. Die sphärische Stoßwelle (ausgehend von F1) wird an einem Metall-Halbellipsoid reflektiert und dementsprechend in F2 fokussiert (AST Lithospace). Durch Abbrand der Elektroden kann es zu Druckunregelmäßigkeiten kommen (Jitter-Effekt) **b** Technische Weiterentwicklung durch Einsatz der elektrokoduktiven Technologie, bei der sich beide Elektroden in einem Isolationsmedium befinden und ihr Abstand konstant gehalten wird. Hierdurch kann der Jitter-Effekt (linke Seite) vermieden werden (Edap-Technomed Sonolith)

Therapieverfahren – extrakorporale Stoßwellentherapie

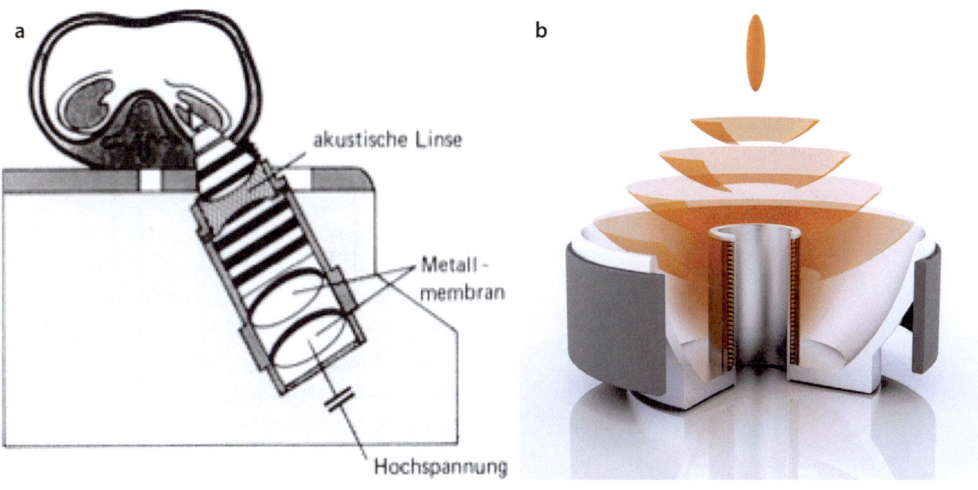

Abb. 6.5 a, b: Elektromagnetische Stoßwellenerzeugung. **a** Elektromagnetische Flachspule mit Erzeugung einer flächenhaften Stoßwellenfront, die im Stoßrohr durch eine akustische Linse fokussiert wird (Siemens Modularis, Dornier Compact). **b** Elektromagnetischer Zylinder, dessen zirkuläre Stoßwellenfront durch einen Paraboloidreflektor fokussiert wird (Storz Modulith)

6.3.3 Piezoelektrische Stoßwellenerzeugung

Die piezoelektrische Stoßwellenerzeugung basiert auf der simultanen Schwingung sphärisch angeordneter piezokeramischer Elemente. Die Systeme sind auf einer Halbkugel angeordnet und somit selbstfokussierend (Rassweiler et al. 1987). Von ursprünglich vier Systemen ist heute nur noch eines in modifizierter Form im Einsatz. Um eine ausreichende Stoßwellenenergie im Focus zu bündeln war eine relativ große Apertur (50 cm) des Systems notwendig. Dies hatte zwar den Vorteil der fast schmerzfreien Behandlung. Das System war aber nicht in multifunktionelle Tische zu integrieren. Daher wurde ein zweischichtiger Stoßwellengenerator entwickelt, der nur noch eine Apertur von 30 cm benötigt (Neisius 2006; Wang et al. 2009; Neisius et al. 2015; ■ Abb. 6.6). Neben der geringen Schmerzbelastung liegen die Vorteile des piezoelektrischen Systems in der hohen Lebensdauer (>1 Mio. Impulse). Problematisch ist der sehr kleine Fokus mit entsprechend hoher Wiederbehandlungsrate (■ Tab. 6.2).

6.3.4 Vergrößerung oder Anpassung des Stoßwellenfokus

Fokusgröße und Stoßwellenmaximaldruck eines Lithotriptors hängen primär von der Apertur des Stoßwellensystems und der abgegebenen Energie ab. Die klassische Definition der Fokusgröße gibt den Durchmesser bis zur Hälfte des Maximaldrucks (−6dB) an (Rassweiler et al. 2012). Es ist allerdings bis heute unklar, welche direkte Bedeutung der Maximaldruck hat. Auch wenn der Trend prinzipiell wieder zu einem größeren Fokus geht, könnte theoretisch eine steinspezifische Adaptation der Fokusgröße sinnvoll sein: Ein 1 cm impaktierter Harnleiterstein benötigt einen relativ kleinen Fokus im Gegensatz zu dem 1,5 cm großen Nierenbeckenstein. Dieser wird technisch auf unterschiedliche Weise realisiert. Beim Storz Modulith SLX-F2 ermöglicht eine zeitliche Streckung des Stoßwellenimpulses die Fokusvergrößerung. Der Piezolith 3000 erreicht dies durch eine zeitverzögerte Aktivierung der beiden Lagen des piezokeramischen Elementes. Allerdings konnte die

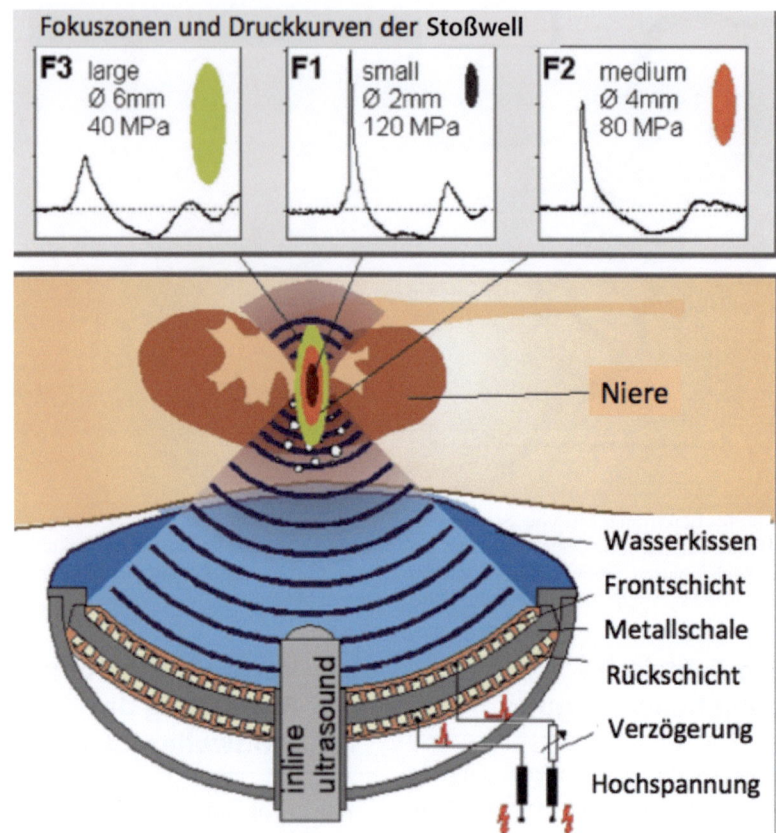

Abb. 6.6 Piezoelektrische Stoßwellenerzeugung: Doppellagige sphärische Anordnung piezokeramischer Elemente mit deren zeitlich koordinierter Aktivierung. Hierdurch kann einerseits der Fokusdruck gesteigert und andererseits die Fokusgröße verändert werden (Triple-Fokus des Wolf Piezolith 3000)

Überlegenheit dieses Konzepts bisher in keiner klinischen Studie belegt werden (Zehnder et al. 2011).

In jüngster Zeit hat das Interesse an Lithotriptoren mit großem Fokus und relativ niedrigem Stoßwellendruck zugenommen (AST Lithospace, LithoGold 380, Xinin XX-ES). Dies basiert zum einen auf den Theorien zur Steindesintegration, zum anderen auf in-vitro-Untersuchungen, die eine gute desintegrative Effektivität diese Systeme im Steinmodell gezeigt haben bei minimalen Läsionen der Niere im Tiermodell (Rassweiler et al. 2012; ◘ Tab. 6.2). Theoretisch bietet der große Fokus den Vorteil der Applikation ausreichender Stoßwellenenergien mit relativ geringer Energiedichte. Allerdings fehlen auch hier klinische Vergleichsstudien.

> Es gibt drei unterschiedliche Formen der Stoßwellenerzeugung, von denen die elektromagnetische heute in dem meisten Lithotriptoren integriert ist. Der Stellenwert der Fokusgröße für die optimale Steindesintegration ist weiterhin unklar.

6.4 Applikationsparameter der ESWL

Der Erfolg der ESWL hängt entscheidend von der Applikationsqualität ab (Bhojani und Lingeman 2013). Anders als bei der re-

Therapieverfahren – extrakorporale Stoßwellentherapie

Tab. 6.3 Anwendungsrichtlinien zur Optimierung der Stoßwellenapplikation

Steinortung

Beachtung des Verlaufs des Stoßwellenfokus auf dem Bildschirm der jeweiligen Ortungsmodalität

Dokumentation des Ausgangsbefunds

Bei starker Atemverschieblichkeit der Niere ggf. Nierengurt

Ankopplung

Rasieren der Haut im Bereich der Ankopplung

Gewärmtes Ultraschallgel (niedrigere Viskosität)

Applikation des Gels aus Container (nicht schütteln)

Ausreichende Menge gut auf Koppelkissen verteilen ggf. Kontrolle der Ankopplungsqualität (Ultraschall, Kamera)

SW-Applikation

Langsames Ansteigen der Generatorspannung (Ramping)

Gute Analgesie (geringe Atemexkursionen)

Bei Problemsteinen niedrige Stoßwellenfrequenz (1 Hz)

lativ einfachen Handhabung des Dornier HM3 mit komplettem Wasserbad und aufwendigem aber komfortablem doppeltem Röntgendurchleuchtungssystem, sind Ankopplung mittels Wasserkissen und Steinortung mittels rotierendem isozentrischen Röntgen-C-Bogen komplizierter geworden (Rassweiler et al. 2016; Tab. 6.3).

6.4.1 Ankopplung

Bei Verwendung von Wasserkissen ist deren Ankopplung auf die Haut entscheidend. Dabei besteht die Gefahr, dass sich Luftblasen im Kopplungsgel befinden, die eine bis zu 43 % Schwächung der Stoßwellenwirkung zur Folge haben (Rassweiler et al. 2012). Unter Verwendung einer Spezialkamera im Stoßwellenkopf (Abb. 6.7) war in 67 % der Fälle die Ankopplung insuffizient (Bohris et al. 2012; Tailly und Tailly-Cusse 2014). Für eine sachgemäße blasenfreie Ankopplung sollte das Koppelgel am besten aus einem Container verwendet werden und angewärmt sein, um dessen Viskosität zu senken (Tab. 6.3). Außerdem muss beachtet werden, dass das Koppelgel/-öl unter Umständen die Membran des Wasserkissens beschädigen kann.

6.4.2 Ortung und Therapiekontrolle

Steine müssen zuverlässig geortet werden. Untersuchungen haben gezeigt, dass etwa 30 % der Stoßwellen den Nierenstein gar nicht treffen (Sorensen et al. 2012). Dies liegt an der Atembeweglichkeit der Niere. Anästhesiologische Verfahren wie die „high frequency ventilation (HFV)" haben sich klinisch wegen des Aufwands nicht durchgesetzt, ebenso wenig wie Verfahren der Atemtriggerung gesteuert über einen Brustgürtel (Eisenberger und Rassweiler 1986). Die Atembeweglichkeit kann durch einen Kompressionsgürtel reduziert werden (Bohris et al. 2016). Entscheidend ist auch eine gute Sedierung des Patienten beziehungsweise eine schmerzfreie Behandlung mit entsprechend minimalen Atemexkursionen (Tab. 6.3). Hier hilft der große Fokus nur bedingt, da die laterale Ausdehnung nur maximal 10–12 mm beträgt (Tab. 6.4).

Ohne Zweifel stellt die Röntgenortung die erste Wahl dar, insbesondere da sie weitgehend untersucherunabhängig ist. Der Patient muss auf der Liege vorpositioniert werden und dann erfolgt die Feinortung nur durch Anklicken des Steins auf dem Durchleuchtungsbild. Hierbei bietet die In-line-Ortung durch den Stoßwellenkopf den Vorteil der geringsten Strahlenbelastung (Tab. 6.4). Methoden zur Reduktion der Strahlenbelastung bieten auch optische

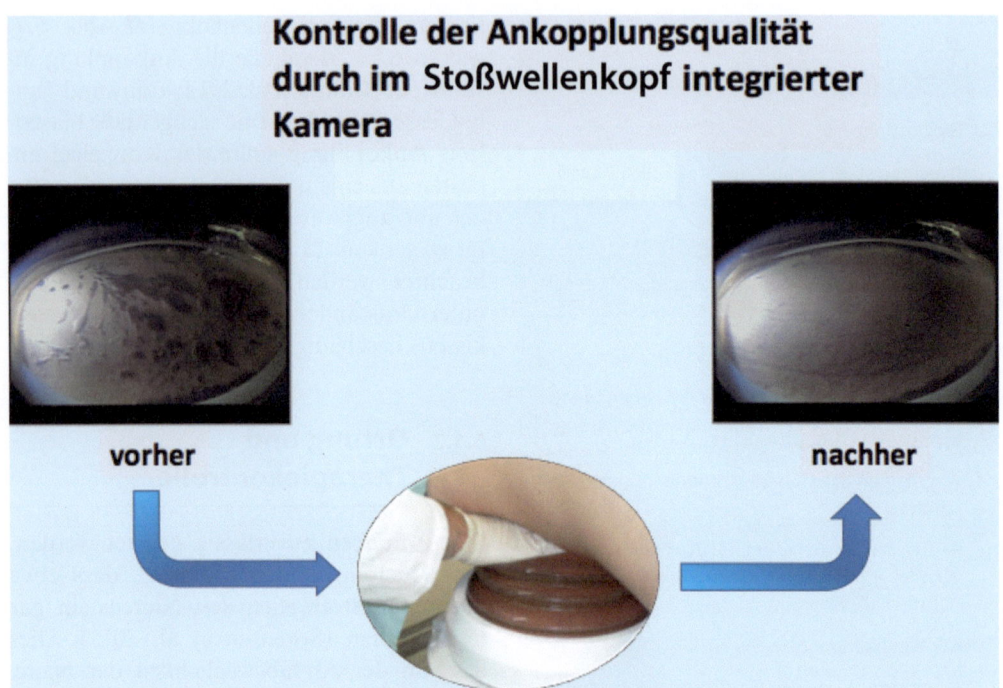

◘ **Abb. 6.7** Kontrolle der Qualität der Ankopplung. **a** Durch eine im Stoßwellenkopf integrierte Videokamera (Dornier Gemini). **b** Durch Kontrolle mit In-line-Ultraschall (Piezolith 3000, Dornier Tri-mode) durch Duplexsonographie

Navigationstechnologien (Storz-Medical, EDAP-Technomed dar (◘ Tab. 6.4).

Die Ultraschallortung hat den Vorteil der fehlenden Strahlenbelastung im Real-time-Modus, wobei theoretisch der In-line-Ultraschall am besten ist, da beide Schallwellen denselben Weg beschreiben. Somit kann mit Ultraschall die Qualität der Ortung, Trefferquote und Fortschritt der Desintegration bestimmt werden (Rassweiler et al. 1987; Bohris et al. 2003).

6.4.3 Stoßwellenfrequenz und Wahl der Stoßwellenergie

Am Dornier HM3 erfolgte die Stoßwellenapplikation EKG-getriggert, um Extrasystolen zu vermeiden (Fuchs et al. 1985). Dies ist bei der Ankopplung über Wasserkissen nicht mehr erforderlich, sodass meist eine Frequenz von 90–120 Hz eingesetzt wird. Vor allem beim Problemstein (z. B. kleiner Unterkelchstein) konnte jedoch gezeigt werden, dass eine Reduktion der Frequenz auf 60–80 Hz bessere Ergebnisse bringt (Weizer et al. 2007). Dies beruht einerseits darauf, dass bei hohen Frequenzen kavitationsinduzierte Luftblasen entstehen, die nicht mehr ausreichend Zeit haben, sich zu verteilen und damit die ankommende nächste Stoßwelle abschwächen. Andererseits steigt mit der Frequenz der Anteil der Fehltreffer (◘ Tab. 6.5).

Ein langsamer Anstieg der gewählten Generatorspannung (Stoßwellenenergie), das sog. Ramping, bewirkt eine bessere Fragmentierung bei geringerem Nierentrauma (Lambert et al. 2010; ◘ Tab. 6.3). Dies liegt in erster Linie daran, dass die niederenergetische Stoßwellenapplikation (100 SW bei 12 kV) zu geringeren Schmer-

Therapieverfahren – extrakorporale Stoßwellentherapie

Tab. 6.4 Vergleich der technischen Details aktueller Lithotriptoren

Lithotriptor	SW-erzeugung	Fokusgröße (-6dB) lateral (mm)	Fokustiefe (mm)	Max. Druck (MPa)	Ortungssystem	Spezielle Eigenschaften
Siemens Modularis	Elektromagnetisch (Spule; Pulso™)	12	160	75*	Isozentrischer fluoroskopischer C-Arm	Kein multifunktionalerArbeitsplatz
Dornier DoLi-S II	Elektromagnetisch (Spule, EMSE 220F-XXP)	5,4	150	110	Isozentrischer fluoroskopischer C-arm In-line UltraschallLateraler Ultraschall	Drei simultane Ortungsmodalitäten(Tri-mode)
Dornier Gemini	Elektromagnetisch (Spule, EMSE 220F-XXP)	6	170	110	Isozentrischer fluoroskopischer C-arm Lateraler isozentrischer Ultraschall	Duale simultane Bildgebung Autopositionierung Kamera zur Kontrolle der Ankopplung
Storz Modulith SLX-F2	Elektromagnetisch (Zylinder)	F1: 6 F2: 9	180	150 90	In-line-Fluoroskopie In-line-Ultraschall(optische Navigation)	Zwei Fokusgrößen MultifunktionalerArbeitsplatz
Xinin XX-ES	Elektro-magnetisch(Spule, selbst-fokussierend)	18	180	30	Lateraler Ultraschall	Niederdruck ESWL Sehr großer Fokus
EDAP/TMS Sonolith i-sys	Elektrokonduktiv (Diatron IV™)	14	170 (155–210)	Keine Angabe.	Isozentrischer fluoroskopischer C-Arm Isozentrischer Ultraschall (optische Navigation)	Kein Jitter-effekt Automatische Druck-regulation Autopositionierung
LithoGold 380	Elektrohydraulic (Smarttrode™)	16	165	40	Adaptierbar an Röntgen-C-arm	Niederdruck ESWL Sehr großer Fokus
Wolf Piezolith 3000	Piezoelektrisch (2 Lagen, selbst-fokussierend)	F1: 2 F2: 4 F3: 8	165	126 119 48	Isozentrischer fluoroskopischer C-Arm In-line Ultraschall	Drei Fokusgrößen

■ Tab. 6.5 Therapieempfehlungen für die ESWL

Steingröße	Lage	SW-Zahl	Energielevel	Frequenz	Kommentar
5–10 mm	Niere	3000–3500	Ramping: 100 SW mit Level 0,1–1 Danach maximal Level: Unterkelch :3,0 Ober-, Mittelkelch: 3,5 Nierenbecken: 4,0	60 SW/min.	Blutdruckkontrolle (RRs max. 140 mmHg) Re-ESWL nach 2–3 Tagen
	Ureter	3500–4500	Kein Ramping Hoher Harnleiter: 4,0 Mittlerer Harnleiter: 6,0 Distaler Harnleiter: 8,0	Hoher und Mittlerer Harnleiter 90 SW/min Distaler Ureter 120 SW/min.	Re-ESWL nach 2 Tagen Kaum Dislokatiom des Steins
10–20 mm	Niere	Einzelstein 3500 Multiple Steine 4000 (ie. 2× 2000)	Ramping: 100 SW mit Level 0,1–1 Unterkelch :3,0 Ober-, Mittelkelch: 3,5 Nierenbecken: 4,0	60 SW/min.	Blutdruck-kontrolle (RRs max. 140 mmHg) Beginne mit dem kleinsten Stein Re-ESWL nach 2–3 Tagen
	Ureter	4500	Kein Ramping Hoher Harnleiter: 4,0 Mittlerer Harnleiter: 6,0 Distaler Harnleiter: 8,0	Hoher und Mittlerer Harnleiter 90 SW/min Distaler Ureter 120 SW/min	Ohne DJ-Stent: Beginne am Oberrand

zen (bessere Analgesie mit geringeren Atemexkursionen) und einer Vasokonstriktion der Nierengefäße führt. Außerdem reicht für die initiale Fragmentierung ein geringerer Stoßwellendruck, während im Rahmen des Aufbrechens des Steines (dynamische Ermüdung) höhere Energien günstig sind. Anders ist dies beim Harnleiterstein, welcher sofort mit hohen Energien behandelt werden kann (■ Tab. 6.5).

6.4.4 Auxiliäre Maßnahmen

Die Rolle der ESWL ändert sich, was auch Einfluss auf die möglichen Auxiliärmaßnahmen hat (■ Tab. 6.6). So ist die retrograde Mobilisation von Harnleitersteinen praktisch aufgegeben worden, da man in diesem Fall entweder gleich eine Harnleiterschiene legt oder den Stein ureteroskopisch behandelt (Miernik et al. 2012). In

Therapieverfahren – extrakorporale Stoßwellentherapie

● Tab. 6.6 Klinischer Ergebnisse der ESWL mit unterschiedlichen Lithotriptoren

Lithotriptor	Harnleitersteine (%)	-steine>2 cm (%)	Re-ESWL (%)	Auxilläre Maßnahmen (%)			Steinfreiheitsrate (%)	Effektivitätsquotient (EQ)
				Pre	Post	Kurativ		
1. Generation								
Dornier HM3								
- USA-Studie	13	14	16		8	5	66	0,53
Stuttgart	17	13	14	10	14	3	73	0,57
- Berne (mod HM3)	32	k. A.	6	2	1	4	75	0,67
2. Generation								
Dornier HM3+	31	15	16	22	5	1	75	0,61
Dornier HM4+	25	k. A.	18	23	2	3	85	0,65
Piezolith 2000	23	17	45	15	14	3	72	0,45
3. Generation								
Lithostar Plus	37	9	27	33	9	6	85	0,63
Modulith SL 20	34	6	28	31	7	3	84	0,62
Dornier MPL 9000X	31	k. A.	21	14	4	5	89	0,69
Dornier Compact	26	k. A.	18	9	7	1	86	0,69
Compact Delta	23	5	49	20	3	6	70	0,44
Aktuelle Lithotriptoren								
Dornier Litho S	30	9	13	2	8	2	87	0,71
Siemens multiline	34	9	25	8	6	2	78	0,56
Siemens Lithoskop	41	k. A.	36	18	2	2	83	0,59

(Fortsetzung)

◻ Tab. 6.6 (Fortsetzung)

Lithotriptor	Harnleitersteine (%)	teine>2 cm (%)	Re-ESWL (%)	Auxilläre Maßnahmen (%)			Steinfreiheitsrate (%)	Effektivitätsquotient (EQ)
				Pre	Post	Kurativ		
Modulith SLX-F2	33	k. A.	11	2	3	3	64	0,55
Modulith SLX-F2	27	k. A.	12	2	47	5	76	0,63
Sonolith Vision	k. A.	3	17	19	2	2	78	0,63
Piezolith 3000	42	k. A.	20	27	12	12	84	0,60
Piezolith 3000	18	k. A.	2	9	9	9	64	0,57

diesem Zusammenhang bestehen zwar erste positive Erfahrungen mit der „Notfall-ESWL", sie konnte sich aber bisher nicht breit durchsetzen (Bucci et al. 2018). Demgegenüber hat sich die Gabe von Tamsulosin zur Förderung der Fragmentabgangs und besserer Steinfreiheitsrate (15–20 %) in randomisierten Studien bewährt (Zheng ct al. 2010).

> Die korrekte Durchführung der ESWL hat einen entscheidenden Einfluss auf die Ergebnisqualität. Dabei spielt die optimale Ankopplung, Steinortung und Wahl der Stoßwellenenergie und -frequenz eine entscheidende Rolle.

6.5 Komplikationen und Nebenwirkungen

Man muss zwischen intra-, peri- und postoperativen Komplikationen unterscheiden. Bezüglich der direkten traumatischen Wirkung der Stoßwelle auf das Nierenparenchym existieren zahlreiche Studien. Derartige Läsionen können dosisabhängig (Energieflussdichte) differenziert werden (Rassweiler et al. 1993). Das Nierenparenchym wird zunächst im Bereich der Gefäße und Tubuli geschädigt, beginnend mit Läsionen der medullären Venolen (Grad I-Läsion). Danach kommt es zu einer Ruptur der kortikalen Arteriolen (Grad-II/III-Läsion). Der Traumamechanismus ist noch nicht vollständig geklärt. Es wird angenommen, dass hierbei vor allem kavitationsbedingte Zugkräfte im Parenchym und Gefäßen eine Rolle spielen (Köhrmann et al. 1992; Rassweiler et al. 2012).

6.5.1 Intraoperative Komplikationen

Bezüglich der direkt mit der Stoßwellenapplikation verbundenen Nebenwirkungen muss man neben Hautläsionen (Ekchymosen), die je nach Stoßwellenquelle und Qualität der Ankopplung in 5–35 % auftreten können, natürlich das stoßwelleninduzierte Nierentrauma nennen. Eine Nierenblutung bis hin zum subkapsulären Hämatom kommt in bis zu 4 % der Behandlungen vor (◘ Abb. 6.8a). Allerdings erfordert dies selten eine chirurgische Intervention (Skolarikos et al. 2006; Klein et al. 2018).

Ursprünglich wurde ein Patient unter Antikoagulanzien als Kontraindikation gesehen. Jüngere Studien konnten zumindest für eine Behandlung unter Acetylsalicylsäure keine erhöhte Hämatomrate nachweisen. Dennoch sind kleine Unterkelchsteine hier mit einem erhöhten Blutungsrisiko behaftet (Klein et al. 2018).

Andere stoßwelleninduzierte Komplikationen sind selten: So wurden gastrointestinale Blutungen bis hin zur Kolonperforation und Duodenalerosion in 1,8 % beobachtet (Maker und Iayke 2004). Gleiches gilt für die Entwicklung eines Milz- oder Leberhämatoms (◘ Abb. 6.8b).

6.5.2 Postoperative Komplikationen

Frühkomplikationen nach ESWL beruhen meist auf Problemen des Fragmentabgangs – im Extremfall mit der Formation einer Steinstraße. Die kann meist mit Spasmoanalgetika behandelt werden. In 2–8 % muss eine Harnleiterschiene oder

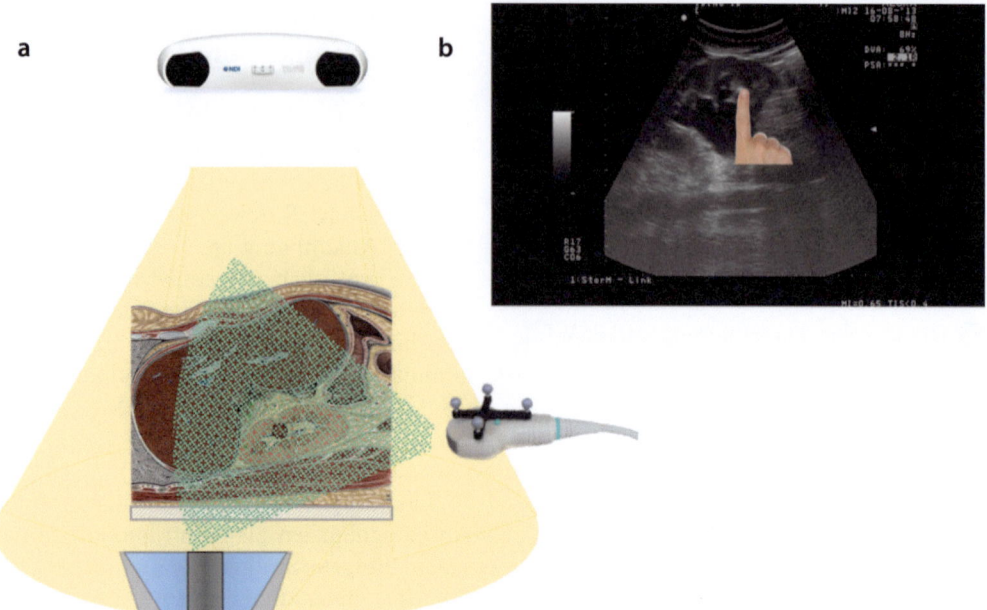

Abb. 6.8 a, b Verringerung der Strahlenbelastung durch optische Tracking. Ein Kamerasystem analysiert die Position des Stoßwellenkopfes, der an dem optischen Marker angebracht ist (**a**), im Verhältnis zu dem isozentrischen Röntgen-C-Bogen und ggf. dem Ultraschallbild (**b**) (LithotrackR, Storz-Medical, Switzerland)

eine perkutane Nephrostomie gelegt werden, und in 2–10 % ist eine ureteroskopische Fragmententfernung erforderlich. Eine Bakteriämie findet sich in weniger als in 14 %, wobei das Risiko einer Urosepsis unter 1 % liegt. Dementsprechend stellt der unbehandelte Harnwegsinfekt eine Kontraindikation der ESWL dar (Klein et al. 2018; Rassweiler et al. 2016).

6.5.3 Langzeitkomplikationen

Ein kausaler Zusammenhang zwischen der ESWL und der Entwicklung einer Hypertonie oder eines Diabetes mellitus konnte letztlich nicht belegt werden (Krambeck et al. 2011). Auch die Reduktion der Spermiendichte nach Stoßwellenbehandlung von distalen Harnleitersteinen erwies sich als reversibel (Gulur und Philip 2011).

6.5.4 Vergleich der Komplikationen mit anderen Therapieverfahren

Vergleicht man die Komplikationsraten verschiedener Therapieverfahren für eine klare Indikation wie den unteren Kelchstein, zeigen sich nur marginale Vorteile für die ESWL im Vergleich zur flexiblen URS und der PCNL (Odds Ratio: ESWL 0.52; FURS 0.80; PCNL 1.01), die laut einer kürzlich publizierten Studie von Tsai et al. 2020 nicht signifikant sind.

> Schwere Komplikationen der ESWL sind selten. Die Ausbildung eines Hämatoms hängt von der Energiedichte der applizierten Stoßwellen ab. Die Gabe von Acetylsalicylsäure stellt keine Kontraindikation dar. Bei großer Steinmasse besteht das Risiko einer Okklusion des

Therapieverfahren – extrakorporale Stoßwellentherapie

Harnleiters in Form einer Steinstraße, die unter Umständen ureteroskopisch ausgeräumt werden muss. Der unbehandelte Harnwegsinfekt ist eine Kontraindikation der ESWL. Signifikante Langzeitkomplikationen existieren nicht.

6.6 Klinische Ergebnisse und Vergleich

Betrachtet man die Leitlinien der EAU (Türk et al. 2016), so ist die ESWL in erster Linie bei folgender Situation indiziert:
- Elektive ESWL von Nierensteinen bis 1,5 cm vor allem auch bei Kindern (96). Größere Steine sollten mittels PCNL therapiert werden.
- (Notfall-)ESWL von gut einstellbaren Harnleitersteinen bei Patienten ohne Entzündungszeichen, alle anderen Harnleitersteine sollten mit URS (+/− Harnleiterschiene) therapiert werden.
- ESWL von Reststeinen nach PCNL.

Neben einigen praktischen Tipps (◻ Tab. 6.5) kann die computertomographische Messung der Steindichte hilfreich zur Beurteilung der Erfolgsaussichten der ESWL sein. Mit der Steindichtemessung ist außer im Falle von Zystin- und Harnsäuresteinen keine sichere Diagnose der Steinzusammensetzung möglich (Rassweiler et al. 1985), aber bei HU <970 liegt die Steinfreiheitsrate bei 96 % vs. nur 38 % bei HU >970 (Ouzaid et al. 2012).

6.6.1 Methoden des Vergleichs

Wichtig ist aber auch, die Ergebnisse unterschiedlicher Lithotriptoren zu vergleichen (◻ Tab. 6.6). Der sog. Effektivitätsquotient (EQ) ermöglicht dabei einen relativ einfachen Vergleich der Leistungsfähigkeit eines Lithotriptors. Dabei wird davon ausgegangen, dass alle Patienten idealerweise in einer Sitzung ohne Auxiliärmaßnahmen steinfrei werden sollten (EQ = 1.0).

$$EQ = \frac{\% \text{steinfreie Patienten}}{100\% + \% \text{Re-SWL} + \% \text{Auxiliärmaßnahmen}}$$

Dabei sollten sowohl Auxiliärmaßnahmen vor als auch nach ESWL berechnet werden (Rassweiler et al. 1992).

6.6.2 Vergleich verschiedener Lithotriptoren

Beim Vergleich früher Serien mit neueren Studien sieht man deutlich, dass sich die Anzahl der Harnleitersteine erhöht hat bei gleichzeitiger Abnahme größerer Steine (◻ Tab. 6.6). Es existieren nur wenige randomisierte Studien. Die Berner Klinik (Zehnder et al. 2011) verglich den größeren Fokus des Modulith SLX-F2 mit einem modifizierten Dornier HM3, wobei die Steinfreiheitsrate (81 % vs 90 %) zu Gunsten des Dornier HM3 war, was sich auch im EQ niederschlug. Allerdings konnten mit dem kleineren Fokus des Modulith SL20 schon Steinfreiheitsraten von 85 % erzielt werden und es wurden sogar Steinfreiheitsraten von über 97 % mit dem Modulith SLX-F2 ohne Unterschied der beiden Fokusgrößen berichtet.

6.6.3 Aktuelle Trends der ESWL

Betrachtet man unter all diesen Gesichtspunkten die vorliegenden Resultate (◻ Tab. 6.6), so kann man folgenden Trend beobachten (Lorber et al. 2010; Knoll et al. 2011; Rassweiler et al. 2012):
- Der Anteil an Harnleitersteinen hat zugenommen (18–41 %)

- Die Anzahl von Auxiliärmaßnahmen vor ESWL hat abgenommen zugunsten der primären endourologischen Behandlung (URS, PCNL).
- Die Wiederbehandlungsraten schwanken erheblich (6–49 %) und unterscheiden sich bezüglich elektrohydraulischer (6–21 %), elektromagnetischer (11–49 %) und piezoelektrischer (20–45 %) Stoßwellenquellen.
- Steinfreiheitsraten nach 3 Monaten liegen zwischen 64 % und 89 %.

Entscheidend ist aber die Qualität und Erfahrung des Operateurs. Der beste EQ von 0,69 wurde mit einem elektromagnetischen Gerät von einem sehr erfahrenen Zentrum berichtet, welcher sonst zwischen 0,49 und 0,60 liegt (Tiselius 2008). Nimmt man einen EQ von 0,50 als Benchmark (Dornier HM3), wird dies mit allen Gerätetypen realisiert, was aber auch bedeutet, dass nur 50–60 % der Patienten mit einer Sitzung ESWL behandelt werden können.

6.7 Perspektiven der ESWL

Selbst nach 30 Jahren Entwicklungsarbeit konnte der ideale Lithotriptor noch nicht entwickelt werden. Eigentlich sollte es klar sein, dass ein solches Gerät eine hohe desintegrative Effektivität mit minimalen Nebenwirkungen verbinden sollte.

6.7.1 Verbesserung der Desintegration klassischer Stoßwellenquellen

Die Studien zur Steindesintegration belegen – abgesehen von der mechanischen Vorstellung der Impulsübertragung und Trägheit – die Bedeutung der Fokusgröße. Um alle auf der Akustik basierenden Mechanismen der primären Fragmentierung (Druck- und Scherkräfte, quasistatisches Quetschen [Squeezing]), Bersten durch Druckerhöhung im Inneren (Spalling, Cavitation) im Sinne eines dynamischen Quetschens (Dynamic Squeezing) optimal auszunutzen, erscheint eine große Fokusgröße vorteilhaft (Rassweiler et al. 2011).

Hier könnten die bisher nur in China im klinischen Einsatz befindliche selbstfokussierende elektromagnetische Stoßwellenquelle (Xinin XX-ES) aber auch neuere elektrohydraulische Lithotriptoren (Lithogold 380) interessant werden. Beide haben eine axiale Fokusgröße von 18–20 cm und arbeiten mit deutlich niedrigeren Stoßwellendrucken (20–30 MPa). Im Steinmodell sind sie zumindest gleichwertig zu Dornier HM3 und Lithoskop und im Tiermodell fanden sich praktisch keine Nierenläsionen. Allerdings haben erste Studien in Europa schon die Probleme der Handhabung gezeigt, insbesondere was das Ortungssystem anbelangt (Eisenmenger et al. 2002; Rieker et al. 2019; Rassweiler et al. 2020).

Ein weiteres Potenzial könnte in der Steigerung der Effektivität von existierenden Stoßwellenquellen durch Kombination von elektrohydraulischer Stoßwellenquelle (Unterwasserelektrode) mit piezoelektrischen oder hochenergetischen Schallwellen oder die Modifikation des Linsensystems elektromagnetischer Stoßwellenquellen (Neisius et al. 2014) liegen.

Inzwischen haben sich aber die Hersteller eher auf die Entwicklung von Geräten zur extrakorporalen Stoßwellentherapie fokussiert. Siemens hat die Entwicklungsarbeit leider komplett eingestellt (◘ Tab. 6.4). Storz-Medical hat Jena MedTech erworben mit der Konsequenz, dass das AST-Lithospace-Gerät nicht mehr produziert wird (Rassweiler et al. 2020).

6.7.2 Neuartige Stoßwellen

Die Rolle der extrakorporalen Stoßwellenlithotripsie könnte entscheidend durch den Einsatz neuartiger Stoßwellen, wie der „Burst-SWL" oder Hochfrequenz-SWL stimuliert werden.

Burst-SWL verwendet hochfrequente Ultraschallwellen mit klassischem Wellenverlauf, die von einem piezoelektrischen Generator produziert werden. Maxwell et al. (2015) konnte hiermit in vitro eine Pulverisierung unterschiedlicher Harnsteine in sehr kurzer Zeit erzielen, abhängig von der Steinzusammensetzung und der applizierten Schallfrequenz (◘ Abb. 6.9).

Außerdem fanden die Autoren im Tiermodell sowohl histologisch als auch in der Magnetresonanztomographie keine Nierenläsionen (Maxwell et al. 2019). Eine Steinfragmentierung <2 mm konnte in diesem Tiermodell in 89 % der Versuche erzielt werden.

Ein anderes Beispiel der Hochfrequenz-Stoßwelle stellen ersten Experimenten mit hochfrequenten elektrohydraulisch generierten Stoßwellen (ie. 100 Hz; Storz-Medical) dar. Hier können mit gleicher Druckamplitude wie die klassische Stoßwelle harte Bego-test-steine in vitro in weniger als 2 Minuten mit einer Frequenz von bis zu 100 Hz pulverisiert werden. Die Gesamtdosis der Stoßwellenenergie kann durch eine schnellere Abfolge der gleichen Pulsamplitude dementsprechend schneller appliziert werden. Im ex-vivo-Modell der perfundierten Schweineniere (Köhrmann et al. 1994) zeigten sich bei Frequenzen bis zu 100 Hz und einer Stoßwellenanzahl bis 20.000 keine relevanten Parenchymläsionen (Rassweiler-Seyfried et al. 2020). Minimale venöse Gefäßläsionen sind auf Kavitationseffekte zurückzuführen.

Sowohl bei der Burst- als auch bei der Hochfrequenz-Stoßwelle bleibt abzuwarten, welche Ergebnisse klinische Studien zeigen werden und ob die vielversprechenden Ergebnisse der experimentellen Versuche übertragbar sind.

6.7.3 Was ist wichtig für die Zukunft der ESWL

Zunächst muss sich die ESWL dem veränderten Anforderungsprofil anpassen. Hier ist es keinesfalls gegeben anzusehen, dass die Therapie des Harnleitersteins eine Domäne der Endourologie (DJ-Anlage und URS) darstellt. Es sind erfolgreiche Ansätze einer Notfall-ESWL publiziert worden (Bucci et al. 2018). Hier ist der diensthabende Arzt

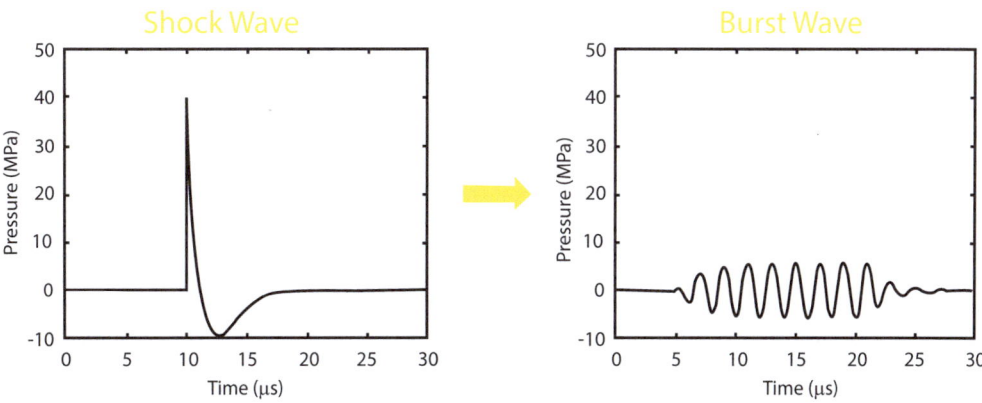

◘ Abb. 6.9 Bei der Burst-SWL werden durch sinusioidale Pulswellen, welche durch drei piezoelektrische, fokussierte Ultraschallwandler erzeugt werden, Steine mit Frequenzen von bis zu 200 Herz fragmentiert

zwar vielleicht etwas länger am Patienten gebunden als bei der DJ-Anlage. Der Aufwand ist aber deutlich geringer (kein Anästhesist, kein Instrumentarium etc.). Somit verbleibt die Harnleiterschienung dann nur für Fälle mit möglichen septischen Komplikationen.

Eine andere Indikation könnte auch die ESWL in Kombination mit der URS sein. Bei größeren Steinem im Nierenbeckenkelchsystem >1 cm könne eine Kombination aus einer ESWL vor einer URS sinnvoll sein, um dann in einer Sitzung die Restfragmente schnell zu entfernen. So kann die etwas invasiverer Methode, die PCNL, durch diese Kombination ersetzt werden. Dies kann besonders bei Patienten mit komplexer Anatomie und möglicher schwieriger Punktion des Nierenbeckenkelchsystems sinnvoll sein. Zudem könnte dieser Ansatz bei Patienten mit Vollantikoagulation, welche nicht adäquat pausiert werden kann, eine Option darstellen. Ziel hierbei wäre eine schnelle Steinfreiheit zu erlangen, in dem die Steine zuerst mit der ESWL zerkleinert und dann mit lediglich einem Narkoseeingriff mittels URS entfernt werden können.

Abgesehen vom Wandel der Indikationen stellt die hohe Wiederbehandlungsrate ein Problem der ESWL dar. Dies könnte durch folgende Faktoren verbessert werden (Rassweiler et al. 2020):
- Der Einsatz von optischen Navigationshilfen zur besseren Steinortung.
- Eine videoassistierte Kontrolle der Ankopplungsqualität.
- Eine Reduktion der Atembeweglichkeit der Niere.

Dies löst aber nicht das Problem, den Endpunkt der ESWL-Behandlung exakt festzulegen, da hier die konventionelle Bildgebung unzureichend ist. So wird eine Fragmentgröße von 4 mm akzeptiert. Dies steht im Gegensatz zur intrakorporalen Lithotripsie im Dusting oder Jacuzzi-/Popcorn-Modus mit einer Pulverisierung des Konkrements unter endoskopischer Sicht. Hier könnte eigentlich nur die Burst-SWL oder Hochfrequenz-SWL Paroli bieten. Es liegt also hier an den Herstellern, diese neuen Technologien in die Klinik zu bringen.

Literatur

Bhojani N, Lingeman JE (2013) Shockwave lithotripsy-new concepts and optimizing treatment parameters. Urol Clin North Am 40:59–66

Bohris C, Bayer T, Lechner C (2003) Hit/miss monitoring of ESWL by spectral Doppler ultrasound. Ultrasound Med Biol 29:705–712

Bohris C, Roosen A, Dickmann M, Hocaoglu Y, Sandner S, Bader M, Stief CG, Walther S (2012) Monitoring the coupling of the lithotripter head with skin during routine shock wave lithotripsy with a surveillance camera. J Urol 187:157–163

Bohris C, Stief CG, Strittmatter F (2016) Improvement of SWL efficacy: reduction of the respiration-induced kidney motion by using an abdominal compression plate. J Endourol 30:411–416

Bucci S, Umari P, Rizzo M, Pavan N, Liguori G, Barbone F, Trombetta C (2018) Emergency extracorporeal shockwave lithotripsy as opposed to delayed shockwave lithotripsy for the treatment of acute renal colic due to obstructive ureteral stone: a prospective randomized trial. Minerva Urol Nefrol 70:526–533

Chaussy C, Brendel W, Schmiedt E (1980) Extracorporeally induced destruction of kidney stones by shock waves. Lancet 2:1265–1268

Crum LA (1988) Cavitation microjets as a contributory mechanism for renal calculi disintegration in ESWL. J Urol 140:1587–1590

Eisenberger F, Rassweiler J (1986) Extrakorporale Stoßwellenlithotripsie im Wandel. Akt Urol 17:229–233

Eisenmenger W (2001) The mechanisms of stone fragmentation in ESWL. Ultrasound Med Biol 27:683–693

Eisenmenger W, Du XX, Tang C, Zhao S, Wang Y, Rong F, Dai D, Guan M, Qi A (2002) The first clinical results of „wide focus and low pressure" ESWL. Ultrasound Med Biol 28:769–774

Fuchs G, Miller K, Rassweiler J, Eisenberger F (1985) Extracorporeal shock wave lithotripsy: one-year experience with the Dornier lithotripter. Eur Urol 11:145–149

Gulur DM, Philip J (2011) Semen quality after extracorporeal shockwave lithotripsy for the management of lower ureteric stones: a review of the literature. BJU Int 108:1321–1323

Heers H, Stay D, Hegele A, Hofmann R, Keil C, Wiesmann T (2019) Urolithiasis in Germany – trends of the national DRG-statistics. In: 71st Congress of the German Society of Urology, Hamburg, 17.-20- September 2019

Hein S, Miernik A, Wilhelm K, Adams F, Schlager D, Herrmann TRW, Rassweiler JJ, Schoenthaler M (2016) Clinical significance of residual fragments in 2015: impact, detection, and how to avoid them. World J Urol 2016(34):771–778

Klein J, Netsch C, Sievert KD, Miernik A, Westphal J, Leyh H, Herrmann TRW, Olbert P, Häcker A, Bahcmann A, Homberg R, Schoenthaler M, Rassweiler J, Gross AJ (2018) Extrakorporale Stoßwellenlithotripsie. Urol A 57:463–473

Knoll T, Fritsche HM, Rassweiler J (2011) Medizinische und ökonomische Aspekte der ESWL. Akt Urol 42:363–367

Köhrmann KU, Rassweiler J, Fröhner S, Raab M, Marlinghaus EH, Back W, Jaschke W, Alken P (1992) Stoßwelleninduzierte Nierenläsion am Hundemodell: Einfluß von Generatorspannung und Stoßwellenzahl im Akutversuch. Akt Urol 23:169–178

Köhrmann KU, Back W, Bensemann J, Florian J, Weber A, Kahmann F, Rassweiler J, Alken P (1994) The isolated perfused kidney of the pig: new model to evaluate shock wave-induced lesions. J Endourol 8:105–110

Köhrmann KU, Rassweiler JJ, Manning M, Mohr G, Henkel TO, Jünemann KP, Alken P (1995) The clinical introduction of a third generation lithotriptor: Modulith SL 20. J Urol 153:1379–1383

Krambeck AE, Rule AD, Li X, Bergstralh EJ, Gettman M, Lieske C (2011) Shock wave lithotripsy is not predictive of hypertension among community stone formers at long-term followup. J Urol 185:164–169

Lambert EH, Walsh R, Moreno MW, Gupta M (2010) Effect of escalating versus fixed voltage treatment on stone comminution and renal injury during extracorporeal shock wave lithotripsy: a prospective randomized trial. J Urol 183:580–584

Lokhandwalla M, Sturtevant B (2000) Fracture mechanics model of stone comminution in ESWL and implications for tissue damage. Phys Med Biol 45:1923–1940

Lorber G, Duvdevani M, Gofrit ON, Latke A, Katz R, Landau E, Meretyk S, Pode D, Shapiro A (2010) What happened to shockwave lithotripsy during the past 22 years? A single-center experience. J Endourol 24:609–614

Maker V, Iayke J (2004) Gastrointestinal injury secondary to extracorporeal shock wave lithotripsy: a review of the literature since its inception. Am Coll Surg 198:128–135

Maxwell AD, Cunitz BW, Kreider W, Sapozhnikov OA, Hsi RS, Harper JD, Bailey MR, Sorensen MD (2015) Fragmentation of urinary calculi in vitro by burst wave lithotripsy. J Urol 193:338–344

Maxwell AD, Wang YN, Kreider W, Cunitz BW, Starr F, Lee D, Nazari Y, Williams JC Jr, Bailey MR, Sorensen MD (2019) Evaluation of renal stone comminution and injury by burst wave lithotripsy in a pig model. J Endourol 33:787–792

Miernik A, Wilhelm K, Ardelt P, Bulla S, Schoenthaler M (2012) Moderne Harnsteintherapie: Ist die Ära der extrakorporalen Stoßwellenlithotripsie zu Ende. Urol A 51:372–378

Neisius A, Smith NB, Sankin G, Kuntz NJ, Madden JF, Fovargue DE, Mitran S, Lipkin ME, Simmons WN, Preminger GM, Zhong P (2014) Improving the lens design and performance of a contemporary electromagnetic shock wave lithotripter. Proc Natl Acad Sci U S A 111(13):E1167–E1175

Neisius A, Lipkin ME, Rassweiler JJ, Zhong P, Preminger GM, Knoll T (2015) Shock wave lithotripsy: the new phoenix? World J Urol 33:213–221

Neisius DA (2006) Clinical experience with the latest generation piezoelectric extracorporeal shockwave lihotripsy system. Eur Kidney Urol Dis 4:1–3

Ouzaid I, Al-qathani S, Dominique S, Hupertan V, Fernandez P, Hermieu JF, Ravery V (2012) A 970 Hounsfield unit (HU) treshold of kidney stone density on non-contrast computed tomography (NCCT) improves patients' selection for extracorporeal shockwave lithotripsy (ESWL): evidence from a prospective study. BJU Int 110:E438–E442

Pishalnikov YA, Sapozhnikov OA, Williams JC Jr, Evan AP, McAteer RO, Cleveland RO, Colonius T, Bailey MR, Crum LA (2003) Cavitation bubble cluster activity in the breakage of kidney stones by lithotripter shock waves. J Endourol 17:435–446

Rassweiler J, Buck J, Miller K, Fuchs G (1985) Computertomographische Stein-Dichtemessungen zur Steinanalyse vor extrakorporaler Stoßwellenlithotripsie (ESWL). Akt Urol 16:30–35

Rassweiler J, Gumpinger R, Mayer R, Kohl H, Schmidt A, Eisenberger F (1987) Extracorporeal piezoelectric lithotripsy using the Wolf-lithotripter versus low energy lithotripsy with the modified Dornier HM-3: a cooperative study. World J Urol 5:218–224

Rassweiler J, Westhauser A, Bub P, Eisenberger F (1988) Second-generation lithotripters: a comparative study. J Endourol 2:193–203

Rassweiler J, Köhrmann KU, Alken P (1992a) ESWL, including imaging. Curr Opin Urol 2:291–299

Rassweiler J, Henkel TO, Köhrmann KU, Potempa D, Jünemann KP, Alken P (1992b) Lithotripter technology: present and future. J Endourol 6:1–13

Rassweiler J, Köhrmann KU, Back W, Fröhner S, Raab M, Weber A, Kahmann F, Marlinghaus E, Jünemann KP, Alken P (1993) Experimental basis of shockwave-induced renal trauma in the model of the canine kidney. World J Urol 11:43–53

Rassweiler J, Fritsche H-M, Tailly G, Klein J, Laguna P, Chaussy C (2012) Shock wave lithotripsy in the year 2012. In: Knoll T, Pearle MS (Hrsg) Clinical management of urolithiasis. Springer, S 51–75

Rassweiler J, Rassweiler MC, Frede T, Alken P (2014) Extracorporeal shock wave lithotripsy: an opinion on its future. Indian J Urol 30:73–79

Rassweiler J, Rieker P, Rassweiler-Seyfried MC (2020) Extracorporeal shock-wave lithotripsy: is it still valid in the era of robotic endourology? Can it be more efficient? Curr Opin Urol 30:120–129

Rassweiler JJ, Knoll T, Köhrmann KU, McAteer JA, Lingeman JE, Cleveland RO, Bailey MR, Chaussy C (2011) Shock wave technology and application – an update. Eur Urol 59:784–796

Rassweiler JJ, Hruza M, Klein JT (2016) Extrakorporale Stoßwellenlithotripsie der Urolithiasis. In: Michel MS, Thüroff J, Janetschek G, Wirth M (Hrsg) Die Urologie. Springer, Heidelberg/New York, S 503–523

Rassweiler-Seyfried MC, Mayer J, Goldenstedt C, Storz R, Marlhaus E, Heine G, Alken P (2020) Elektrohydraulische Hochfrequenz ESWL – Evaluation der Nierenschäden. Urol A 59(Suppl):Abstract 77

Rieker P, Klein JT, Pecha R, Dressel M, Eisenmenger W, Rassweiler J (2019) In-vitro comparison of two different ESWL concepts: „wide-focus, low-pressure" versus „small-focus, high-pressure", 31st SMIT conference, Heilbronn, 10–11 October 2019 (E-poster A-152)

Sapozhnikov OA, Maxwell AD, MacConaghy, Bailey MR (2007) A mechanisrtic analysis of stone fracture in lithotripsy. J Acoust Soc 121:1190–1202

Skolarikos A, Alivizatos G, De la Rosette J (2006) Extracorporeal shock wave lithotripsy 25 years later: complications and their prevention. Eur Urol 50:981–990

Sorensen MD, Balley MR, Shah AR, His RS, Paun M, Harper JD (2012) Quantitative assessment of shockwave lithotripsy accuracy and the effect of respiratory motion. J Endourol 26:1070–1074

Tailly GG, Tailly-Cusse MM (2014) Optical coupling control: an important step toward better shock-wave lithotripsy. J Endourol 28:1368–1373

Tiselius HG (2008) How efficient is extracorporeal shockwave lithotripsy with modern lithotripters for removal of ureteral stones? J Endourol 22:249–255

Tsai SH, Chung HJ, Tseng PT, Wu YC, Tu YK, Hsu CW, Lei WT (2020) Comparison of the efficacy and safety of shockwave lithotripsy, retrograde intrarenal surgery, percutaneous nephrolithotomy, and minimally invasive percutaneous nephrolithotomy for lower-pole renal stones: a systematic review and network meta-analysis. Medicine (Baltimore) 99(10):e19403

Türk C, Petřík A, Sarica K, Seitz C, Skolarikos A, Straub M, Knoll T (2016) EAU guidelines on diagnosis and conservative management of urolithiasis. Eur Urol 69:475–482

Wang R, Faerber GJ, Roberts WW, Morris DS, Wolf JS Jr (2009) Single-center North American experience with Wolf Piezolith 3000 in management of urinary calculi. Urology 73:958–963

Weizer AZ, Zhong P, Preminger GM (2007) New concepts in shock wave lithotripsy. Urol Clin N Am 34:375–382

Wess OJ, Mayer J (2020) Fragmentation of brittle material by shock wave lithotripsy. Momentum transfer and inertia: a novel view on fragmentation mechanisms. Urolithiasis 48:137–149

Zehnder P, Roth B, Birkhäuser F, Schneider S, Schnutz R, Thalmann GN, Studer UE (2011) A prospective randomized trial comparing the modified HM3 with the Modulith SLX-F2 lithotripter. Eur Urol 59:637–644

Zheng S, Liu LR, Yuan HC, Wei Q (2010) Tamulsosin as adjunctive treatment after shockwave lithotripsy in patients with upper urinary tract stones: a systematic review and meta-analysis. Scan J Urol Nephrol 44:452–432

Zhong P, Xi XF, Zhu SL, Cocks FH, Preminger GM (1999) Recent developments in SWL physics research. J Endourol 13:611–617

Ureterorenoskopie

Armin Secker

Inhaltsverzeichnis

7.1 Einführung – 116

7.2 Indikationen und Kontraindikationen – 116

7.3 **Sondersituationen – 116**
7.3.1 URS bei älteren Patienten – 116
7.3.2 URS bei adipösen Patienten – 117

7.4 **Präoperative Maßnahmen, Operationsvorbereitung und Lagerung – 117**

7.5 Schienen und Schleusen – 119

7.6 **Endoskopie – 121**
7.6.1 Semirigide Ureterorenoskopie – 121
7.6.2 Flexible Ureterorenoskopie – 123
7.6.3 Robotereinsatz – 125

7.7 Strahlenschutz bei der Ureterorenoskopie – 125

7.8 Lithotriptoren – 125

7.9 Hilfsmittel – 126

7.10 Kosten – 126

7.11 Komplikationen und Management – 126

7.12 **Blick in die Zukunft – 127**
7.12.1 Virtual Reality und Deep Learning – 127

7.13 Zusammenfassung – 128

Literatur – 128

© Springer-Verlag GmbH Deutschland, ein Teil von Springer Nature 2021
T. Knoll, A. Miernik (Hrsg.), *Urolithiasis*, https://doi.org/10.1007/978-3-662-62454-8_7

7.1 Einführung

Bereits im Jahr 1912 wurde, quasi zufällig, die erste Ureteroskopie (URS) durchgeführt, als im Rahmen einer Blasenspiegelung beim Kind der dilatierte Ureter bis zum Nierenbecken mit einem Kinderzystoskop endoskopiert wurde. Diese Operation wurde jedoch erst 1929 von Young und McKay veröffentlicht (Johnston et al. 2004).

Die nächste Entwicklung der Ureteroskopie war die Erfindung des Stablinsensystems durch Hopkins im Jahr 1956, wodurch dünnere Endoskopdurchmesser und eine bessere Lichtübertragung ermöglicht wurden. Hierdurch ließen sich die Bildqualität und die Zugangsmöglichkeiten verbessern (Basillote et al. 2004).

Schlussendlich produzierte der Urologe Perez-Castro zusammen mit der Firma Karl Storz im Jahre 1980 das erste Ureteroskop (12 Fr breites und 50 cm langes rigides Endoskop) mit einem eigenen Arbeits- und Lichtkanal. Im Jahr darauf wurde es erstmals erfolgreich zur Behandlung eines Nierensteins mit Lithotripsie benutzt (Rassweiler 2006).

Das erste semirigide Ureteroskop wurde im Jahre 1989 eingeführt und ersetzte rasch das rigide System, da es eine Flektion von fast 5 cm in der vertikalen Achse erlaubte, ohne dass es zu einer Bildverzerrung gekommen wäre. Auch Brüche des Instruments waren dadurch deutlich unwahrscheinlicher (Basillote et al. 2004).

Marshall war im Jahre 1964 der Erste, der eine flexible Ureterorenoskopie beschrieb. Es handelte sich um ein lediglich passiv deflektierbares Instrument ohne Arbeitskanal. Wenige Jahre später führte Takayasu die erste erfolgreiche Prozedur am Menschen mit aktiver Deflektion durch. Jedoch kam es erst im Jahre 1987 durch Demetrius Bagley zur Einführung der flexiblen Ureterorenoskopie, wie wir sie auch heute noch kennen (Marshall 1964; Takayasu et al. 1971; Takayasu and Aso 1974; Johnston et al. 2004; Basillote et al. 2004).

> Studien zum weltweiten Trend bezüglich der Harnsteintherapie zeigen eine Zunahme der Behandlungshäufigkeiten mittels URS, eine stabile Anzahl an PCNL-Interventionen und einen kontinuierlichen Rückgang bei der ESWL (Raheem et al. 2017; Geraghty et al. 2017; Pietropaolo et al. 2017)

7.2 Indikationen und Kontraindikationen

— Die Indikation zur Ureterorenoskopie bei Urolithiasis hängt prinzipiell von den Faktoren Steinlokalisation, Steingröße, ggf. bekannte Steinart und Patientencharakteristika ab (▶ Kap. 5). In diesem Abschnitt werden nun noch besondere Situationen etwas genauer erörtert.

> Als absolute Kontraindikation gilt ein nicht behandelter Harnwegsinfekt. Eine Therapie mit einem Antikoagulanz stellt keine absolute Kontraindikation dar. Kann eine Antikoagulationstherapie nicht abgesetzt werden, stellt die URS die Therapie der Wahl dar (Watterson et al. 2002; Turna et al. 2008; Kuo et al. 1998). Während einer Schwangerschaft sollte nur dann eine Ureterorenoskopie durchgeführt werden, wenn eine zwingende Indikation vorliegt.

7.3 Sondersituationen

Zu URS bei Kindern und Schwangeren siehe ▶ Kap. 11.

7.3.1 URS bei älteren Patienten

Die Zahl der älteren Patienten in der Urologie ist in den vergangenen Jahren kontinuierlich gestiegen und wird zukünftig mehr als in jeder anderen Sparte der Medizin weiter ansteigen (Zou et al. 2020; Schneider and Fichtner 2014).

Darüber hinaus steigt bekanntermaßen die Prävalenz der Urolithiasis und auch die Häufigkeit der Durchführung der interventionellen Steintherapie enorm, wobei die URS die größte Zunahme erfährt. Von 1996–2016 stieg die Häufigkeit der URS um 252 % (Geraghty et al. 2017). Bei älteren Patienten (>65 Jahre) wird der Anteil an allen Steinpatienten mit 9,6–16 % beschrieben mit einer Lebenszeitprävalenz von 14 % (Usui et al. 2003). Die Inzidenz ist bekanntermaßen in allen Altersgruppen angestiegen, allerdings zeigte sich in der Altersgruppe >75 Jahre der höchste Anstieg mit 51 % zwischen 2006/2007 bis 2013/2014. Einer der Gründe scheint die zunehmende Lebenserwartung zu sein (Wong et al. 2016).

Eine große Studie an >70-jährigen Steinpatienten konnte zeigen, dass die Ureteroskopie eine sichere und effektive Behandlungsmethode bei älteren Patienten darstellt. An einem Kollektiv von 110 Patienten wurden unter anderem die Komplikationen nach einer Ureterorenoskopie aufgrund eines Steinleidens nach der Clavien-Dindo-Klassifikation aufgeführt. 9 % der Patienten erlitten eine Komplikation, am häufigsten kam es zu einem Harnverhalt. Ein Patient wurde temporär wegen einer Urosepsis auf einer Intensivstation behandelt.

> Die wissenschaftliche Evidenz spricht daher dafür, dass die Ureterorenoskopie auch älteren Patienten angeboten werden kann (Prattley et al. 2018).

7.3.2 URS bei adipösen Patienten

Die Behandlung adipöser Patienten stellt eine interdisziplinäre Herausforderung dar. Neben allgemeinen Risiken wie erhöhter Häufigkeit von kardiovaskulären, respiratorischen, thrombembolischen und anästhesiologischen Komplikationen stellt unter anderem der verlängerte Haut-zu-Stein-Distanz eine entscheidende Rolle bei der Entscheidungsfindung, welche Therapieoption für den jeweiligen Patienten die ideale Variante darstellt. Sowohl die ESWL als auch die PCNL kommen bei deutlicher Verlängerung dieses Parameters an die Grenzen der Durchführbarkeit (Calvert and Burgess 2005; Aboumarzouk et al. 2012). (▶ Kap. 6)

> Die URS stellt somit eine vom BMI unabhängige Behandlungsmodalität dar (Sari et al. 2013).

Ein aktuelles Review von Aboumarzouk et al. zeigte bei insgesamt 131 adipösen (durchschnittlicher BMI 42,2) Patienten eine Steinfreiheitsrate *nach URS* von 87,5 % bei allen untersuchten Steingrößen bei einer Komplikationsrate von 11,4 % (Grad 1–3) und 0 % (Grad 4) nach Clavien-Dindo. Nach alleiniger Betrachtung der Steine bis 2 cm Größe zeigte sich eine SFR von 91,3 % bei einer Komplikationsrate von 9,5 %. Es handelte sich um eine Ureterperforation, die konservativ behandelt wurde, darüber hinaus Schmerzen, fieberhafte Infekte und eine Urosepsis; allesamt Grad 1–3 nach der Clavien-Dindo-Klassifikation.

> Die Autoren kamen daher zu dem Schluss, dass die URS bei adipösen Patienten eine sichere und effektive Behandlungsoption darstellt (Aboumarzouk et al. 2012).

7.4 Präoperative Maßnahmen, Operationsvorbereitung und Lagerung

Für die Planung einer URS reichen einige wenige Laborparameter (Kreatinin zur groben Einschätzung der Nierenfunktion sowie ein Blutbild und die Gerinnungsparameter). Eine präoperative Urinuntersuchung mit Sedimentanalyse und Urinkultur sind von großer Bedeutung. Im Falle eines Harnwegsinfektes muss zwingend vor der URS eine antibiotische Therapie, möglichst antibiogrammgerecht, angesetzt werden. Der Urinstatus muss dann vor dem operativen Eingriff auf Infektfreiheit überprüft werden.

> **Single-Shot präoperativ**
> Die aktuelle Leitlinie der DGU empfiehlt eine Antibiotikaprophylaxe vor URS je nach Risikokonstellation. Gerade bei distalen, kleinen Harnleitersteinen und Patienten ohne erhöhtes Risiko kann jedoch auf eine Antibiotikaprophylaxe bei sterilen Urinverhältnissen verzichtet werden.
> Risikokonstellation:
> - Liegender Doppel-J
> - Bekannter Infektstein
> - Weiblicher Patient
> - Hoher ASA-Score (ASA 3–5)
> - Komorbiditäten (z. B. Diabetes mellitus)
> - Patientenalter >65 Jahre
>   Wenn eine Antibiotikaprophylaxe gegeben wird, dann richtet sich diese nach den lokalen Resistenzlagen. In der Regel bieten sich Cephalosporine der 2. oder 3. Generation oder Flourchinolone an, die als „single-shot" unmittelbar vor der URS appliziert werden. Aufgrund einer Häufung unerwünschter Nebenwirkungen bei den Flourchinolonen sollten diese nur bei strenger Indikation verabreicht werden.

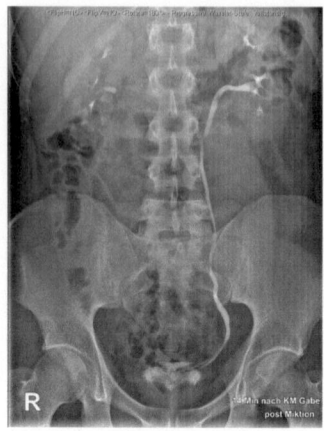

Abb. 7.1 Ausscheidungsurographie bei Ureter duplex (Ureterstein im Ureter der unteren Lage)

Die präoperative Sonographie spielt eine wichtige Rolle, aber die ubiquitäre Verfügbarkeit von hochauflösenden CT-Systemen und Low-dose-Protokollen führt dazu, dass in den allermeisten Fällen eine native Computertomographie zur Verfügung steht. Aufgrund der hohen Sensitivität und Spezifität der nativen CT lässt sich der Eingriff gut planen, da die Größe und Lage der gesamten Steinlast, auch kleinerer Fragmente abgebildet wird. Die native Computertomographie gibt jedoch nicht immer eine gute Darstellung der Anatomie des Hohlraumsystems wieder (zum Beispiel Kelchhalsanatomie, Divertikel, Nierenbeckenabgangsengen), sodass in ausgewählten Fällen noch eine kontrastmittelgestützte Computertomographie des Abdomens, eine Ausscheidungsurographie (Abb. 7.1) oder eine retrograde Ureteropyelographie erforderlich sein können.

> **Praxistipp**
> Für die Durchführung der URS müssen Patienten unter einer Antikoagulationstherapie nicht zwingend auf eine perioperative Ersatzmedikation umgestellt werden. (Culkin et al. 2014; Zumstein et al. 2018; Turk et al. 2016).

In der Regel werden Patienten für die Durchführung einer URS in der Steinschnittlagerung gelagert (Abb. 7.2).

Es kann gelegentlich hilfreich sein, das kontralaterale Bein weit abzuspreizen oder abzusenken, um die Manövrierfähigkeit zu verbessern.

Für die Durchführung der Ureterorenoskopie wird der Operationstisch so aufgebaut, dass die wichtigsten und nötigsten Instrumente und Hilfsmittel bereits vor Beginn des

Ureterorenoskopie

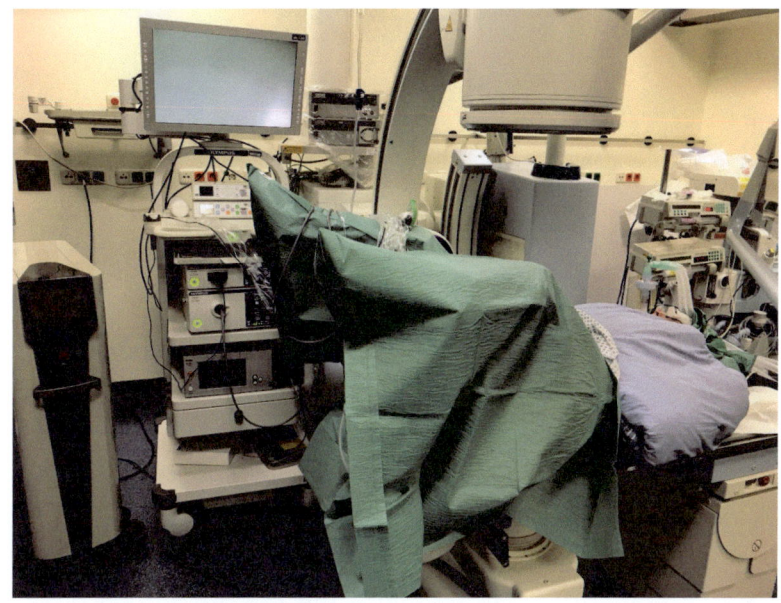

◘ Abb. 7.2   Lagerung des Patienten in Steinschnittlage

Eingriffes gut sortiert paratliegen (◘ Abb. 7.3, ◘ Abb. 7.4). Erst bei Bedarf werden zusätzliche Hilfsmittel wie Laserfaser, Steinfangkörbchen oder Katheter nachgereicht.

7.5   Schienen und Schleusen

Es besteht aktuell Uneinigkeit über die Notwendigkeit einer routinemäßigen, präoperativen Harnleiterschienung (Prestenting) und wird von den aktuellen Leitlinien der DGU als nicht erforderlich angesehen (Seitz et al. 2019; Netsch et al. 2012). Die präoperative Einlage einer Harnleiterschiene verbessert die SFR, reduziert das Risiko von Komplikationen und erleichtert zudem den Eingriff (Seitz et al. 2019; Rubenstein et al. 2007). Es empfiehlt sich bei größeren Nierensteinen (>10 mm) oder proximalen Harnleitersteinen in der Regel die präoperative Einlage eine Harnleiterschiene. Der Harnleiter ist meistens schon nach wenigen Tagen geweitet und erlaubt eine einfachere Passage mit dem Instrument. Die meisten Autoren empfehlen einen Zeitraum von mindestens 7 Tagen zwischen Stenting und Steintherapie (Netsch et al. 2012). Ein Prestenting führt andererseits zu einer erhöhten Morbidität durch Schienenbeschwerden und Harnwegsinfekte bis zum geplanten Eingriff, sodass eine Abwägung der Vor- und Nachteile individuell erfolgt.

> **Praxistipp**
>
> Lässt sich das Ureterostium entweder gar nicht intubieren oder der distale Ureter z. B. aufgrund einer relativen Enge nicht passieren, sollte das Endoskop auf keinen Fall mit Kraft weiter vorgeschoben werden. In diesen Fällen wird eine DJ-Harnleiterschiene empfohlen, was zu einer passiven Relaxation des Ureters führt, sodass nach 7–14 Tagen eine erneute Ureteroskopie durchgeführt werden kann.

Harnleiterschleusen dienen der Erleichterung des wiederholten Einführens eines flexiblen Ureterorenoskops und führen zu einer Senkung des intrarenalen Druckes während der

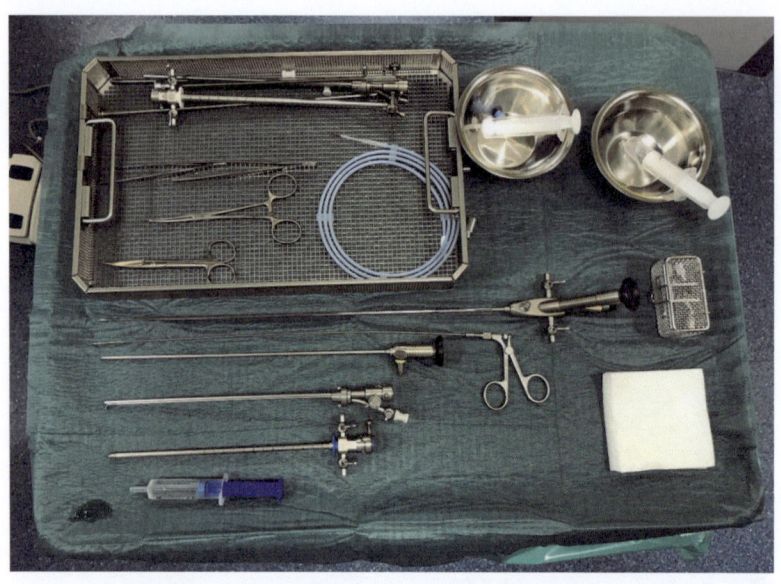

Abb. 7.3 OP-Tisch vor Durchführung einer semirigiden URS (*von unten links nach oben rechts:* Gleitgel, Arbeitszystoskop mit Fasszange, semirigides URS, Klemme/Schere, Draht, Kontrastmittel und NaCl)

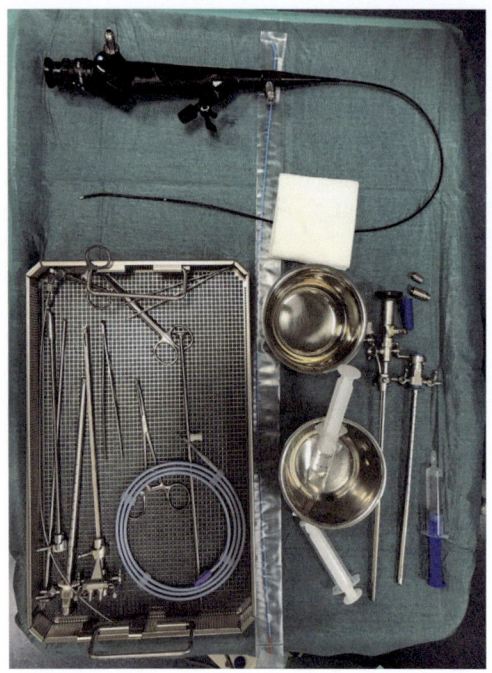

Abb. 7.4 OP-Tisch vor Durchführung einer flexiblen URS (*von unten links nach oben rechts:* Gleitgel, Arbeitszystoskop mit Fasszange (im Tray), Kontrastmittel und NaCl, Klemme/Schere, Draht, flexibles URS [Schaft etwas geschützt])

Endoskopie und besonders während der Lithotripsie (Newman et al. 1987; Rehman et al. 2003; Auge et al. 2004). Besondere Vorsicht muss aber bei der Einführung der Schleusen, die über einen Sicherheitsdraht vorgeschoben werden, gewahrt werden, da es sonst zu Ureterläsionen oder zum Ureterabriss kommen kann (Traxer und Thomas 2013). In dieser Arbeit von Traxer und Thomas wurden allerdings Schleusen mit einem Innendurchmesser von 14 Ch verwendet. Generell empfiehlt es sich, möglichst dünne Schleusen zu verwenden (Innendurchmesser 10–11 Ch), wobei der Durchmesser des flexiblen Ureterorenoskopes mitberücksichtigt werden muss (digitale flexible Ureterorenoskope benötigen in der Regel 11 Ch Innendurchmesser für einen guten Spülflüssigkeitsaustausch).

Die Harnleiterschleuse wird meist unterhalb des pyeloureteralen Überganges unter Durchleuchtungskontrolle platziert, da die Passage gerade dieses Bereiches mit einer Schleuse zu Verletzungen dieser sehr fragilen Zone im Ureter führen kann (Abb. 7.5).

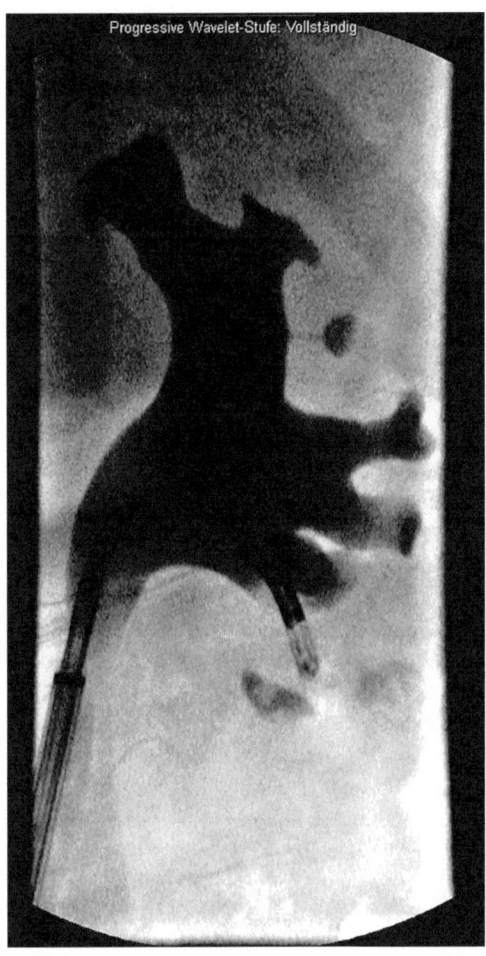

◘ Abb. 7.5 Platzierung der Harnleiterschleuse unterhalb des pyeloureteralen Überganges

Vor dem Einführen einer Harnleiterschleuse muss in jedem Fall entweder eine retrograde Ureteropyelographie oder eine semirigide Ureteroskopie durchgeführt werden, um die Anatomie des Ureters zu kennen oder eventuelle Harnleitersteine zu beseitigen. Auch kann die semirigide Ureteroskopie eine Dilatation des Ureters unter Sicht bewirken, was die Einführung der Schleuse erleichtert. Auf gar keinen Fall darf beim Einführen der Harnleiterschleuse ein zu starker Druck aufgebaut werden, da dies zu Harnleiterverletzungen führen kann.

Stenting postoperativ

Nach unkomplizierter, erfolgreicher URS erscheint eine postoperative Harnleiterschieneneinlage verzichtbar (Song et al. 2012). Obwohl zahlreiche Studien zu diesem Thema vorliegen, gibt es nur wenige klare Definitionen einer unkomplizierten URS. Ibrahim et al. veröffentlichten 2008 folgende Definition (Ibrahim et al. 2008):
- Patient >18 Jahre
- Distaler Harnleiterstein unterhalb der Gefäßkreuzung
- Harnleiterstein <1,5 cm
- Einzelner Stein
- Keine Ureterpathologie (z. B. Stenose)
- Keine Major-Komplikation (z. B. Ureterperforation)
- Inkomplette Steinentfernung

Wird postoperativ eine Harnleiterschiene nötig, reicht in der Regel eine DJ-Schiene, die mit einem Faden an einem DK fixiert nach 2 Tagen wieder entfernt wird. Bei einer sichtbaren, höhergradigen Harnleiterverletzung (inkl. Verletzung der Harnleiterwand bis ins periureterale Fett) sollte der DJ mindestens 4 Wochen liegen bleiben (► Abschn. 7.11 „Komplikationen").

7.6 Endoskopie

Wichtig für eine erfolgreiche URS ist ein standardisiertes Verfahren und ein gutes Zusammenspiel zwischen Operateur und Assistenz.

7.6.1 Semirigide Ureterorenoskopie

Die semirigide Ureterorenoskopie wird bei Harnleitersteinen, teilweise auch bei Nierenbecken- oder Nierenoberkelchsteinen durchgeführt. Heutzutage sind die meisten Instrumente mit einem Schaftdurchmesser von 8 Fr soweit miniaturisiert, dass diese als sicher angesehen werden können (Turk et al. 2016).

Manchmal erscheint das Ureterostium zu zart für die direkte Intubation mit einem semirigiden Ureterorensoksop (◘ Abb. 7.6). Seit kurzem existiert ein ultradünnes, semirigides Ureteroskop (4,5 Fr, Firma Richard Wolf, Knittlingen), welches trotz des ultradünnen Designs eine gute Sicht erlaubt (◘ Abb. 7.7) und auch bei frustranen Insertionsversuchen konventioneller Ureteroskope (7,5–9,5 Fr) ein Inserieren des Ureterostiums zulässt und eine gute Steinfreiheitsrate bei Harnleitersteinen erzielen konnte (Uzun and Akca 2018). Langzeitergebnisse fehlen zwar noch, aber eine weitere Reduzierung postoperativer Harnleiterstenosen bei gleicher Steinfreiheitsrate lässt sich bei weiterer Reduktion des Instrumentendurchmessers erwarten.

Der Eingriff beginnt in der Regel mit einer diagnostischen Zystoskopie und der Entfernung einer eventuell einliegenden Harnleiterschiene. Vor der Durchführung der semirigiden URS wird eine retrograde Ureteropyelographie durchgeführt. Hierdurch lassen sich die Harnleiterkonkremente visualisieren und Besonderheiten am Harntrakt nachweisen bzw. ausschließen. Sollte sich nach Sondierung des Hohlraumsystems putrider Urin zeigen, wird der Eingriff nicht weiter fortgeführt, sondern eine Harnleiterschiene eingelegt und die URS zweizeitig durchgeführt (Rukin et al. 2015). Vor der Endoskopie des Ureters mit dem semirigiden Instrument wird noch ein Sicherheitsdraht unter Röntgenkontrolle bis ins Nierenbecken platziert.

Beim Einspiegeln in den Ureter sollte der Spülstrom soweit reduziert werden, dass bei noch ausreichender Sicht der Stein erreicht aber nicht fortgespült wird.

Nach Erreichen des Konkrementes wird dieses entweder am Stück mit einem Steinfangkörbchen gegriffen und unter ständiger Sichtkontrolle (der Stein sollte bestenfalls mittig im Endoskopiebild bleiben und die Ureterschleimhaut identifiziert werden können). Bei größeren Steinen muss dieser zunächst desintegriert und die Fragmente im Anschluss extrahiert werden. Manchmal empfiehlt sich hierbei zunächst eine Reposition des Steines in den proximal davon gelegenen, meist dilatierten Ureter, da dort die Sichtverhältnisse und der Abstand zwischen Stein und Ureterschleimhaut besser gewährleistet werden kann.

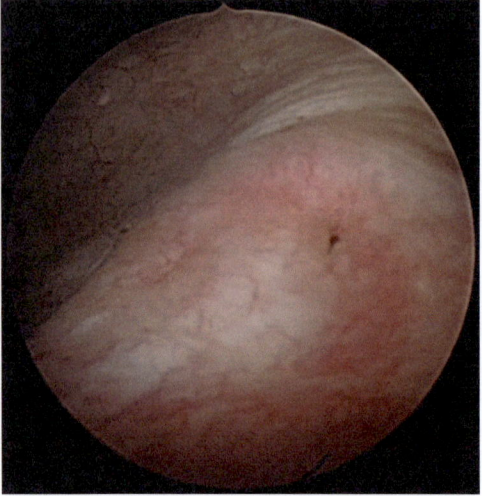

◘ Abb. 7.6 Ostium links, reaktiv eng bei distalem Ureterstein

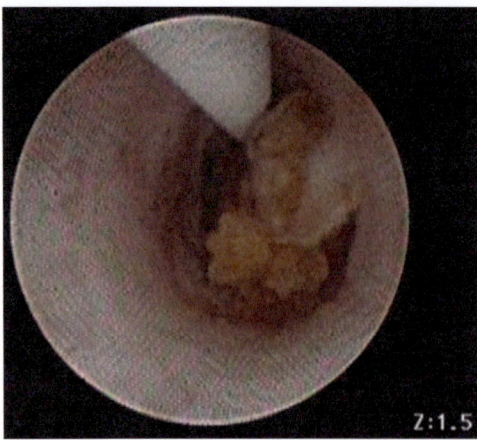

◘ Abb. 7.7 Distaler Stein sowie Sicherheitsdraht, endoskopisches Bild des ultradünnen URS (Firma Richard Wolf, Deutschland)

Gerade bei der Extraktion von scharfkantigen Fragmenten gilt es, äußerste Vorsicht zu wahren. Einer gewissen Erfahrung bedarf es, die passende Größe des Fragmentes zu bestimmen, welches widerstandslos durch den Ureter gezogen werden kann. Ein Hilfsmittel in diesem Falle stellt ein Größenvergleich mit dem Sicherheitsdraht dar, da dieser einen vorgegebenen Durchmesser von ungefähr 0,5–1 mm aufweist.

Lasst sich das Instrument nicht ohne übermäßige Kraftanwendung in oder durch den Ureter vorschieben, wird der Eingriff beendet und eine Harnleiterschiene eingelegt. Im Intervall nach wenigen Tagen kann der Eingriff dann wiederholt werden.

> **Praxistipp**
>
> Ablauf einer semirigiden URS:
> 1. Diagnostische (Urethro-)Zystoskopie
> 2. Retrograde Ureteropyelographie
> 3. Einführen eines Sicherheitsdrahtes
> 4. Intubation des Ureterostiums mit semirigidem URS-Gerät und Passage des Ureters bis zum Stein
> 5. Extraktion oder zunächst Desintegration mit anschließender Extraktion mit Steinfangkörbchen
> 6. Endoskopie des Ureters auch proximal des Steines (Steinfreiheit?, Läsionen?)
> 7. Eventuell erneute retrograde Ureteropyelographie
> 8. Eventuell Einlage einer Harnleiterschiene

7.6.2 Flexible Ureterorenoskopie

Mit den flexiblen Ureterorenoskopen lassen sich in einer normal konfigurierten Niere alle Kelche erreichen sowie die Harnsteine reponieren, desintegrieren oder auch extrahieren. Der standardisierte Ablauf einer flexiblen URS ähnelt dem der semirigiden URS in vielen Schritten des Eingriffs. Zunächst erfolgt ebenfalls eine Darstellung des oberen Harntraktes mittels retrograder Ureteropyelographie, eventuell gefolgt von einer semirigiden URS. Nach Beseitigung möglicher Harnleitersteine oder Ausschluss einer Pathologie im Ureter kann dann entweder über einen Sicherheitsdraht eine Harnleiterschleuse unter fluoroskopischer Kontrolle unterhalb des pyeloureteralen Überganges platziert werden oder das flexible Ureterorenoskop unter Sicht oder über einen 2. Sicherheitsdraht eingeführt werden. War bereits im Vorfeld eine Harnleiterschiene eingesetzt worden, ermöglicht dies eine Passage mit dem flexiblen Ureterorenoskop am Draht entlang.

Zunächst folgt eine systematische Inspektion des NBKS, am besten beispielsweise in der oberen Kelchgruppe beginnend und Endoskopie eines Kelches nach dem anderen bis zur unteren Kelchgruppe, um etwaige Pathologien auszuschließen. Nach Identifikation der Steine wird entweder eine Extraktion mit einem Steinfangkörbchen durchgeführt oder die Lithotripsie begonnen. Bei der flexiblen URS steht als Goldstandard der Holmium-YAG-Laser zur Verfügung. Kenntnisse in der Benutzung dieses Lasersystems sind essenziell für eine erfolgreiche und komplikationslose flexible URS (▶ Abschn. 6.1). Wichtig bei der Nutzung des Lasers während einer flexiblen URS ist unter anderem die Position der Laserfaser in Bezug auf die Instrumentenspitze. Die Spitze der Laserfaser sollte auf der halben Distanz einer gedachten Mittellinie des Endoskopiebildes bleiben, um zum einen genügend Abstand zwischen Instrumentenspitze und Laserfaser zu gewährleisten, zum anderen noch eine gute Sicht auf die Faserspitze zu haben (Doizi and Traxer 2018).

> **❗ Cave**
> backscattering der Energie von der Laserfaser zum Endoskop

Nach der Desintegration kann es herausfordernd sein, die Größe der Fragmente so abzuschätzen, dass eine sichere Extraktion durch den Ureter oder die Schleuse gelingt. Auch hier kann der Sicherheitsdraht (ca. 0,5–1 mm), der Schaft des Körbchens oder die Laserfaser als Referenz genutzt werden. Durch eine Schleuse mit 11 Ch Innendurchmesser passen Fragmente mit maximaler Kantenlänge von 3,66 mm.

Während und nach der Desintegration kann es zur Verschlechterung der Sichtverhältnisse kommen. Zusätzlich zum Spülstrom durch Schwerkraft können diverse Spülsysteme (manuelle Pumpsysteme, automatisierte Pumpensysteme) genutzt werden. Die Verwendung von zusätzlichen Spülsystemen ist nicht unkritisch, da bei unvorsichtigem Gebrauch hohe intrarenale Drücke resultieren können, die zur Keimeinschwemmung und folgend Infektion oder gar Urosepsis führen können. Die Verwendung einer Harnleiterschleuse kann die intrarenale Druckerhöhung verringern (Strittmatter und Bader 2019; Tokas et al. 2019).

Eine besondere Situation bei der flexiblen URS spielt der Unterkelchstein. Eine Steinreposition eines Steines aus einer schwer erreichbaren Unterkelchposition in beispielsweise die obere Kelchgruppe ist empfehlenswert aus mehreren Gründen: Der Spülstrom nimmt bei zunehmender Flektion des Gerätes ab, die Gefahr von Laserenergieaustritt bei Nutzung der Faser im stark flektiertem Zustand ist erhöht und Steinfragmentreste in der oberen Kelchgruppe scheinen leichter spontan über den Ureter abzugehen als Steinfragmentreste aus der unteren Kelchgruppe (Kourambas et al. 2000; Giusti et al. 2016; Doizi und Traxer 2018).

Zur Durchführung einer flexiblen Ureterorenoskopie existieren analoge, fiberoptische und digitale Systeme.

Die fiberoptischen Instrumente haben in der Regel einen dünneren Querschnitt und erlauben eine bessere Flektierbarkeit, was besonders in steilen Winkeln in die untere Kelchgruppe von Vorteil sein kann. Die digitalen Ureterorenoskope zeichnen sich dafür mit einer deutlich besseren Bildqualität aus. Der Arbeitskanal ist bei beiden Varianten mit 3,6 Fr gleich, auch wenn die Außendurchmesser der Instrumentenschäfte variieren. Einige Studien haben die Effektivität von analogen und digitalen Instrumenten verglichen. Die Ergebnisse sind heterogen, wobei mit einem digitalen URS die OP-Zeit kürzer ist, die Steinfreiheitsraten sind jedoch ähnlich (Somani et al. 2013).

Die neueste Entwicklung stellen digitale Single-use-Endoskope dar. Derzeit die meisten Studien existieren zum Single-use-URS LithoVue (Firma Boston Scientific), in welchen die vergleichbare Qualität von Bilddarstellung, Flektierbarkeit und Manövrierbarkeit diskutiert wurde (Proietti et al. 2016; Doizi et al. 2017; Leveillee und Kelly 2016). Andere Studien beschäftigen sich mit der Vergleichbarkeit der Kosten für wiederverwendbare oder Single-use-Instrumente. Konsens der meisten Arbeiten ist, dass Berechnungen zu diesem Thema enorm schwierig sind und sehr stark von den örtlichen Gegebenheiten abhängen.

Besonders der Einsatz von Trainingsmodellen (virtuell, 3D-Prints, Tiermodelle, Sektionsmodelle) hilft bei der Vermittlung und beim Erlernen der OP-Technik, um die Eingriffe sicher und effektiv durchzuführen (Matsumoto et al. 2006; Blankstein et al. 2015; Brunckhorst et al. 2015).

> **Praxistipp**
>
> 1. Diagnostische (Urethro-)Zystoskopie
> 2. Retrograde Ureterpyelographie
> 3. Einführen eines Sicherheitsdrahtes
> 4. Eventuell Durchführung eines semirigiden URS (Ausschluss Uretersteine, -pathologien, optische Dilatation)
> 5. Eventuell Einführen einer Harnleiterschleuse oder Einspiegeln mit dem flexiblen URS
> 6. Inspektion des kompletten Nierenbeckenkelchsystems
> 7. Identifikation des Konkrementes, eventuell Reposition, Extraktion oder Desintegration (Laser)
> 8. Inspektion des Nierenbeckenkelchsystems und des gesamten Ureters (Steinfreiheit?, Läsionen?)
> 9. Eventuell erneute retrograde Ureteropyelographie
> 10. Eventuell Einlage einer Harnleiterschiene

7.6.3 Robotereinsatz

Da die Durchführung einer flexiblen Ureterorenoskopie, gerade bei größeren, schwer erreichbaren Steinen eine langandauernde Intervention darstellen kann und die Position des Operateurs ergonomisch als suboptimal angesehen werden kann, wurden Bestrebungen zur Unterstützung während der Eingriffe unternommen. Es gibt bereits ein klinisch erfolgreich getestetes System, welches im Rahmen der Ergonomie deutliche Vorteile bei gleicher Sicherheit zeigen konnte (Desai et al. 2011; Proietti et al. 2017).

7.7 Strahlenschutz bei der Ureterorenoskopie

Vor, während und nach einer Ureterorenoskopie werden Röntgenstrahlen benötigt. Und nicht nur der Patient, sondern auch das Behandlungsteam wird mit diesen potenziell schädlichen Strahlen konfrontiert. Bei steigender Anzahl durchgeführter Ureterorenoskopien in Deutschland wird dieses Thema in den letzten Jahren immer wieder diskutiert. Strahlungseffekte können in deterministische und stochastische Effekte unterteilt werden, wohingegen die krebserzeugenden Effekte stochastischer Natur sind und ein Grenzwert nicht existiert. Daher gilt bei der Anwendung von Röntgenstrahlen überall in der Medizin das ALARA-Prinzip (As Low As Reasonably Achievable). Eine Studie konnte zeigen, dass erfahrenere Operateure weniger Strahlung während einer Steinintervention nutzen als Anfänger (Weld et al. 2015). Eine weitere Arbeit konnte zeigen, dass allein das Bewusstmachen der Strahlungseffekte vor Durchführung der URS zu einer signifikanten Senkung der Strahlungsdosis führt (Hein et al. 2020). Jeder Operateur sollte sich seiner Verantwortung bewusst sein und eine unnötige Verwendung von Röntgenstrahlen vermeiden.

7.8 Lithotriptoren

Zum Einsatz kommen während einer semirigiden URS ballistische, pneumatische, ultraschall- und lasergestützte Lithotripsiesysteme. Zur Vermeidung der retrograden Steinmigration ist am besten das lasergestützte System geeignet (▶ Kap. 6).

> Bei der flexiblen URS hat sich der Holmium-Laser (holmium:yttrium-aluminum-garnet (Ho:YAG) als Goldstandard etabliert (Gupta 2007; Herrmann et al. 2012; Turk et al. 2016) (► Abschn. 6.1)

7.9 Hilfsmittel

Für die erfolgreiche URS stehen zahlreiche Hilfsmittel zur Verfügung. Neben einer großen Anzahl an diversen Drähten zur Sicherung des Zugangs zum oberen Harntrakt gibt es diverse Steinfanginstrumente mit unterschiedlichen Eigenschaften.

7.10 Kosten

Problematisch im klinischen Alltag bleiben die hohen Kosten der flexiblen URS. Die Kosten setzen sich aus den Anschaffungskosten auf der einen Seite und aus den Sterilisations- und Reparaturkosten zusammen. Die Reparaturanfälligkeit ist zum Teil hoch (Kramolowsky et al. 2016).

Bei den Single-use-Instrumenten entfallen zwar die Reparatur- und Sterilisationskosten, aber die Anschaffungskosten pro Prozedur sind dafür verhältnismäßig hoch. Eine Metaanalyse konnte eine vergleichbare Effizienz der Single-use-Instrumente in der Steinfreiheit zwar zeigen, der Nachweis des wirtschaftlichen Nutzens ist jedoch umstritten und hängt stark von den lokalen Gegebenheiten ab (Reparaturanfälligkeit, Sterilisationsprozesse e oder in domo, Häufigkeit der flexiblen URS, Einsatz des Lasers) (Davis et al. 2018; Usawachintachit et al. 2017).

Der Wettbewerb zwischen verschiedenen Herstellern hat zwar bereits zu Preissenkungen der Single-use-Instrumente geführt, dennoch ist eine zentrumsbasierte Kostenauswertung als Entscheidungshilfe sinnvoll und eine Hybridlösung (Mischung aus wiederverwendbaren und Single-use-Geräten) möglich.

7.11 Komplikationen und Management

Die Komplikationsrate schwerer Komplikationen bei der URS ist generell niedrig und beläuft sich auf unter 1 %. Moderate Komplikationen treten in bis zu 25 % der Eingriffe auf, verlaufen in der Regel milde und heilen meist folgenlos aus (Preminger et al. 2007; Geavlete et al. 2006; s. ◻ Tab. 7.2). Meist handelt es sich um Fieber, welches schnell erkannt und unmittelbar mittels antibiotischer Therapie behandelt werden sollte, bevor es zur Urosepsis kommt.

Beim Einsatz einer Harnleiterschleuse zeigen sich bei bis zu 46,5 % der Eingriffe Schleimhautveränderungen am Harnleiter, sodass eine sorgfältige Inspektion des Ureters am Ende des Eingriffs zwingend empfehlenswert ist (Traxer and Thomas 2013). Die Einteilung der Harnleiterläsionen nach URS im Rahmen der „Post-Ureteroscopic Lesion Scale" (PULS) wurde in der prospektiven, multizentrischen BUSTER-Studie evaluiert. Die PULS-Graduierung (◻ Tab. 7.1) wurde von Schoenthaler et al. im Jahr 2012 entwickelt mit dem Ziel, ein reguläres Vorgehen bezüglich der postoperativen Einlage einer Harnleiterschiene ableiten zu können (Schoenthaler et al. 2012) (◻ Tab. 7.1).

Interessanterweise erhielten im Rahmen dieser BUSTER-Studie 69,1 % der Patienten mit einem PULS-Grad 0 eine DJ-Schiene. Die postoperative Einlage einer Harnleiterschiene auch bei unkompliziertem intraoperativem Verlauf stellt derzeit noch eine gängige Praxis dar.

Ureterorenoskopie

Tab. 7.1 PULS-Graduierung. (Nach Schoenthaler et al. 2012)

Grad 0	Keine Läsion	Unkomplizierte URS	Kein DJ
Grad 1	Oberflächliche Mukosaläsion und/oder Mukoseödem/-hämatom	Unkomplizierte URS	DJ für 2 d
Grad 2	Läsion bis in die Submukosa	Unkomplizierte URS	DJ für 10–14 d
Grad 3	Perforation, bis max. 50 % der Harnleiterzirkumferenz	Komplizierte URS	DJ für 28 d
Grad 4	Perforation, >50 % der Harnleiterzirkumferenz	Komplizierte URS	DJ für 42–56 d
Grad 5	Kompletter Harnleiterabriss	Komplitzierte URS	–

Tab. 7.2 Komplikationen der semirigiden URS (Geavlete et al. 2006)

Komplikationen der semirigiden Ureterorenoskopie	Anzahl (%)
Intraoperative Komplikationen (gesamt)	3,6
Mukosaläsion	1,5
Harnleiterperforation	1,7
Relevante Blutung	0,1
Harnleiterabriss	0,1
Perioperative Frühkomplikationen	6,0
Fieber/Urosepsis	1,1
Persistierende Hämaturie	2,0
Nierenkolik	2,2
Spätkomplikationen	0,2
Harnleiterstriktur	0,1
Vesikoureteraler Reflux	0,1

> **Praxistipp**
>
> Das Komplikationsmanagement nach URS (Tab. 7.3) bedarf im Falle von Fieber beispielsweise raschen Handelns, allerdings gilt es bei anderen Komplikationen wie bei einer Harnleiterstenose eine individuelle Planung in Anbetracht der Patientenbedürfnisse zu machen, ob eine Schienendauerversorgung oder eher eine endoskopische oder operative Therapie in Betracht zu ziehen sind (Musch et al. 2013).

7.12 Blick in die Zukunft

7.12.1 Virtual Reality und Deep Learning

Dank computerbasierter Virtual-Reality-Programme wird es zukünftig bessere Trainings- und Planungsmöglichkeiten der Ein-

Tab. 7.3 Komplikationsmanagement nach URS

Komplikationen	Management
Harnleiterverletzung (PULS-Klassifikation)	Unkomplizierte URS (DJ postop für 0–14 Tage)
	Bei *höhergradigen Läsionen (PULS 3–4)* in der Regel ebenfalls folgenlose Ausheilung; Abbruch des Eingriffes und Ableitung mittels Harnleiterschiene für mindestens 4 Wochen
	Bei *Harnleiterabriss*: Sicherung der Harnableitung mittels Nephrostomie und Harnleiterrekonstruktion durch Re-Anastomosierung entweder sofort oder Planung im Intervall, je nach Möglichkeit auch Autotransplantation diskutieren. Eine Kontinuitätsherstellung durch eine zeitgleiche antegrade und retrograde Manipulation ist möglich, erfordert jedoch entsprechende Erfahrung und Ressourcen.
Blutung	Forcierte Diurese
	Bei fehlender Übersicht aufgrund intraoperativer Blutung, Ableitung mittels Harnleiterschiene und Re-URS im Intervall.
Fieber/Infekt	Resistenzgerechte Antibiotikatherapie und ggf. Harnableitung.
Harnleiterstriktur	Endoskopische Therapie oder offene/laparoskopische Rekonstruktion
	Im Einzelfall dauerhafte Harnleiterschienenversorgung möglich.

griffe geben. Nicht nur die Ausbildung der Assistenzärzte in der Durchführung einer erfolgreichen Ureterorenoskopie ist somit möglicherweise effektiver und eingängiger, sondern auch die Unterstützung durch Computersysteme während eines komplexen Eingriffes zur Ortung und geplanter Lithotripsie von Steinfragmenten könnte die Erreichbarkeit von immer besseren Steinfreiheitsraten positiv beeinflussen (Al Janabi et al. 2020).

Ebenfalls hilfreich könnte ein System sein, welches in Echtzeit intraoperativ die Steinkomposition erkennt und die Lasereinstellung entsprechend abstimmt, um die Desintegration effektiv zu gestalten (Black et al. 2020).

7.13 Zusammenfassung

Die URS stellt eine sichere und effektive Behandlungsmöglichkeit von Harnleiter- und Nierensteinen dar. Besonders wichtig ist die Kenntnis der zur Verfügung stehenden Instrumente und Hilfsmittel. Ein standardisiertes Vorgehen führt zu größtmöglicher Sicherheit für den Patienten, Trainingsmodelle erleichtern den Einsteigern das Erlernen der Technik. Zukünftig werden computergestützte Ansätze möglicherweise die Durchführung der interventionellen Steintherapie unterstützen und effizienter machen.

Literatur

Aboumarzouk OM, Somani B, Monga M (2012) Safety and efficacy of ureteroscopic lithotripsy for stone disease in obese patients: a systematic review of the literature. BJU Int 110(8 Pt B): E374–E380

Al Janabi HF, Aydin A, Palaneer S, Macchione N, Al-Jabir A, Khan MS, Dasgupta P, Ahmed K (2020) Effectiveness of the HoloLens mixed-reality headset in minimally invasive surgery: a simulation-based feasibility study. Surg Endosc 34(3): 1143–1149

Auge BK, Pietrow PK, Lallas CD, Raj GV, Santa-Cruz RW, Preminger GM (2004) Ureteral access sheath provides protection against elevated renal pressures during routine flexible ureteroscopic stone manipulation. J Endourol 18(1):33–36

Basillote JB, Lee DI, Eichel L, Clayman RV (2004) Ureteroscopes: flexible, rigid, and semirigid. Urol Clin North Am 31(1):21–32

Black KM, Law H, Aldoukhi A, Deng J, Ghani KR (2020) Deep learning computer vision algorithm for detecting kidney stone composition. BJU Int 125(6):920–924

Blankstein U, Lantz AG, D'A Honey RJ, Pace KT, Ordon M, Lee JY (2015) Simulation-based flexible ureteroscopy training using a novel ureteroscopy part-task trainer. Can Urol Assoc J 9(9–10):331–335

Brunckhorst O, Aydin A, Abboudi H, Sahai A, Khan MS, Dasgupta P, Ahmed K (2015) Simulation-based ureteroscopy training: a systematic review. J Surg Educ 72(1):135–143

Calvert RC, Burgess NA (2005) Urolithiasis and obesity: metabolic and technical considerations. Curr Opin Urol 15(2):113–117

Culkin DJ, Exaire EJ, Green D, Soloway MS, Gross AJ, Desai MR, White JR, Lightner DJ (2014) Anticoagulation and antiplatelet therapy in urological practice: ICUD/AUA review paper. J Urol 192(4):1026–1034

Davis NF, Quinlan MR, Browne C, Bhatt NR, Manecksha RP, D'Arcy FT, Lawrentschuk N, Bolton DM (2018) Single-use flexible ureteropyeloscopy: a systematic review. World J Urol 36(4):529–536

Desai MM, Grover R, Aron M, Ganpule A, Joshi SS, Desai MR, Gill IS (2011) Robotic flexible ureteroscopy for renal calculi: initial clinical experience. J Urol 186(2):563–568

Doizi S, Traxer O (2018) Flexible ureteroscopy: technique, tips and tricks. Urolithiasis 46(1):47–58

Doizi S, Kamphuis G, Giusti G, Andreassen KH, Knoll T, Osther PJ, Scoffone C, Perez-Fentes D, Proietti S, Wiseman O, de la Rosette J, Traxer O (2017) First clinical evaluation of a new single-use flexible ureteroscope (LithoVue): a European prospective multicentric feasibility study. World J Urol 35(5):809–818

Geavlete P, Georgescu D, Nita G, Mirciulescu V, Cauni V (2006) Complications of 2735 retrograde semirigid ureteroscopy procedures: a single-center experience. J Endourol 20(3):179–185

Geraghty RM, Jones P, Somani BK (2017) Worldwide trends of urinary stone disease treatment over the last two decades: a systematic review. J Endourol 31(6):547–556

Giusti G, Proietti S, Villa L, Cloutier J, Rosso M, Gadda GM, Doizi S, Suardi N, Montorsi F, Gaboardi F, Traxer O (2016) Current standard technique for modern flexible ureteroscopy: tips and tricks. Eur Urol 70(1):188–194

Gupta PK (2007) Is the holmium:YAG laser the best intracorporeal lithotripter for the ureter? A 3-year retrospective study. J Endourol 21(3):305–309

Hein S, Wilhelm K, Miernik A, Schoenthaler M, Suarez-Ibarrola R, Gratzke C, Salem J, Karapanos L, Netsch C, Becker B, Secker A, Veser J, Neisius A, Fritsche HM, Schnabel MJ (2020) Radiation exposure during retrograde intrarenal surgery (RIRS): a prospective multicenter evaluation. World J Urol 39:217

Herrmann TR, Liatsikos EN, Nagele U, Traxer O, Merseburger AS, T. Eau Guidelines Panel on Lasers (2012) EAU guidelines on laser technologies. Eur Urol 61(4):783–795

Ibrahim HM, Al-Kandari AM, Shaaban HS, Elshebini YH, Shokeir AA (2008) Role of ureteral stenting after uncomplicated ureteroscopy for distal ureteral stones: a randomized, controlled trial. J Urol 180(3):961–965

Johnston WK 3rd, Low RK, Das S (2004) The evolution and progress of ureteroscopy. Urol Clin North Am 31(1):5–13

Kourambas J, Delvecchio FC, Munver R, Preminger GM (2000) Nitinol stone retrieval-assisted ureteroscopic management of lower pole renal calculi. Urology 56(6):935–939

Kramolowsky E, McDowell Z, Moore B, Booth B, Wood N (2016) Cost analysis of flexible ureteroscope repairs: Evaluation of 655 procedures in a community-based practice. J Endourol 30(3):254–256

Kuo RL, Aslan P, Fitzgerald KB, Preminger GM (1998) Use of ureteroscopy and holmium:YAG laser in patients with bleeding diatheses. Urology 52(4):609–613

Leveillee RJ, Kelly EF (2016) Impressive performance: new disposable digital ureteroscope allows for extreme lower pole access and use of 365 mum Holmium laser fiber. J Endourol Case Rep 2(1):114–116

Marshall VF (1964) Fiber optics in urology. J Urol 91:110–114

Matsumoto ED, Pace KT, D. A. H. RJ. (2006) Virtual reality ureteroscopy simulator as a valid tool for assessing endourological skills. Int J Urol 13(7):896–901

Musch M, Hohenhorst L, Pailliart A, Loewen H, Davoudi Y, Kroepfl D (2013) Robot-assisted reconstructive surgery of the distal ureter: single institution experience in 16 patients. BJU Int 111(5):773–783

Netsch C, Knipper S, Bach T, Herrmann TR, Gross AJ (2012) Impact of preoperative ureteral stenting on stone-free rates of ureteroscopy for nephroureterolithiasis: a matched-paired analysis of 286 patients. Urology 80(6):1214–1219

Newman RC, Hunter PT, Hawkins IF, Finlayson B (1987) The ureteral access system: a review of the immediate results in 43 cases. J Urol 137(3):380–383

Pietropaolo A, Proietti S, Geraghty R, Skolarikos A, Papatsoris A, Liatsikos E, Somani BK (2017) Trends of ‚urolithiasis: interventions, simulation, and laser technology' over the last 16 years (2000–2015) as published in the literature (PubMed): a systematic review from European section of Uro-technology (ESUT). World J Urol 35(11):1651–1658

Prattley S, Voss J, Cheung S, Geraghty R, Jones P, Somani BK (2018) Ureteroscopy and stone treatment in the elderly (>/=70 years): prospective outcomes over 5- years with a review of literature. Int Braz J Urol 44(4):750–757

Preminger GM, Tiselius HG, Assimos DG, Alken P, Buck AC, Gallucci M, Knoll T, Lingeman JE, Nakada SY, Pearle MS, Sarica K, Turk C, Wolf JS Jr, E. American Urological Association, I. Research, and U. European Association of (2007) 2007 Guideline for the management of ureteral calculi. Eur Urol 52(6):1610–1631

Proietti S, Dragos L, Molina W, Doizi S, Giusti G, Traxer O (2016) Comparison of new single-use digital flexible ureteroscope versus nondisposable fiber optic and digital ureteroscope in a cadaveric model. J Endourol 30(6):655–659

Proietti S, Dragos L, Emiliani E, Buttice S, Talso M, Baghdadi M, Villa L, Doizi S, Giusti G, Traxer O (2017) Ureteroscopic skills with and without roboflex avicenna in the K-box(R) simulator. Cent Eur J Urol 70(1):76–80

Raheem OA, Khandwala YS, Sur RL, Ghani KR, Denstedt JD (2017) Burden of urolithiasis: trends in prevalence, treatments, and costs. Eur Urol Focus 3(1):18–26

Rassweiler J (2006) A landmark paper for endourology. Eur Urol 50(3):395

Rehman J, Monga M, Landman J, Lee DI, Felfela T, Conradie MC, Srinivas R, Sundaram CP, Clayman RV (2003) Characterization of intrapelvic pressure during ureteropyeloscopy with ureteral access sheaths. Urology 61(4):713–718

Rubenstein RA, Zhao LC, Loeb S, Shore DM, Nadler RB (2007) Prestenting improves ureteroscopic stone-free rates. J Endourol 21(11):1277–1280

Rukin NJ, Somani BK, Patterson J, Grey BR, Finch W, McClinton S, Parys B, Young G, Syed H, Myatt A, Samsudin A, Inglis JA, Smith D (2015) Tips and tricks of ureteroscopy: consensus statement Part I. Basic ureteroscopy. Cent Eur J Urol 68(4):439–446

Sari E, Tepeler A, Yuruk E, Resorlu B, Akman T, Binbay M, Armagan A, Unsal A, Muslumanoglu AY (2013) Effect of the body mass index on outcomes of flexible ureterorenoscopy. Urolithiasis 41(6):499–504

Schneider AW, Fichtner J (2014) The demographic development in Germany: challenge and chances for urology. Urol A 53(8):1136–1145

Schoenthaler M, Wilhelm K, Kuehhas FE, Farin E, Bach C, Buchholz N, Miernik A (2012) Postureteroscopic lesion scale: a new management modified organ injury scale – evaluation in 435 ureteroscopic patients. J Endourol 26(11):1425–1430

Seitz C, Bach T, Bader M, Berg W, Knoll T, Neisius A, Netsch C, Nothacker M, Schmidt S, Schonthaler M, Siener R, Stein R, Straub M, Strohmaier W, Turk C, Volkmer B (2019) Update of the 2Sk guidelines on the diagnostics, treatment and metaphylaxis of urolithiasis (AWMF register number 043–025): what is new? Urol A 58(11):1304–1312

Somani BK, Al-Qahtani SM, de Medina SD, Traxer O (2013) Outcomes of flexible ureterorenoscopy and laser fragmentation for renal stones: comparison between digital and conventional ureteroscope. Urology 82(5):1017–1019

Song T, Liao B, Zheng S, Wei Q (2012) Meta-analysis of postoperatively stenting or not in patients underwent ureteroscopic lithotripsy. Urol Res 40(1):67–77

Strittmatter F, Bader MJ (2019) Role of pressure and temperature in ureterorenoscopy and percutaneous nephrolitholapaxy: pressure and temperature changes during stone treatment. Urol A 58(11):1289–1297

Takayasu H, Aso Y (1974) Recent development for pyeloureteroscopy: guide tube method for its introduction into the ureter. J Urol 112(2):176–178

Takayasu H, Aso Y, Takagi T, Go T (1971) Clinical application of fiber-optic pyeloureteroscope. Urol Int 26(2):97–104

Tokas T, Skolarikos A, Herrmann TRW, Nagele U, Training, S. Research in Urological, and G. Technology (2019) Pressure matters 2: intrarenal pressure ranges during upper-tract endourological procedures. World J Urol 37(1):133–142

Traxer O, Thomas A (2013) Prospective evaluation and classification of ureteral wall injuries resulting from insertion of a ureteral access sheath during retrograde intrarenal surgery. J Urol 189(2):580–584

Turk C, Petrik A, Sarica K, Seitz C, Skolarikos A, Straub M, Knoll T (2016) EAU guidelines on interventional treatment for urolithiasis. Eur Urol 69(3):475–482

Turna B, Stein RJ, Smaldone MC, Santos BR, Kefer JC, Jackman SV, Averch TD, Desai MM (2008) Safety and efficacy of flexible ureterorenoscopy and holmium: YAG lithotripsy for intrarenal stones in anticoagulated cases. J Urol 179(4):1415–1419

Usawachintachit M, Isaacson DS, Taguchi K, Tzou DT, Hsi RS, Sherer BA, Stoller ML, Chi T (2017) A prospective case-control study comparing lithovue, a single-use, flexible disposable ureteroscope, with flexible, reusable fiber-optic ureteroscopes. J Endourol 31(5):468–475

Usui Y, Matsuzaki S, Matsushita K, Shima M (2003) Urolithiasis in geriatric patients. Tokai J Exp Clin Med 28(2):81–87

Uzun H, Akca N (2018) Is the 4.5-F ureteroscope (Ultra-Thin) an alternative in the management of ureteric and renal pelvic stones? Arab J Urol 16(4):429–434

Watterson JD, Girvan AR, Cook AJ, Beiko DT, Nott L, Auge BK, Preminger GM, Denstedt JD (2002) Safety and efficacy of holmium: YAG laser lithotripsy in patients with bleeding diatheses. J Urol 168(2):442–445

Weld LR, Nwoye UO, Knight RB, Baumgartner TS, Ebertowski JS, Stringer MT, Kasprenski MC, Weld KJ (2015) Fluoroscopy time during uncomplicated unilateral ureteroscopy for urolithiasis decreases with urology resident experience. World J Urol 33(1):119–124

Wong Y, Cook P, Roderick P, Somani BK (2016) Metabolic syndrome and kidney stone disease: a systematic review of literature. J Endourol 30(3): 246–253

Zou Q, Li N, Liu J, Li X, Wang Z, Ai X, Tao F, Qu M, Cai M, Hu Y (2020) Investigation of an outbreak of *Burkholderia cepacia* infection caused by drug contamination in a tertiary hospital in China. Am J Infect Control 48(2):199–203

Zumstein V, Betschart P, Abt D, Schmid HP, Panje CM, Putora PM (2018) Surgical management of urolithiasis – a systematic analysis of available guidelines. BMC Urol 18(1):25

Perkutane Nephrolithotomie

Jörg Schachtner und Udo Nagele

Inhaltsverzeichnis

8.1 Grundlagen – 135
8.1.1 Einführung – 135
8.1.2 Historischer Hintergrund – 135

8.2 Indikationen und Kontraindikationen für die PCNL bzw. antegrad/retrograd kombinierte Verfahren (ECIRS) – 136
8.2.1 Indikationen – 136
8.2.2 Kontraindikationen – 136
8.2.3 Präoperative Diagnostik – 137

8.3 Vorbereitung der Operation – 137
8.3.1 Allgemeine Hinweise – 137
8.3.2 Nephroskope und Schaftgrößen – 137
8.3.3 Flüssigkeitsmanagement und intrarenaler Druck – 139
8.3.4 Einwegmaterial – 140
8.3.5 Lagerung und Lagewechsel – 141

8.4 Operationstechnik – 145
8.4.1 Anästhesie – 145
8.4.2 Zystoskopie, retrograde Pyelographie und Ureterkathetereinlage – 146
8.4.3 Punktion – 146
8.4.4 Dilatation und Positionierung des Operationsschafts – 148
8.4.5 Nephroskopie – 149
8.4.6 Lithotripsie – 149

© Springer-Verlag GmbH Deutschland, ein Teil von Springer Nature 2021
T. Knoll, A. Miernik (Hrsg.), *Urolithiasis*, https://doi.org/10.1007/978-3-662-62454-8_8

8.4.7　Steinbergung – 150
8.4.8　Drainage, Harnableitung und Nephrostomieverschluss – 151
8.4.9　Komplikationsmanagement – 151
8.4.10　Postoperatives Vorgehen – 152
8.4.11　Fazit – 153

Literatur – 153

8.1 Grundlagen

8.1.1 Einführung

Während sich der Trend zur endourologischen Steinsanierung festigt, hat nicht zuletzt die computertomographische Steinfreiheitskontrolle die Grenzen der flexiblen Ureterorenoskopie (URS) gezeigt (Park et al. 2007). Nicht nur bei großer Steinlast, sondern vor allem auch ungünstiger Kelchgeometrie ist die perkutane Nephrolithotomie (PCNL) in Punkto Steinfreiheit klar überlegen (Tokas et al. 2017). Sie stellt bei kleinen wie auch bei großen Steinen eine Alternative dar, insbesondere da die Komplikationsrate durch ein minimal invasives Vorgehen niedrig und die primäre Steinfreiheitsrate hoch ist.

Eine weitere Anwendung der PCNL hat sich bei hoher Steinlast bzw. multiplen Steinen in Kombination mit der flexiblen URS als sog. ECIRS („endoscopic combined intrarenal surgery") bewährt. Hier wird zeitgleich sowohl retrograd mit dem flexiblen URS als auch perkutan mit dem Nephroskop gearbeitet. Die Rolle des retrograden Zugangs dient hier initial der Nierenpunktion unter endoskopischer Kontrolle und dann v. a. der Steinlokalisation und -positionierung, der perkutane Zugang hauptsächlich der Fragmentierung und Steinbergung. Diese Operationsmethode wird meist in modifizierter Steinschnittlage durchgeführt.

8.1.2 Historischer Hintergrund

1941 wurde durch E. Rupel und R. Brown die erste Steinentfernung durch eine operativ angelegte Nephrostomie veröffentlicht (Rupel und Brown 1941). Fernström und Johannsen perfektionierten im Laufe der 1970er-Jahre diesen Zugang und dilatierten den Fistelkanal, um Steine entfernen zu können (Fernstrom und Johansson 1976). Nach ihrer Erstveröffentlichung fand die Operationstechnik nach Modifikation und Etablierung eine weite Verbreitung. Alken gelang es 1977 in Zusammenarbeit mit Karl Storz ein perkutanes Nephroskop zu entwickeln, das die technischen Voraussetzungen für eine kontinuierliche Spülung erfüllte und damit die perkutane Lithotripsie wesentlich erleichterte (Alken et al. 1981). 1982 folgte die Gruppe um Segura (Segura et al. 1982).

Die urologische Fachwelt war jedoch während des Siegeszuges der extrakorporalen Stoßwellenlithotripsie (ESWL) in den 1980er-Jahren aufgrund der Invasivität und der hohen Morbidität zurückhaltend gegenüber der PCNL. Transfusionsraten bis zu 18 %, Extravasate von 7 % und Sepsisraten bis zu 5 % werden in der Literatur beschrieben (Michel et al. 2007). Dies verhinderte vorerst die weitere Verbreitung der PCNL.

Obwohl die ESWL zur Behandlung der Urolithiasis auch heute noch relevante Bedeutung hat, so legte sich doch der anfängliche Enthusiasmus aufgrund hoher Wiederbehandlungsraten und relativ geringer Steinfreiheitsraten, insbesondere in der unteren Kelchgruppe bzw. bei anatomischen Varianten des Nierenkelchsystems (Ghoneim et al. 2005). Durch Verbesserung des Instrumentariums und einer weiteren Optimierung der Operationstechnik werden die perkutanen Behandlungsverfahren – neben den endoskopisch retrograden Techniken – heute wieder häufig und teils zunehmend in der täglichen Routine angewendet. Als Vorteile der invasiven perkutanen Technik im Gegensatz zur ESWL bzw. (URS) werden die höhere primäre Steinfreiheit und die effiziente Sanierung großer Steine sowie die erfolgreichere Behandlung von Steinen in ungünstigen Lagen, wie Kelchdivertikeln oder der unteren Kelchgruppe, angeführt (Albala et al. 2001; Knoll et al. 2005; Lam et al. 1992; Kruck et al. 2013).

Um die Komplikationsraten der Standard-PCNL zu senken, wurden vor dem Jahrtausendwechsel miniaturisierte perkutane Steinbehandlungsverfahren entwickelt, die jedoch – bis auf eine geringfügige Reduktion des Blutverlustes – nicht die in sie gesetzten Erwartungen erfüllt haben (Giusti et al. 2007; Lahme et al. 2001).

2005 entwickelte sich eine modifizierte Technik der miniaturisierten PCNL. Im Vordergrund standen dabei die intrarenale Druckkontrolle. Hier sollten Druckspitzen über 30 cmH2O, die zu einem pyelovenösen Reflux und einer potenziellen Flüssigkeitsüberlastung führen können, vermieden werden. Die Optimierung der Instrumentenergonomie und die Möglichkeit einer nephrostomiefreien Durchführung der Intervention führte zu dem Begriff der minimal-invasiven PCNL (MIP). Vergleichende Studien zu anderen Instrumentarien existieren jedoch nicht. Mit der Etablierung dieses Konzeptes wurde das Indikationsspektrum der perkutanen Steinsanierung häufig auch auf kleinere Steingrößen erweitert, die unterhalb der von den DGU- und EAU-Leitlinien empfohlenen 15–20 mm liegen.

8.2 Indikationen und Kontraindikationen für die PCNL bzw. antegrad/retrograd kombinierte Verfahren (ECIRS)

8.2.1 Indikationen

Die Indikationen der PCNL sind hinsichtlich der mittlerweile zur Verfügung stehenden Instrumentengrößen weitaus vielfältiger als in der Vergangenheit:
- Als Alternative bei fehlendem oder frustranem Zugang mittels flexibler Ureterorenoskopie (URS), aufgrund von z. B. Harnleiterstenosen, Inkongruenz des Kelchradius mit der Instrumentenflexion oder fehlendem Operationsfortschritt (Kawahara et al. 2012; Traxer und Thomas 2013);
- bei Konkrementen der unteren Kelchgruppe die mittels flexibler URS nicht an anderen Stellen des Nierenbeckens platziert werden können (Schuster et al. 2002);
- bei Divertikelsteinen und anderen anatomischen Sonderfällen;
- im Rahmen einer ECIRS bei hoher Steinlast bzw. Steinen in mehreren Kelchgruppen, um mehrere Zugangstrakte zu vermeiden (Scoffone und Cracco 2018).

Neuere Arbeiten diskutieren auch die Durchführung einer PCNL bei kleineren Steinen, um diese in toto bergen zu können. Die höhere Invasivität im Vergleich zu alternativen Therapien wie ESWL oder URS werden hier mit der deutlich kürzeren OP-Zeit bei höherer Steinfreiheitsrate gerechtfertigt (Nagele et al. 2019).

Die aktuellen Leitlinien scheinen jedoch das klinisch größer werdende Indikationsspektrum mangels entsprechender Evidenz noch unvollständig zu adressieren (Türk et al. 2016). Die Durchführung der PCNL bei Kindern wird in ▶ Kap. 11 ausgeführt.

8.2.2 Kontraindikationen

Für die perkutanen Verfahren der Steinentfernung bestehen im Wesentlichen die gleichen Kontraindikationen wie bei anderen endourologischen Therapieverfahren.

Unbehandelte Harnwegsinfekte stellen eine absolute Kontraindikation dar. Eine Urinkultur muss zum Operationstermin vorliegen (Türk et al. 2016).

Ein besonderes Augenmerk gilt jedoch den Gerinnungsstörungen. Antikoagulanzien sollten generell vor dem Eingriff zeitgerecht pausiert werden. Eine niedrig dosierte Medikation mit Acetylsalicylsäure kann fortgeführt werden. Bei nicht korrigierbarer Gerinnungsstörung oder zwingender Fortführung der Antikoagulation kann eine URS mit vertretbarem Risiko durchgeführt werden (Türk et al. 2016).

Weitere potenzielle Kontraindikationen stellen anatomische Besonderheiten dar, welche die Punktion erschweren – wie z. B. Rotationsanomalien der Niere, morbide Adipositas mit erhöhtem Haut-Stein-Abstand, Skelettdeformitäten. Besondere Aspekte bei anatomischen Besonderheiten werden in ▶ Kap. 12 diskutiert.

Ein Nierentumor und schwangere Frauen sind als relative Kontraindikation zu werten (Nagele 2008). Das Vorgehen in der Schwangerschaft wird in ▶ Kap. 11 besprochen.

8.2.3 Präoperative Diagnostik

Die Vorbereitung der Patienten für die PCNL ähnelt der anderer endoskopischer Therapieformen bei Nephrolithiasis. Die präoperative Labordiagnostik beinhaltet: Blutbild, Nierenwerte, Gerinnungsparameter. Der Urinstatus muss überprüft werden und bei Auffälligkeiten eine Urinkultur mit Resistenztestung einschließen. Eine antibiotische Prophylaxe wird einem unauffälligen Urinbefund als perioperative Einzelgabe verabreicht. Bei positiver präoperativer Harnkultur muss eine perioperative testgerechte antibiotische Therapie erfolgen (Türk et al. 2016).

Eine aktuelle und ausreichende Bildgebung muss vorliegen, z. B. eine Low-dose-Computertomographie ohne Kontrastmittel (NCCT) zur Beurteilung der Steingröße und -dichte (Hounsfield Units) im Knochenfenster (▶ Kap. 3). Das NCCT hat heute die Ausscheidungsurographie weitgehend abgelöst. Nachteil der nativen Untersuchung ist die nicht immer ausreichende Information über die räumliche Anordnung des Hohlsystems. Bei Bedarf kann daher eine ergänzende Sonographie oder die Kontrastmittelgabe im Rahmen der Computertomographie – oder aber auch ein konventionelles Ausscheidungsurogramm – hilfreiche Zusatzinformationen liefern (z. B. bei vermuteten Nierenzysten im Punktionskanal). Liegen diese nicht vor, so sollte vor einer PCNL immer eine retrograde Ureteropyelographie erfolgen und die Patienten darüber aufgeklärt werden, dass deren Information zu einer Änderung des Eingriffs führen kann (z. B. primäre URS statt PCNL).

Bei Verdacht auf eine Nierenfunktionsstörung ist es ratsam die gesamte und seitengetrennte Nierenfunktion mittels eines Isotopennephrogramms vor einer potenziell komplikationsreichen Intervention wie PCNL zu bestimmen.

8.3 Vorbereitung der Operation

8.3.1 Allgemeine Hinweise

Die sorgfältige Vorbereitung des Instrumentariums garantiert einen standardkonformen intraoperativen Ablauf. Zunächst sollte die Überprüfung der technischen Gerätschaften wie z. B. Videokamera-System, Röntgenanlage, Sonographiegerät, Lithotripsiegerät etc. sowie des benötigten Einwegmaterials auf Vollständigkeit und Einsatzfähigkeit erfolgen.

Falls erforderlich, wird die zu operierende Flanke vor dem Eingriff rasiert, um ein korrektes Ultraschallbild und eine störungsfreie Wundheilung zu erzielen.

8.3.2 Nephroskope und Schaftgrößen

Während das klassische Nephroskop zumeist eine ovale Geometrie aufweist, mit einem Zulauf versehen ist und entweder fix mit einem Außenschaft mit Ablauf arretiert wird oder ein separater Kunststoff Amplatz-Schaft verwendet wird, begann mit der Ära der Mini-Nephroskope eine Generation mit rundlichem Design, bei der das Endoskop und Außenschaft unabhängig voneinander sind. Im Gegensatz zu klassischen Nephroskopen ist hier der Arbeitskanal im Nephroskop integriert.

Klassische Nephroskope werden zumeist mit Amplatz-Schäften verwendet und haben einen Durchmesser von 24–30 Ch. Der mittels Hebelventil verschließbare Arbeitskanal, der erst durch Konnexion von Nephroskop und Außenschaft entsteht, dient der Einführung von Ultraschall oder ballistischen Sonden zur Steinzertrümmerung und Fasszangen zur Steinbergung. Bei Verwendung ohne Amplatzschaft lässt sich durch Verschluss des Ablaufhahnes ein renales Hochdrucksystem erzeugen, welches längerfristig zu intrarenalem Reflux führen kann.

Miniaturisierte Nephroskope weichen von der klassischen Bauform ab und bieten zumeist durch die Kombination eines runden Nephroskopes und eines angepassten unabhängigen Außenschaftes, welcher in der Regel nicht mit einer Dichtung versehen ist, ein Niederdrucksystem (vergleichbar mit einem konventionellen Amplatz-Schaft).

Mikro-Nephroskope verzichten zugunsten der mechanischen Stabilität zumeist gänzlich auf einen Spalt zwischen Außenschaft und Nephroskop oder sind generell als einteiliges Instrument verfügbar. Ein Abfluss über das Instrument ist nicht vorgesehen und muss über einen Ureterkatheter erfolgen.

Essenzielle Unterschiede zwischen den Geräten werden in ◘ Tab. 8.1 dargestellt:

Alle für ein minimal invasives Vorgehen notwendigen Eigenschaften wie Einschrittdilatation, Niederdruck, hydrodynamische Steinbergung sowie Verzicht auf eine Nephrostomie sind nicht nur bei miniaturisierten Instrumenten, sondern in allen Nephroskopgrößen erhältlich (◘ Abb. 8.1)

Um von firmeneigenen Bezeichnungen wie Super, Ultra etc. wegzukommen und die essenziellen Eigenschaften der Instrumente vergleichen zu können, haben verschiedene Forschungsgruppen Nomenklaturen geschaffen. Exemplarisch die der TNM-Klassifikation angelehnte T.R.U.S.T.-Klassifikation (◘ Tab. 8.2) (Schilling et al. 2015).

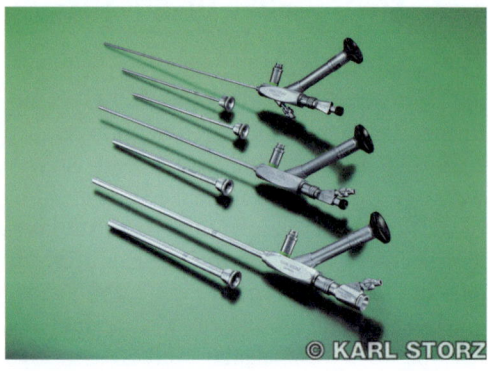

◘ **Abb. 8.1** Instrumente zum minimal-invasiven Zugang mit verschiedenen Nephroskop- und Schaftgrößen (© Firma Karl Storz, mit freundlicher Genehmigung)

◘ **Tab. 8.1** Vor- und Nachteile der verschiedenen PCNL-Konzepte

	Schaftdurchmesser	Dilatation	Niederdruckspülung	Steinbergung	Tubeless
Konventionelle PNL	≥25 Ch..	Ballon Teleskop-Bougie	Möglich	Absaugung, Fasszange	(Sehr) selten
Mini PNL	15–20 Ch.	Single Step	Standard	Hydrodynamisch	Häufig
Ultra Mini PCNL	11–13 Ch.	Single Step	Standard	Hydrodynamisch und aktiv mittels Steinfanginstrumente	Möglich
Mikro PNL	<9,5 Ch.	Single Step	Nur bei Verwendung eines MJ-Katheters	Keine!	Standard

Perkutane Nephrolithotomie

Tab. 8.2 T.R.U.S.T.-Klassifikation zur standardisierten Beschreibung der angewendeten PCNL-Technik (Schilling et al. 2015)

Bezeichnung	Abkürzung	Definition
Patientenposition		
p	P	Prone position (Bauchlage)
	S	Supine position (Rückenlage)
Äußerer Schaftdurchmesser		
c	XL	≥25 Ch.
	L	20–25 Ch.
	M	15–20 Ch.
	S	10–15 Ch.
	XS	5 bis <10 Ch.
	XXS	<5 Ch.
Spülfluss		
f	CF	Continous flow, Niederdruckspülung
	CO	Intermittierender Hochdruck
	PC	Druck kontrollierte Spülung
Harnableitung		
u	DT	Double tube: Nephrostomie und DJ-Schiene
	TU	Tube: Nur Nephrostomie
	TL	Tubeless: Nur DJ Schiene.
	TT TT$_a$ TT$_b$	Totally tubeless: keine Stents. DJ-Entfernung während des Eingriffs* DJ-Entfernung innerhalb 24 h
Traktverschluss**		
t	SL	Sealed: Verschluss des Zugangstraktes (z. B. durch Gelatine-Thrombin-Matrix)
	NS	Not sealed: Kein Traktverschluss

8.3.3 Flüssigkeitsmanagement und intrarenaler Druck

Für eine suffiziente Sicht ist ein ausreichender Flüssigkeitsaustausch im Hohlsystem der Niere im Rahmen einer PCNL-Behandlung notwendig. Während bei der Standard PCNL eine ausreichende Spülung aufgrund des großen Durchmessers des Irrigationskanales mittels Schwerkraftirrigation so gut wie immer gegeben ist, sind vor allem bei kleinvolumigen Nephroskopen oft zusätzliche Pumpensysteme im Einsatz, um einen suffizienten Flüssigkeitsaustausch zu gewährleisten ((Nagele et al. 2015); **Tab. 8.3**).

Aufgrund der Vulnerabilität der Niere führen kurzfristige Druckspitzen durch ein Volumenmissverhältnis der Zu- und Ab-

☐ **Tab. 8.3** Vergleich verschiedener Flußraten bei verschiedenen Instrumenten und Verwendung einer Pumpe, 50 mmHg = 68 cm H_2O

Druck	Flexible URS	MIP M (17,5 Ch.)	Mikro-PCNL (4,8 Ch.)
50 mmHg	23 ml/min	252 ml/min	11 ml/min
70 mmHg	26 ml/min	300 ml/min	17 ml/min
100 mmHg	43 ml/min	390 ml/min	24 ml/min
200 mmHg	82 ml/min	582 ml/min	48 ml/min

leitung im ungünstigsten Fall zur Fornixruptur. Längerfristige, auch nur gering über dem physiologischen Druck liegende Drucke, können über Einschwemmung von Detritus und Bakterien via intratubulärem Reflux zu Fieber und Sepsis führen (Nagele et al. 2007). Pyelovenöser Backflow konnte im Tierversuch bereits 1926 bei Drucken >30 mmHg erzeugt werden. (Hinman 1928; Zhong et al. 2008) Heute werden intrarenale Drucke bis maximal 30 cm H_2O während perkutaner Eingriffe akzeptiert.

Das Verhältnis vom Durchmesser des Spülkanales zum Abfluss (entweder über den konnektierten Schaft bei geschlossenen Systemen oder den Außenschaft bei offenen Systemen) sowie deren Länge beeinflussen maßgeblich den intrarenalen Druck (Tokas et al. 2019).

Vor allem bei geschlossenen Anordnungen oder der Anwendung von Pumpsystemen, mit denen unphysiologisch hohe Drucke erzeugt werden können, ist eine Flüssigkeitsbilanzierung notwendig, um signifikante retroperitoneale Spülflüssigkeitsaustritte bei akzidentiellen Leckagen zu verhindern.

Durch den zum Teil hohen Flüssigkeitsaustausch kann es zur Auskühlung des Patienten mit daraus resultierenden Herzrhythmus- oder Gerinnungsstörungen kommen, daher sollten, wenn möglich, vorgewärmte Spülungen oder Heizsysteme verwendet werden.

8.3.4 Einwegmaterial

8.3.4.1 Mono-J- bzw. Okklusions-Ureterkatheter

Bei der PCNL kommen fakultativ ein Mono-J-Katheter (MJ) mit 6–10 Ch. oder ein Okklusions-Ureterkatheter zur Anwendung, um das Nierenbeckenkelchsystems mittels Kontrastmittelapplikation zu visualisieren. Vorteil des MJ ist die rasche Einlage und der geringe Preis. Der Vorteil des Ballon-Ureterkatheters liegt in seinem entweder im Harnleiter oder bei steinfreiem Nierenbecken oberhalb des pyeloureteralen Übergangs blockierbaren Ballons. Das artifizielle Dilatieren des Nierenbeckenkelchsytems erleichtert die Punktion. Zudem kann ein intraoperativer Konkrementabgang verhindert werden. In einigen Fällen kann der Katheter nach Blocken im Nierenbecken extrakorporal unter leichtem Zug am Gesäß fixiert werden. Dies ermöglicht die Dislokation der Niere nach kaudal, um z. B. die Interferenz des geeigneten Punktionsweges mit einer Rippe oder auch eine suprakostale Punktion zu umgehen. Ein weiterer Nachteil des Okklusionskatheters liegt im geringeren Spüllumen. Bei der ECIRS wird in der Regel eine Harnleiterschleuse zur Druckreduktion und einem erleichterten retrograd-endoskopischen Zugang zur Niere verwendet.

8.3.4.2 Punktionsnadel

Für eine sonographisch kontrollierte Punktion eignet sich eine Punktionsnadel mit Pyramidenschliff (i. d. R. 17–18 GA) und/oder einer im Ultraschall sichtbaren Materialalteration (z. B. geprägte Dreiecke oder anders veränderte Oberflächenstruktur) an der Spitze der Nadel, um diese im Bild während der Punktion zu verfolgen. Die Handhabung einer zweiteiligen Punktionsnadel ist einfach und sie verfügt über ausreichend Stabilität.

8.3.4.3 Führungs- und Sicherungsdraht

Empfehlenswert zur Anwendung ist ein Führungsdraht mit hydrophiler, flexibler Spitze und semirigidem Korpus (0,035 Inch). Durch diesen Führungsdraht sinkt das Risiko einer Perforation des Nierenbeckenkelchsystems und seine Materialeigenschaften vereinfachen das Vorlegen des Drahtes in das Hohlsystem bzw. in den Harnleiter. Derselbe Draht wird als Sicherungsdraht, welcher letztlich neben dem Nephroskopschaft zu liegen kommt, verwendet. Alternativ kann vor allem bei vernarbten Verhältnissen ein steifer Draht mit J-Spitze (Lunderquist bzw. Schöller) die Bougierung erleichtern, standardmäßiger ist dieser jedoch bei korrekter, lateraler und transpapillärer Punktion nicht erforderlich.

8.3.4.4 Spülung

Als Spüllösung wird bevorzugt Kochsalzlösung verwendet; diese kann bei Verwendung eines ballistischen Lithotripsiesystems vorgewärmt werden (Hosseini et al. 2019). Bei Verwendung von Lasersystemen, welche die Spülflüssigkeit potenziell erwärmen, ist Spülung in Raumtemperatur zu bevorzugen (► Kap. 9).

8.3.4.5 Gelatine-Thrombin-Matrix zum Fistelverschluss

Zum Verschluss des Zugangstraktes zur Verhinderung von Blutungen bzw. Extravasation wird zumeist eine humane Gelatine-Thrombin-Matrix verwendet (Schilling et al. 2008). Durch Induktion der Gerinnungskaskade und durch den Quelleffekt ruft sie eine mechanische und plasmatische Hämostase hervor. Auf diese Weise wird der Stichkanal mit leichter Kompression verschlossen. Hierdurch sollen einerseits Blutungen verhindert, andererseits Extravasation von Urin verhindert werden. Diese theoretischen Vorteile werden jedoch von verschiedenen Arbeitsgruppen kontrovers diskutiert. Die wenigen vorliegenden Untersuchungen zeigen keine signifikanten Unterschiede hinsichtlich Hämorrhagie (Li et al. 2011). Die humane Gelatine-Thrombin-Matrix ist hyperosmolar. Sie sollte rechtzeitig vor der Anwendung zubereitet und mit dem speziellen Applikator über den Amplatzschaft in den Stichkanal zum Verschluss eingebracht werden. Im Falle einer Fehlapplikation löst sich die Gelatine-Thrombin-Matrix im Urin innerhalb von Stunden vollständig auf (Schilling et al. 2008).

8.3.5 Lagerung und Lagewechsel

Wenn die PCNL in Bauchlage durchgeführt werden soll, befindet sich der Patient zur Intubation zunächst in Rückenlage. Zur retrograden Einlage des Ureter- und Blasenkatheters wird dieser in Steinschnittlage gebracht.

Sollte die Punktion in Bauchlage erfolgen, ist eine standardisierte Umlagerung des Patienten empfehlenswert. Der Lagewechsel erfordert eine genaue Absprache innerhalb des an der Operation beteiligten Teams. Zur Erleichterung der Drehung kann primär ein quer gelegtes Lagerungstuch auf dem Operationstisch platziert werden (◘ Abb. 8.2).

Nachdem sich der Patient in Bauchlage befindet, kann entweder der Tisch geknickt, ein Polster eingelegt oder als individualisierbare Lösung eine aufblasbare Nierenrolle gewichtsadaptiert unter den Rippenbogen in Höhe des Nierenlagers gelegt. Die Rolle erlaubt eine Fixierung der Niere und Verdrängung derselben nach dorsal sowie je nach Positionierung eine leichte Verlagerung der Niere nach kranial (Rolle auf Nabelhöhe) oder nach kaudal (Rolle auf Höhe des Xyphoids). Hierbei muss auf ein V.-cava-Kompressionssyndrom geachtet werden. Viele Operateure verzichten jedoch vollständig auf eine Unterpolsterung und punktieren in flacher Bauchlage. Bei Verwendung eines kleinen Sektorscanners ist das verfügbare Schall- und damit Punktionsfenster in aller Regel ausreichend (◘ Abb. 8.3).

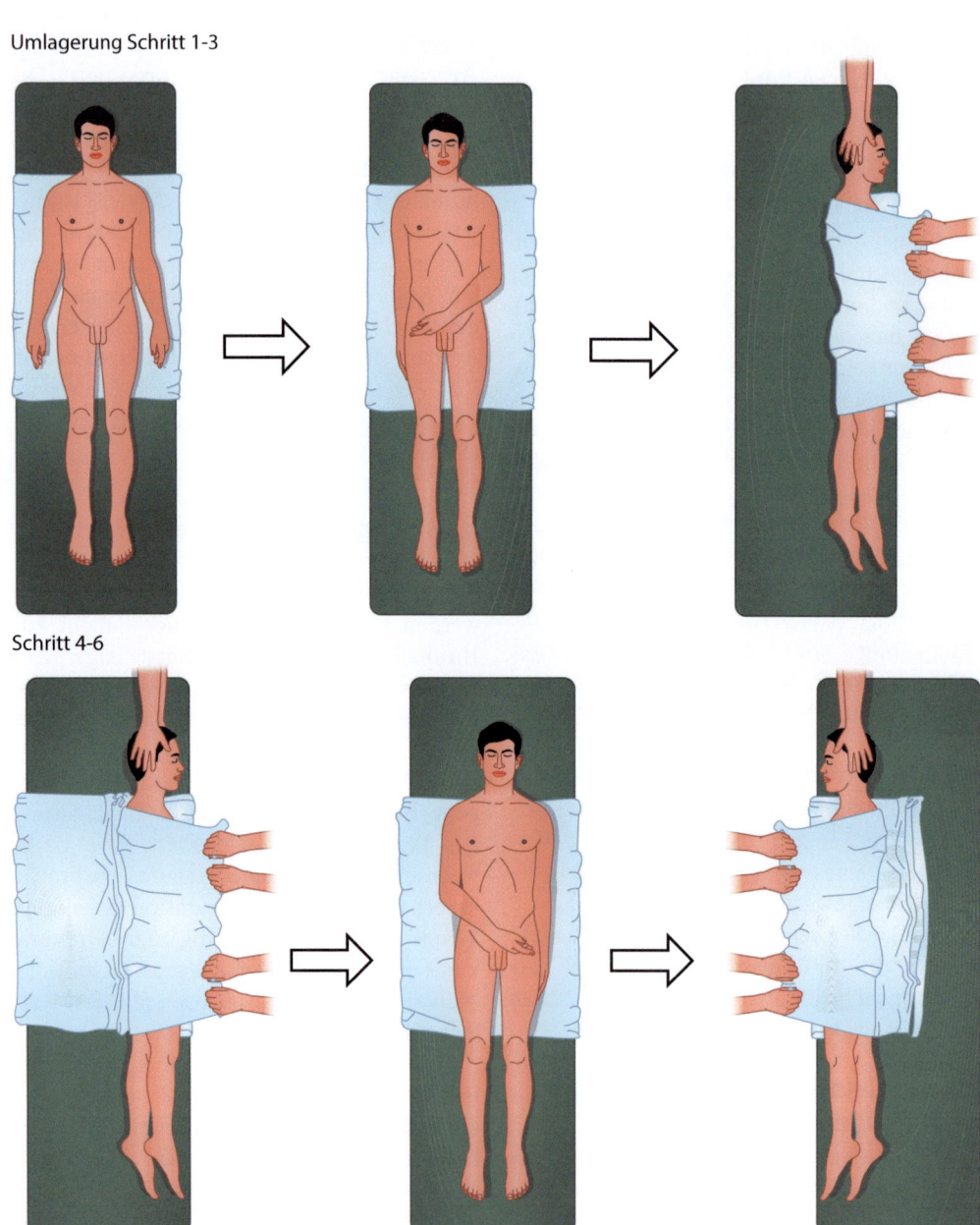

◘ **Abb. 8.2** Umlagerung in Bauchlage – Schritt für Schritt

Perkutane Nephrolithotomie

Schritt 7-9

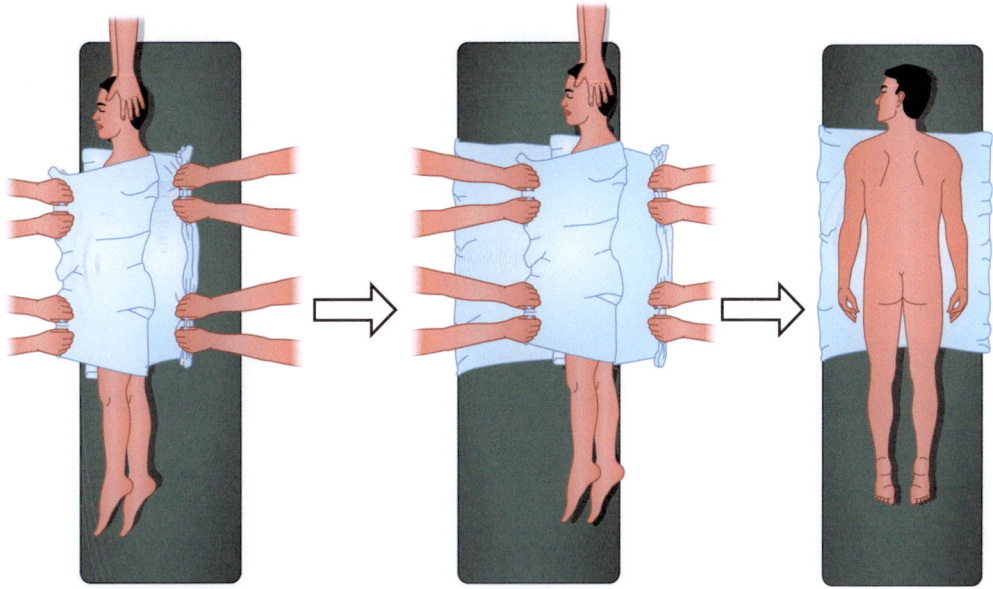

◘ **Abb. 8.2** (Fortsetzung)

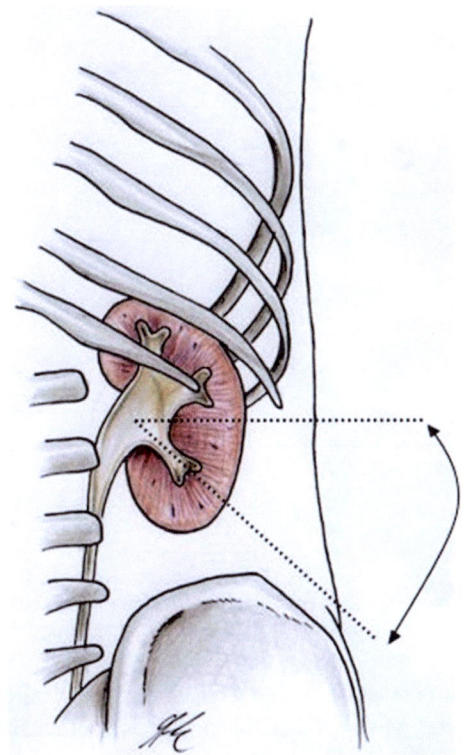

◘ **Abb. 8.3** Punktionsfenster zwischen Rippenbogen und Beckenkamm

Die Lagerung des Kopfes erfolgt ausschließlich durch eine flache Gelunterlage, auf eine – von den Anästhesisten häufig gewünschte Thoraxunterpolsterung muss verzichtet werden, um die gewonnene Knickung des Patienten nicht aufzuheben.

Alternativ dazu kann die Punktion auch in aufgedrehter Rückenlagerung kombiniert mit Steinschnittlagerung (modifizierte Steinschnittlage) erfolgen (Cracco and Scoffone 2011). Dazu wird der Patient bereits zu Beginn der Narkose auf ein spezielles Kissen gelagert und in 30° aufgedrehte Rückenlage gebracht. Je nach OP-Seite wird der Patient alternativ auf ein für rechts oder links unterschiedliches Kissen gelagert. Die Beine werden wie bei Steinschnittlagerung platziert, wobei das Bein der betroffenen Seite in eine leichte Streckung gebracht wird, um in der Flanke eine Streckung zu erreichen. Somit kann sowohl transurethral als auch in der Flanke ein optimaler OP-Zugang ermöglicht werden. Wird ein kombiniertes Verfahren (ECIRS) angestrebt, so ist diese Lagerung essenziell (◘ Abb. 8.4; 30). Zu beachten ist hier jedoch der längere Zugangs-

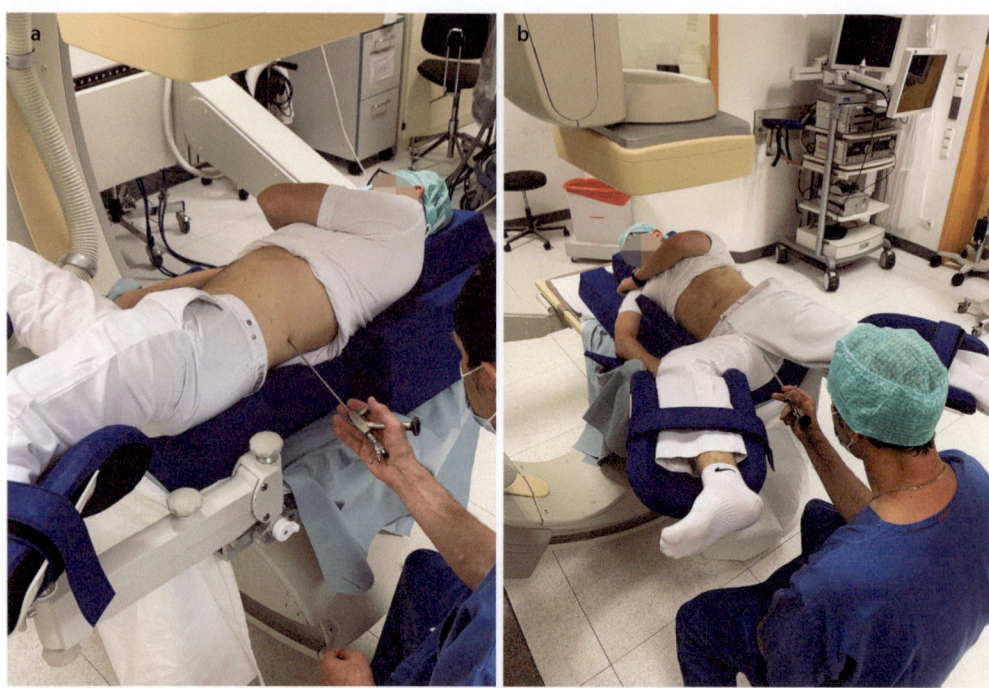

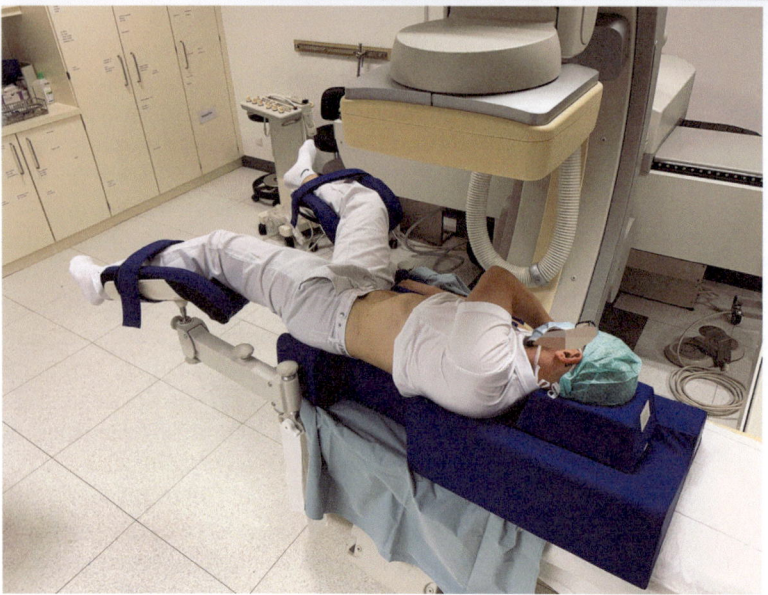

Abb. 8.4 Lagerung für Endoscopic-combined Intra-renal Surgery (ECIRS) unter Verwendung eines Lagerungskissens: **a** antegrader Zugang bei ECIRS, **b** retrograder Zugang bei ECIRS, **c** ECIRS-Lagerung

weg bis zur Niere bei der Punktion. Die Vor- und Nachteile beider Lagerungstechniken werden in ◘ Tab. 8.4 dargestellt.

Im Rahmen der Lagerung, dem sterilen Waschen und Abdecken sollte auch unbedingt auf eine wasserdichte Abdeckung des OP-Gebietes mittels Klebefolien und Klebetüchern geachtet werden, um den Patienten vor der Spülflüssigkeit abzuschirmen und einer daraus folgenden Unterkühlung vorzubeugen.

Tab. 8.4 Die Vor- und Nachteile von Bauch- und Rückenlagerung

Bauchlage	Rückenlage
Plus: - Hohe Steinlast - Komplexe Steine - Bessere Manövrierbarkeit	Plus - Einfache Steine - Kombinierter Eingriff (ECIRS) möglich - Schneller Umstieg von URS auf PCNL
Minus: - Intraoperative Umlagerung - Potenzielle V.-cava-Kompression bei Verwendung eines Lagerungskissens/-rolle	Minus: - Längerer Punktionsweg - Mobilität/Ausweichen der Niere - Eingeschränkte Manövrierbarkeit - Ressourcenbedarf (Personal, Endoskopie)

8.4 Operationstechnik

Die operative perkutane Steinentfernung gliedert sich in drei Etappen. Nachdem der Patient intubiert ist, werden zunächst ein MJ-Katheter bzw. Okklusionskatheter und ein Blasendauerkatheter in Steinschnittlagerung eingelegt. Im zweiten Schritt wird der Patient in Bauchlage gebracht und sorgfältig gelagert. Wenn der Patient modifizierter Steinschnittlagerung operiert werden soll, entfällt die Prozedur des Umlagerns (s. oben). Im dritten Schritt folgen die Punktion der Niere und die eigentliche Steinentfernung in perkutaner Technik – Nephroskopie, Lithotripsie, Steinbergung, ggf. antegrade Harnleiterschienung und/oder perkutane Nephrostomie bzw. Verschluss des Zugangstraktes (Nagele et al. 2006).

8.4.1 Anästhesie

Die Intubationsnarkose des Patienten ist das geeignete Anästhesieverfahren für die PCNL. Ein alternatives regionales Verfahren scheidet für diesen Eingriff aus, v. a. wenn der Patient in Bauchlage operiert werden soll. Wenn der Eingriff in Bauchlagerung durchgeführt wird, ergeben sich für die anästhesiologische Betreuung des Patienten diverse Besonderheiten:

- Die kontrollierte Beatmung fordert meist den Einsatz erhöhter Beatmungsdrücke, einerseits aufgrund der Bauchlagerung selbst, andererseits auch bei Verwendung einer Nierenrolle unterhalb des Rippenbogens.
- Durch die Anlage des Luftkissens im Bereich des Oberbauches erhöht sich der intraabdominale Druck, ebenfalls durch Kompression der intraabdominellen parenchymatösen Strukturen bis hin zur Entwicklung eines V.-cava-Kompressionssyndroms mit bisweilen ausgeprägter Hypotonie. der Operation durchgeführt.
- In schwierigen Fällen kann die Operationsdauer mehrere Stunden betragen. Hierbei ist insbesondere auf die korrekte Lagerung des Patienten zu achten, um Druck-/Lagerungsschäden zu vermeiden (Dekubitus, Kompression der Gesichtsweichteile, Reklination der Halswirbelsäule etc.) Viele Operateure begrenzen aus diesem Grund die OP-Zeit auf 90 bis maximal 120 min.
- Wegen der bisweilen großen Mengen an eingesetzter Spülflüssigkeit sollte darauf geachtet werden, dass der Patient vor direktem Kontakt mit Spülflüssigkeit geschützt ist. Eine konsequente Wärmetherapie durch den Einsatz z. B. einer Spülflüssigkeitsvorwärmung, Wärmematte etc., ist essenziell, da die Gefahr einer perioperativen

Hypothermie bei diesem Eingriff beträchtlich sein kann. Eine Kerntemperaturmessung ist bei längeren Eingriffen empfehlenswert (Hosseini et al. 2019).

8.4.2 Zystoskopie, retrograde Pyelographie und Ureterkathetereinlage

Nachdem der Patient zunächst in Steinschnittlage gebracht ist, wird zuerst die Blase endoskopiert. Das betreffende Ostium wird über einen Führungsdraht mit einem MJ-Katheter oder einem Ballon-Ureterkatheter intubiert und dieser vorgeschoben. Die Lage des Katheters wird mittels retrograder Pyelographie dokumentiert. Das proximale Ende des jeweiligen Ureterkatheters soll im Nierenbecken platziert sein. Bei Verwendung eines Ballon-UK wird der Ballon nach radiologischer Dokumentation der Lage des Ballons im Harnleiter oberhalb des pyeloureteralen Übergangs geblockt. Hierbei kann entweder NaCl oder auch Luft verwendet werden. Bei Verwendung von Kontrastmittelgemischen können diese den Kanal verkleben, sodass der Ballon nicht entblockt werden kann. In diesen Fällen muss der Ballon z. B. mit dem Lithotripsielaser zerstört werden. Bei Verwendung eines MJ-Katheters ist desselben an einem Blasenkatheter zu fixieren. Anschließend kann der Patient wenn nötig in Bauchlage gebracht werden.

Beim kombiniert perkutan-retrogradem Eingriff (ECIRS) wird retrograd eine Harnleiterschleuse eingelegt.

8.4.3 Punktion

In der Routine werden aktuell drei verschiedene Punktionsmethoden angewendet. Während im angloamerikanischen und asiatischen Raum überwiegend eine rein radiologische Punktion mittels Triangulationstechnik mit C-Bogen in 2 Ebenen (zumeist 30° Rotation) verwendet wird (Kyriazis et al. 2017), hat sich in Europa weitestgehend eine Kombination aus a.p.-Röntgen und ultraschallgestützter Punktion durchgesetzt (30). Aktuelle Publikationen vorwiegend aus dem chinesischen Raum (Li et al. 2014) propagieren eine rein ultraschallgestützte Punktion. Die Autoren halten die kombinierte Bildgebung mittels Ultraschall und Durchleuchtung für das zu bevorzugende Verfahren, da hier die besten Echtzeitinformationen für die Etablierung des Zugangs zur Verfügung stehen.

Der Vorteil einer ultraschallgestützten Punktion ist vor allem die Darstellung des Stichkanals, so können Darmschlingen, Milz, Leber und andere gefährdete Organe leichter identifiziert und geschont werden (◘ Abb. 8.5).

Die Achse des zu punktierenden Kelches lässt sich leicht detektieren und punktieren, dies erleichtert die anschließende Traktdilatation. Nachteil des Ultraschalls ist die schlechtere örtliche Auflösung und Grenzflächenbrechung, sodass auch bei am Monitor eindeutiger Position der Nadelspitze diese in Realität vom dargestellten Bild leicht abweichen kann. Hier ist dann die zusätzliche Durchleuchtung von Vorteil, ebenso ist die Positionierung von Führungsdrähten und Kathetern im Röntgen besser darstellbar. Durch Kombination aus beiden Techniken gelingt es die Strahlung auf ein Minimum zu reduzieren (ALARA) und die Komplikationsrate gering zu halten (Chen et al. 2015).

Da die Punktion den schwierigsten Teil der perkutanen Operationstechnik darstellt, wird ständig an Verbesserungen von Assistenzsystemen geforscht. iPAD-gestützte bzw. magnetisch gezielte Punktionen zeigen in Studien vielversprechende Ergebnisse, konnten sich bislang aber noch nicht in der klinischen Routine etablieren (Rassweiler-Seyfried et al. 2020).

In Bauchlagerung wird die Position der Niere vor dem sterilen Abdecken sonographisch kontrolliert. Der Blasenkatheter wird am Katheterbeutel angeschlossen, das

Perkutane Nephrolithotomie

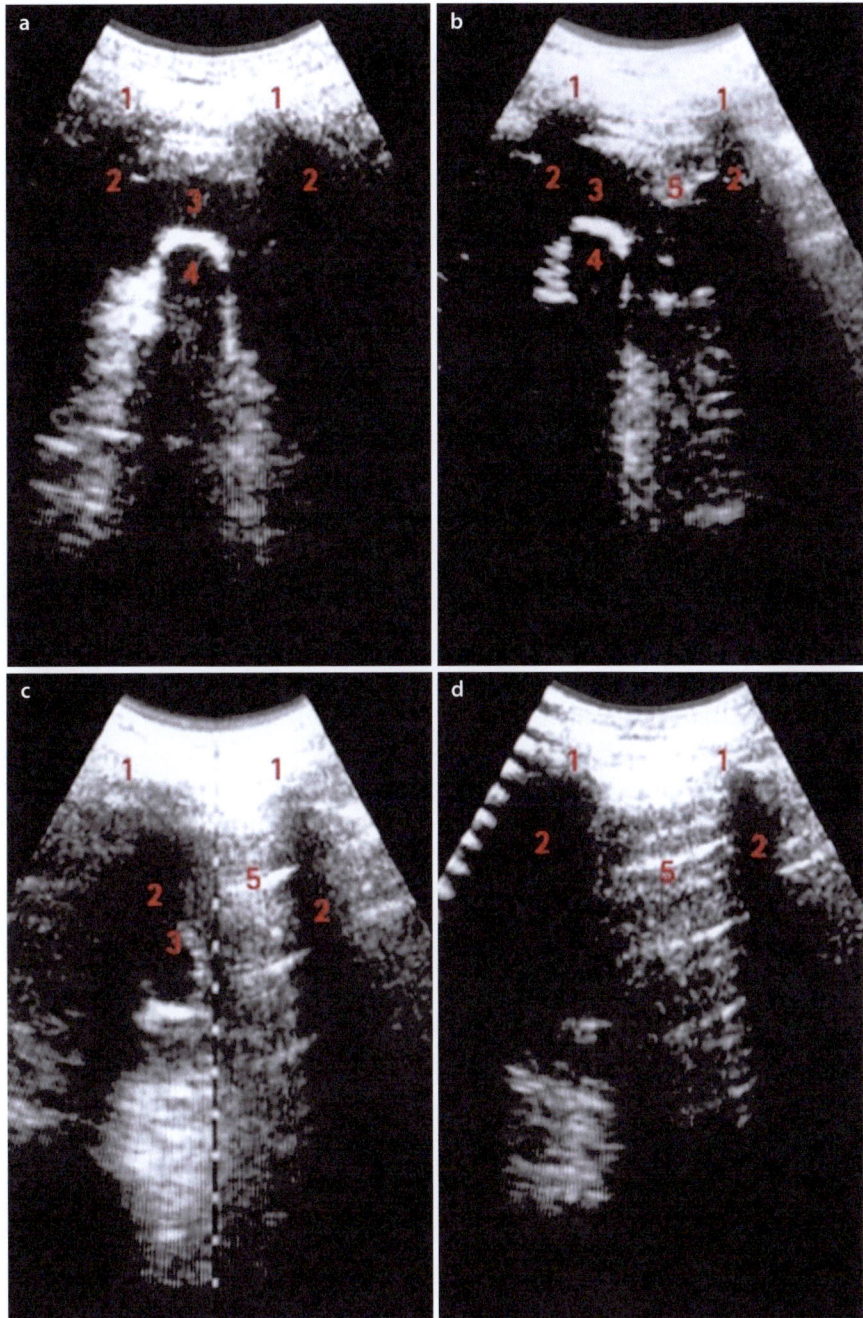

◘ **Abb. 8.5 a–d** Identifikation von Nachbarorganen mittels Ultraschall (Lunge, Leber, Milz, Darm), die in der Röntgendurchleuchtung nicht sichtbar sind; **a** Ultraschallbild eines Steins in der Niere vom 10. Interkostalraum dargestellt; *1* 10. bzw. 11. Rippe, *2* dorsale Schallauslöschung der Rippen, *3* Nierenparenchym, *4* Hyerreflexives Steinecho mit dorsaler Schallauslöschung; **b** Diffuse Luftreflexionen bei der Inspiration durch Lungeninterposition und Mobilisation der Niere nach kaudal; **c** und **d** vollständiges Ausfüllen des Interkostalraums durch die Lunge bei tiefer Inspiration, weshalb dieser Zugang vermieden werden sollte (hohes Risiko einer Pleura-/Lungenverletzung)

Operationsfeld steril abgewaschen und abgedeckt. Dann kann das Nierenhohlsystem über den am Gesäß des Patienten fixierten MJ- bzw. Ballonkatheter mit einem Gemisch aus Methylenblau und Röntgenkontrastmittel kontrastiert und vorsichtig dilatiert werden. So wird eine optimale Punktionssituation erreicht und durch die Blaueinfärbung des Kontrastmittels eine Erfolgskontrolle auch nach vorangegangenen Fehlpunktionen möglich.

In ECIRS-Lagerung wird zunächst transurethral entweder im Rahmen einer ECIRS mit dem flexiblen URS eingespiegelt. Anschließend wird mit einer der oben genannten Methoden die Niere punktiert oder bei Durchführung einer reinen PCNL in dieser Lagerung nach retrograder MJ- oder Ballon-UK-Platzierung ein Blasenkatheter gelegt und der Harnleiterkatheter daran fixiert. Anschließend wird analog zur PCNL in Bauchlage vorgegangen (s. oben). Zu beachten ist jedoch der mehrere Zentimeter längere Zugangsweg zur Niere durch die höhere Mobilität der Niere im Vergleich zur Bauchlage.

Unter bildgebender Kontrolle wird zumeist die konkrementtragende Nierenkelchgruppe anvisiert. Um Blutungen zu vermeiden und eine optimale Ausgangssituation für eine erfolgreiche Steinextraktion zu gewährleisten, sollte transpapilläre Kelchgruppen in einem möglichst kelchachsengerechten Winkel punktiert werden (◘ Abb. 8.6 und 8.7). Zu beachten ist, dass ein posteriorer Kelch punktiert wird, um einen Zugang sowohl in posteriore als auch anteriore Kelchgruppen zu gewährleisten (Campobasso et al. 2019).

8.4.4 Dilatation und Positionierung des Operationsschafts

8.4.4.1 Dilatationstechniken

Klassisch erfolgt im deutschsprachigen Raum nach Punktion und Führungsdrahteinlage die stufenweise Dilatation mittels Teleskopbougies nach Alken. Alternativ

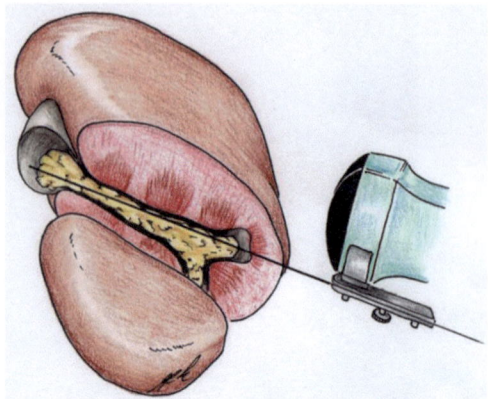

◘ **Abb. 8.6** Schema achsengerechte, transpapilläre Punktion des Unterkelchs

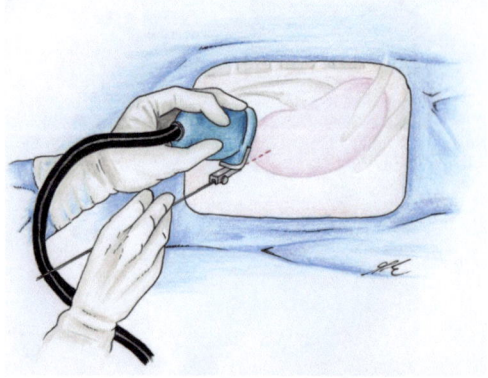

◘ **Abb. 8.7** Korrekte Positionierung des Ultraschallkopfes unter Verwendung einer Punktionshilfe zur achsengerechten Punktion

erfolgt die Dilatation mithilfe eines Ballonsystems, mit dem nach dem Einbringen des Ballonkatheters der Druckballon zu einer Verdrängung und teilweisen Zerreißung des umliegenden Gewebes führt. Über den Ballon wird dann ein Amplatzschaft vorgeschoben.

In jüngster Zeit gewinnt die Single-step-Bougierung mittels Metall- oder Kunststoffbougies, vor allem bei der PCNL mit kleinen Instrumenten, vermehrte Verbreitung. Sie wird aber auch zunehmend bei der Standard-PCNL verwendet. Eine randomisierte Studie von Frattini et al. spricht für einen Vorteil vor allem bezüglich Blutverlustes und Bestrahlungszeit (Dehong et al. 2013; Frattini et al. 2001).

Bei erfolgreicher Punktion wird über die Punktionskanüle ein Führungsdraht mit hydrophiler, flexibler Spitze in das Hohlsystem eingeführt. Es sollte versucht werden, den Draht sicher im Nierenbecken bzw. im Kelch zu platzieren oder, falls möglich, am Harnleiterkatheter vorbei, bis in die Blase vorzulegen.

An der Punktionskanüle entlang wird eine Hautinzision vorgenommen. Nach Entfernung der Kanüle wird der Zugang mittels einer der verschiedenen zur Verfügung stehenden Dilatationsmethoden erweitert (Frattini et al. 2001). Exemplarisch soll die Einschrittdilatation mittels Metallbougie beschrieben werden. Der Dilatator wird hier mit schraubenden Bewegungen über den liegenden Führungsdraht mit leichtem Druck unter radiologischer Kontrolle eingeführt. Bei der Durchleuchtung ist auf einen knickfreien Verlauf des Führungsdrahtes zu achten. Bei Vernarbungen durch vorangegangene Pyelonephritiden oder Operationen kann es notwendig sein, mit einem Kunststoffbougie vorzudilatieren. Auf eine hohe Kraftanwendung ist zu verzichten. Alternativ kommt in diesen Fällen das Teleskopbougiesystem zur Anwendung. Anschließend wird über den Dilatator der passende Außenschaft unter Durchleuchtung im Nierenhohlsystem platziert.

Zur Platzierung eines Sicherheitsdrahts kann nach Punktion – also vor der Bougierung – ein Metall- oder Kunststoff-Doppellumenkatheter verwendet werden. Alternativ kann auch der Metallbougie unter Belassen des Führungsdrahtes entfernt und ein zweiter Draht unter Sicht über den Arbeitskanal des Nephroskops eingelegt werden. In Seldinger-Technik wird unter Sicherung der Drähte der Amplatzschaft entfernt, über einen der Führungsdrähte erneut der Bougie über den dilatierten Stichkanal in das Hohlsystem eingebracht und der Operationsschaft unter radiologischer Kontrolle nochmals platziert. So wird der Sicherungsdraht zwischen Operationsschaft und dilatiertem Stichkanal fixiert. Der im Lumen des Amplatzschaftes verbliebene Führungsdraht kann nun problemlos entfernt werden.

8.4.5 Nephroskopie

Nach erfolgreicher Etablierung des Zugangstraktes ist eine sofortige Nephroskopie mit Spülung des Nierenhohlsystems sinnvoll, so können kleinere Blutgerinnsel noch vor Organisation ausgespült werden. Bei Verwendung einer Ultraschallsonde zur Lithotripsie können Koagel auch leicht aspiriert werden. Bei miniaturisieren Systemen kann eine Aspiration über eine Ernährungssonde oder die Sealant-Applikation erfolgen. Anhand der anatomischen Lage kann die geplante OP-Strategie überprüft und gegebenenfalls adaptiert werden. In komplexen Fällen ist vor Verwendung großlumiger Zugänge eventuell eine Matrioska-Technik anzuwenden (Zanetti et al. 2017). Hierbei wird mit einem kleinen Nephroskop vorerst der Zugang inspiziert und z. B. bei einem Divertikel der Hals vor einer weiteren Dilatation mit einem Draht sondiert und dieser weiter ins Hohlsystem vorgeschoben, um den Zugang bei der weiteren Dilatation nicht zu verlieren.

8.4.6 Lithotripsie

Die klassische Steindesintegration in der perkutanen Chirurgie wird entweder mit ballistischen Lithotriptoren, Ultraschall oder einer Kombination aus beidem durchgeführt (Bader et al. 2020). Seit der Miniaturisierung der Nephroskope ist auch der Holmium-YAG Laser ein effektives Werkzeug in der perkutanen Steinsanierung. Während bei S und XS Instrumenten vor allem die Zerstäubung (= Dusting) des Steins im Vordergrund steht, ist der Holmium-Laser mit anderer Einstellung ein effektives Tool um Steine grob zu fragmentieren. Letzteres gelingt mit dem Laser am besten indem man eine kurze Pulsdauer, eine niedrige Frequenz und hohe Einzelenergie wählt. Bei großer Steinlast und langer Laserdauer ist aufgrund der hohen Energiefreisetzung auch auf eine adäquate Kühlung zu achten (Aldoukhi et al. 2018). Die Ultraschallsonden sind dagegen bei weichen Infekt- oder Matrixsteinen aufgrund der simultanen Absaugung zu bevorzugen. Die verschiedenen Lithotripsieverfahren werden ausführlich in den ▶ Kap. 9 und 10 diskutiert.

8.4.7 Steinbergung

In der Standard-PCNL erfolgt die Steinbergung entweder mithilfe von mechanischen Greifinstrumenten wie Fasszangen und Steinfangkörbchen oder bei der Ultraschall-Lithotripsie mittels Absaugung des entstehenden Steinstaubes. Im Zuge der Miniaturisierung der PCNL-Instrumente wurde rasch klar, dass durch die exponentiell ansteigende Fragmentanzahl bei der Verkleinerung der Instrumente eine mechanische Steinentfernung einen limitierenden Faktor darstellt. Diese Herausforderung adressieren hydrodynamische Steinbergungskonzepte. Eine aktive Ausspülung der Fragmente wird bei der Ultra-mini-PCNL (≤13 Ch) durch ein kleines, im Außenschaft eingearbeitetes Rohr erreicht, durch das Spülflüssigkeit aktiv zugespritzt wird und durch den leeren Außenschaft samt kleiner Desintegrate entweicht. Die mit Abstand häufigste Methode zur hydrodynamischen Steinbergung stellt aber der sog. Staubsaugereffekt dar, bei dem das Fragment mithilfe einer durch eine Füssigkeitsverwirbelung entstandene Kraft wie mit einer virtuellen Fasszange durch den Außenschaft fortbewegt wird ((Nicklas et al. 2015); ◘ Abb. 8.8). Der Vorteil dieser Methode ist, dass die rasche hydrodynamische Steinbergung auch mit Niederdruckspülung effektiv funktioniert und auf technische Hilfsmittel verzichtet werden kann.

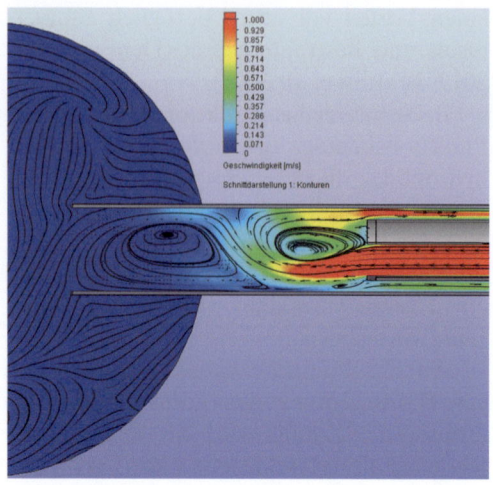

◘ Abb. 8.8 Staubsaugereffekt. Der *Pfeil* markiert den ruhigen Mittelpunkt des „Wirbels" in dessen Zentrum die Fragmente transportiert werden

Durch den Staubsaugereffekt können Konkremente, die kleiner als der Schaftinnendurchmesser sind, direkt oder nach Desintegration geborgen werden (◘ Abb. 8.8). Um das Fragment mit dem minimalinvasiven Nephroskop einfangen zu können, wird das Nephroskop ca. 5–10 mm innerhalb des Außenschafts platziert und sowohl mit Schaft als auch Nephroskop synchron auf den Stein zugegangen. Im Lumen des Arbeitsschafts entwickelt sich dabei unter Rückzug des Instruments bei kontinuierlichem Spülflüssigkeitsstrom eine nichtlinear kompensierbare Zugkraft mit Unterdruckwirkung (Staubsaugereffekt). Auf diese Weise werden Steinfragmente, aber auch Steinstaub über den Schaft ausgeschwemmt, ohne dass ein Steinfangkörbchen erforderlich ist. Durch den optimierten Operationsschaft – eine speziell geformte Führung am proximalen Schaftende – wird das Entfernen der Steine durch den sog. Staubsaugereffekt erleichtert, da die Steine bei Abbruch des Strudels aus dem Schaft fallen. Aufgrund der speziellen Schaftgeometrie und der damit einhergehenden

Druckkontrolle werden gleichzeitig ein pyelovenöser Reflux und ein hydraulisches Volutrauma (Überangebot an Spülflüssigkeit) vermieden.

Neue Entwicklungen sind semiautomatische Absaugungen, die zumeist durch manuellen Verschluss einer seitlichen Öffnung eine Unterdruckkavität im Ablaufschenkel erzielen. Nachteil dieser Techniken ist der zwar niedrige, aber stark wechselnde Druck im Nierenbecken mit den daraus resultierend wechselnden Sichtverhältnissen (Nagele und Nicklas 2016).

8.4.8 Drainage, Harnableitung und Nephrostomieverschluss

Bei endoskopischer und fluoroskopischer Steinfreiheit können der Sicherungsdraht und der Instrumentenschaft unter Sicht entfernt werden. In den meisten Fällen erfolgt abschließend die Einlage einer perkutanen Nephrostomie (PCN). Diese wird in aller Regel am 1. oder 2. postoperativen Tag erst abgeklemmt, dann nach 12–24 h entfernt. Bei Restkonkrementen und hoher Wahrscheinlichkeit für Reoperation sollte eine Nephrostomie immer gelegt werden, um den Zugangstrakt für einen Folgeeingriff zu sichern. Auch bei vermehrter Blutung kann die Einlage indiziert sein. Die PCN kann in diesen Fällen kurzzeitig abgestöpselt werden, um eine Kompression der Blutungsquelle durch Tamponade herbeizuführen.

Bei nephrostomielosem Vorgehen kann zur Vermeidung von Urinomen und Nachblutungen der Stichkanal im Nierenparenchym versiegelt werden (► Abschn. 8.4.3). Je nach verwendetem Schaftdurchmesser gibt es verschiedene Empfehlungen, den Punktionskanal zu verschließen: Bei Verwendung des kleinsten Schaftdurchmessers ist der Verschluss des Zugangstraktes nicht zwingend nötig. Empfehlenswert ist es dennoch den Stichkanal ca. 2–3 Minuten manuell zu komprimieren. Wenn sich in der nephroskopischen Darstellung des Zugangstraktes eine stärkere Blutung zeigt, kann unter Verwendung des passenden zweiteiligen Applikators auch hier eine Gelatine-Thrombin-Matrix in den Stichkanal appliziert werden. Der Hautverschluss mittels Pflaster ist ausreichend.

Bei Verwendung eines größeren Schaftdurchmessers ist es empfohlen, unter Sicht den Nephroskopschaft bis zur Urothel-Parenchym-Grenze zurückzuziehen. Anschließend wird das Nephroskop entfernt und mithilfe des zweiteiligen Applikators die hämostatische Matrix (Gelatine-Thrombin-Matrix) in den Zugangstrakt, unter steter Retraktion des Applikators, einzubringen. Es ist lediglich die Versiegelung der Niere notwendig, wohingegen auf eine Applikation des Hämostyptikums in die Gerotafaszie verzichtet werden kann.

Zumeist ist die antegrade Einlage eines Harnleiterkatheters (DJ-Katheter) nicht notwendig, da der primär gesetzte MJ-Katheter für 24 h belassen werden kann und somit der Abfluss der Niere gewährleistet ist. Lediglich bei Nierenbeckenabgangsengen, Hohlsystemverletzungen und Residualkonkrementen kann die Einlage eines DJ-Katheters sinnvoll sein.

8.4.9 Komplikationsmanagement

In der prospektiven, multizentrischen CROES-Studie (De La Rosette et al. 2011) wurden die Daten von PCNL-Patienten von 96 Zentren aus aller Welt über 1 Jahr gesammelt. Beobachtete intra- und postoperative Komplikationen der PCNL umfassen Blutungen (7,8 %), Perforation des Nierenbeckens (3,4 %), Hydrothorax (1,8 %) und Verletzungen von Nachbarorganen. Bluttransfusionen erfolgten bei 5,7 %. Postoperatives Fieber war häufig mit 10,5 % Allgemein können die Komplikationsraten nach PCNL einerseits durch Erfahrung, aber auch durch neue Techniken und

◘ **Tab. 8.5** Komplikationen der PCNL nach modifizierter Clavien-Dindo-Klassifikation (Clavien 0: Keine Komplikation, Clavien I: Abweichung vom normalen postoperativen Verlauf ohne Notwendigkeit einer pharmakologischen, operativen, endoskopischen oder radiologischen Intervention. Erlaubt sind z. B. Antipyretika oder Antiemetika; Clavien II: Bedarf an medikamentöser Behandlung mit nicht unter Grad I angeführten Medikamenten inklusive parenteraler Ernährung und Bluttransfusionen, Clavien III: Komplikationen mit chirurgischem, endoskopischen oder radiologischem Interventionsbedarf. ohne (IIIa) oder mit Allgemeinanästhesie (IIIb), Clavien IV: Lebensbedrohliche Komplikationen, die eine intensivmedizinische Behandlung verlangen und Dysfunktion eines Organs (IVa) bzw. Multiorganversagen (IVb), Clavien V: Tod)

Komplikationen	Häufigkeit (%)
Clavien 0	79,9
Clavien I	11,1
Clavien II	5,3
Clavien IIIa	2,3
Clavien IIIb	1,3
Clavien IVa	0,3
Clavien IVb	0,2
Clavien V	0,03

Verbesserung der Technologie reduziert werden (Seitz et al. 2012).

Die Komplikationshäufigkeit, standardisiert angegeben nach Clavien-Dindo-Klassifikation sind in ◘ Tab. 8.5 dargestellt.

Bei hämodynamisch wirksamer Blutung sollte eine Computertomographie mit arterieller Phase durchgeführt und bei Nachweis einer arteriellen Blutung eine angiographische Versorgung angestrebt werden. Venöse Blutungen können in der Regel konservativ beherrscht werden.

Trotz sorgfältiger Operationsvorbereitung kann eine Pyurie durch einen okkludierenden Stein erst bei der Punktion auffallen. In diesem Fall ist es empfehlenswert, den Eingriff nach der Einlage eines Nephrostomiekatheters abzubrechen, die Niere unter Niederdruckbedingungen zu drainieren sowie eine testgerechte Antibiose zu verabreichen.

Bei Verlust des Zugangs während des Eingriffs kann als erster Schritt eine Sondierung mit einem hydrophilen Führungsdraht erfolgen. Anschließend kann Methylenblau über den Ureterkatheter verabreicht werden. Dann wird versucht, den Punktionskanal zu sondieren und dem blaugefärbten Kontrastmittel mit dem Nephroskop unter Sicht ins Hohlsystem zu folgen.

Im Falle einer umschriebenen Ruptur des Nierenhohlsystems ohne Verletzung von Nachbarorganen, z. B. aufgrund zu starker Dilatation des Ballonkatheters, Fehlpunktion oder -bougierung, kann die Operation bei der Verwendung eines Niederdruckspülsystems fortgeführt werden (Nagele et al. 2007).

8.4.10 Postoperatives Vorgehen

Temperatur-, Blutbild- und Blutdruckkontrollen sollen routinemäßig erfolgen. Am ersten postoperativen Tag sollte eine sonographische Kontrolle zum Ausschluss von Extravasat und Hydronephrose durchgeführt werden. Für den routinemäßigen Einsatz einer postoperativen Antibiose als Prophylaxe gibt es keine Evidenz. Die Schmerztherapie, falls nötig, wird nach WHO-Stufenschema durchgeführt.

Die postoperative Steinfreiheitskontrolle wird kontrovers diskutiert. Gesichert ist aber, dass die intraoperative endoskopische und fluoroskopische Einschätzung des Operateurs gerade nach extensiver Desintegration und großer Steinlast fehlerbehaftet ist. Basierend auf der Arbeit von Hein et al. sollte daher ein postoperatives NCCT erfolgen (Hein et al. 2016).

Je nach gewählter Harnableitung erfolgt postoperativ die Entfernung der einliegenden Katheter. Bei liegendem DJ-

Katheter wird der Blasenkatheter am ersten postoperativen Tag entfernt und der DJ-Katheter für einige Tage belassen. Bei einer perkutanen Ableitung wird diese zumeist nach Verschluss für einige Stunden (meist über Nacht) bei symptomfreien Patienten entfernt. Wird eine perkutane Reintervention geplant, kann die Nephrostomie bis zum Zweiteingriff belassen werden. Bei einliegendem Mono–J-Katheter und sonographisch unauffälligem Hohlsystem (insbesondere Ausschluss von Koageln) wird der Mono-J-Katheter zusammen mit dem Blasenkatheter am 1.–2. postoperativen Tag entfernt.

Die Verweildauer von urologischen Implantaten, die nach einer PCNL-Behandlung belassen werden, richtet sich primär nach den individuellen Gegebenheiten der Operation und kann nicht pauschal definiert werden. Bisher fehlen wissenschaftlich validierte Prädiktionsmodelle, wie lange welche Ableitungen in situ verbleiben sollen.

8.4.11 Fazit

Die PCNL nimmt neben der ESWL und URS einen wichtigen Platz in der Behandlung von Steinen der Niere ein (Kruck et al. 2013). Insbesondere die Weiterentwicklung der Geräte sowie Standardisierung des Interventionsablaufs ermöglichen deren Durchführung mit hoher klinischer Effektivität, günstigen Komplikationsprofilen und einer guten Planbarkeit. Insbesondere postoperatives Fieber, Septikämien und Transfusionsraten unterscheiden sich deutlich von den Anfängen der perkutanen Steinbehandlungstechnik ((Nagele und Nicklas 2016); (Abdelhafez et al. 2013, De La Rosette et al. 2012). Um dem minimal invasiven Gedanken dieser Methode gerecht zu werden, wurden im Laufe der Zeit die für den Erfolg der miniaturisierten PCNL verantwortlichen Operationsschritte für die PCNL in Standardgröße angepasst und ein komplettes Instrumentarium in verschiedenen Größen/Durchmessern entwickelt und eingeführt. So kann vom kleinen Kelchstein bis zum Ausgussstein das richtige Instrumentarium gewählt und die Operation schnell und schonend durchgeführt werden. Selbst für unerfahrene Operateure ist die Lernkurve verhältnismäßig kurz, sodass sich die PCNL in den klinischen Alltag einfach implementieren lässt (Schilling et al 2011).

Literatur

Abdelhafez MF, Amend B, Bedke J, Kruck S, Nagele U, Stenzl A, Schilling D (2013) Minimally invasive percutaneous nephrolithotomy: a comparative study of the management of small and large renal stones. Urology. 81(2):241–245.

Albala DM, Assimos DG, Clayman RV, Denstedt JD, Grasso M, Gutierrez-Aceves J, Kahn RI, Leveillee RJ, Lingeman JE, Macaluso JN Jr, Munch LC, Nakada SY, Newman RC, Pearle MS, Preminger GM, Teichman J, Woods JR (2001) Lower pole I: a prospective randomized trial of extracorporeal shock wave lithotripsy and percutaneous nephrostolithotomy for lower pole nephrolithiasis- initial results. J Urol 166(6):2072–2080

Aldoukhi AH, Hall TL, Ghani KR, Maxwell AD, MacConaghy B, Roberts WW (2018) Caliceal fluid temperature during high-power holmium laser lithotripsy in an in vivo porcine model. J Endourol 32(8):724–729

Alken P, Hutschenreiter G, Gunther R, Marberger M (1981) Percutaneous stone manipulation. J Urol 125(4):463–466

Bader MJ, Eisel M, Strittmatter F, Nagele U, Stief CG, Pongratz T, Sroka R, Training research in urological surgery technology (T.R.U.S.T.)-group (2020) Comparison of stone elimination capacity and drilling speed of endoscopic clearance lithotripsy devices. World J Urol

Campobasso D, Ferretti S, Frattini A (2019) Papillary puncture: still a good practice. World J Urol 37(3):573–574. https://doi.org/10.1007/s00345-018-2527-9. Epub 2018 Oct 12

Chen TT, Preminger GM, Lipkin ME (2015) Minimizing radiation exposure during percutaneous nephrolithotomy. Minerva Urol Nefrol 67(4):347–354. Epub 2015 Sep 9

Cracco CM, Scoffone CM (2011) ECIRS (Endoscopic Combined Intrarenal Surgery) in the Galdakao-modified supine Valdivia position: a new life for percutaneous surgery? World J Urol 29(6): 821–827

De La Rosette J, Assimos D, Desai M, CROES PCNL Study Group et al (2011) The clinical research office of the endourological society percutaneous nephrolithotomy global study: indications, complications, and outcomes in 5803 patients. J Endourol 25(1):11–17

De La Rosette JJ, Opondo D, Daels FP, Giusti G, Serrano A, Kandasami SV, Wolf JS, JR., Grabe M, Gravas S, Group CPS (2012) Categorisation of complications and validation of the Clavien score for percutaneous nephrolithotomy. Eur Urol. 62(2):246–255.

Dehong C, Liangren L, Huawei L, Qiang W (2013) A comparison among four tract dilation methods of percutaneous nephrolithotomy: a systematic review and meta-analysis. Urolithiasis 41(6): 523–530

Fernstrom I, Johansson B (1976) Percutaneous pyelolithotomy. A new extraction technique. Scand J Urol Nephrol 10(3):257–259

Frattini A, Barbieri A, Salsi P, Sebastio N, Ferretti S, Bergamaschi E, Cortellini P (2001) One shot: a novel method to dilate the nephrostomy access for percutaneous lithotripsy. J Endourol 15(9): 919–923

Ghoneim IA, Ziada AM, Elkatib SE (2005) Predictive factors of lower calyceal stone clearance after extracorporeal shockwave lithotripsy (ESWL): a focus on the infundibulopelvic anatomy. Eur Urol 48(2):296–302. discussion 302

Giusti G, Piccinelli A, Taverna G, Benetti A, Pasini L, Corinti M, Teppa A, Zandegiacomo De Zorzi S, Graziotti P (2007) Miniperc? No, thank you! Eur Urol 51(3):810–814. discussion 815

Hein S, Miernik A, Wilhelm K, Schlager D, Schoeb DS, Adams F, Vach W, Schoenthaler M (2016) Endoscopically determined stone clearance predicts disease recurrence within 5 years after retrograde intrarenal surgery. J Endourol 30(6):644–649

Hinman F (1928) Urology: the clinical significance of pyelovenous backflow. Cal West Med 29(2):111

Hosseini SR, Mohseni MG, Aghamir SMK, Rezaei H (2019) effect of irrigation solution temperature on complication of percutaneous nephrolithotomy: a randomized clinical trial. Urol J 16(6): 525–529

Kawahara T, Ito H, Terao H, Ishigaki H, Ogawa T, Uemura H, Kubota Y, Matsuzaki J (2012) Preoperative stenting for ureteroscopic lithotripsy for a large renal stone. Int J Urol 19(9):881–885

Knoll T, Wendt-Nordahl G, Alken P (2005) Clinical value of percutaneous nephrolithotomy. Urologe A 44(3):299–306. quiz 307–298

Kruck S, Anastasiadis AG, Herrmann TR, Walcher U, Abdel-Hafez MF, Nicklas AP, Holzle L, Schilling D, Bedke J, Stenzl A, Nagele U (2013) Minimally invasive percutaneous nephrolithotomy: an alternative to retrograde intrarenal surgery and shockwave lithotripsy. World J Urol 31(6):1555–1561

Kyriazis I, Liatsikos E, Sopilidis O, Kallidonis P, Skolarikos A (2017) European Section of Urotechnology (ESUT). European Section of urotechnology educational video on fluoroscopic-guided puncture in percutaneous nephrolithotomy: all techniques step by step. BJU Int 120(5):739–741

Lahme S, Bichler KH, Strohmaier W, Gotz T (2001) Minimally invasive PCNL in patients with renal pelvic and calyceal stones. Eur Urol 40(6):619–624

Lam HS, Lingeman JE, Barron M, Newman DM, Mosbaugh PG, Steele RE, Knapp PM, Scott JW, Nyhuis A, Woods JR (1992) Staghorn calculi: analysis of treatment results between initial percutaneous nephrostolithotomy and extracorporeal shock wave lithotripsy monotherapy with reference to surface area. J Urol 147(5):1219–1225

Li J, Xiao B, Hu W, Yang B, Chen L, Hu H, Wang X (2014) Complication and safety of ultrasound guided percutaneous nephrolithotomy in 8,025 cases in China. Chin Med J 127(24):4184–4189

Li R, Louie MK, Lee HJ et al (2011) Prospective randomized trial of three different methods of nephrostomy tract closure after percutaneous nephrolithotripsy. BJU Int 107(10):1660–1665

Michel MS, Trojan L, Rassweiler JJ (2007) Complications in percutaneous nephrolithotomy. Eur Urol 51(4):899–906. discussion 906

Nagele U (2008) Minimal invasive perkutane nephrolitholapaxie (MIP). Video DVD KS 692. KARL STORZ MediaService, Tuttlingen

Nagele U, Nicklas AP (2016) Vacuum cleaner effect, purging effect, active and passive wash out: a new terminology in hydrodynamic stone retrival is arising – Does it affect our endourologic routine? World J Urol 34(1):143–144

Nagele U, Schilling D, Anastasiadis AG, Corvin S, Seibold J, Kuczyk M, Stenzl A, Sievert KD (2006) Closing the tract of mini-percutaneous nephrolithotomy with gelatine matrix hemostatic sealant can replace nephrostomy tube placement. Urology 68(3):489–493. discussion 493–484

Nagele U, Horstmann M, Sievert KD, Kuczyk MA, Walcher U, Hennenlotter J, Stenzl A, Anastasiadis AG (2007) A newly designed amplatz sheath decreases intrapelvic irrigation pressure during mini- percutaneous nephrolitholapaxy: an in-vitro pressure-measurement and microscopic study. J Endourol 21(9):1113–1116

Nagele U, Walcher U, Bader M, Herrmann T, Kruck S, Schilling D (2015) Flow matters 2: how to improve irrigation flow in small-calibre percutaneous procedures-the purging effect. World J Urol 33(10):1607–1611

Nagele U, Tokas T, Traxer O (2019) Training and Research in Urological Surgery and Technology (T.R.U.S.T.) –Group. Future of kidney stone surgery: will we treat small stones with large-sized PCNL and big stones with RIRS? World J Urol.

Nicklas AP, Schilling D, Bader MJ, Herrmann TR, Nagele U, Training Research in Urological Surgery Technology (T.R.U.S.T.)-Group (2015) The vacuum cleaner effect in minimally invasive percutaneous nephrolitholapaxy. World J Urol 33(11):1847–1853

Park J, Hong B, Park T, Park HK (2007) Effectiveness of noncontrast computed tomography in evaluation of residual stones after percutane- ous nephrolithotomy. J Endourol 21(7):684–687

Rassweiler-Seyfried MC, Lima E, Ritter M, Klein JT, Michel MS (2020) Navigation systems for the percutaneous access to the kidney. Urologe A. 59(9):1017–1025

Rupel E, Brown R (1941) Nephroscopy with removal of stone following nephrostomy for obstructive calculus anuria. J Urol 46(2):177–182

Schilling D, Winter B, Merseburger AS, Anastasiadis AG, Walcher U, Stenzl A, Nagele U (2008) Use of a gelatine-thrombin matrix for closure of the access tract without a nephrostomy tube in minimally invasive percutaneous nephrolitholapaxy. 47(5):601–607

Schilling D, Gakis G, Walcher U, Stenzl A, Nagele U (2011) The learning curve in minimally invasive percutaneous nephrolitholapaxy: a 1- year retrospective evaluation of a novice and an expert. World J Urol. 29(6):749–753.

Schilling D, Hüsch T, Bader M, Herrmann TR, Nagele U (2015) Training and research in urological surgery and technology (T.R.U.S.T)-group. Nomenclature in PCNL or the tower of Babel: a proposal for a uniform terminology. World J Urol 33(11):1905–1907

Schuster TG, Hollenbeck BK, Faerber GJ, Wolf JS Jr (2002) Ureteroscopic treatment of lower pole calculi: comparison of lithotripsy in situ and after displacement. J Urol 168(1):43–45

Scoffone CM, Cracco CM (2018) Invited review: the tale of ECIRS (Endoscopic Combined IntraRenal Surgery) in the Galdakao-modified supine Valdivia position. Urolithiasis 46(1):115–123. https://doi.org/10.1007/s00240-017-1015-9. Epub 2017 Nov 30

Segura JW, Patterson DE, Leroy AJ, Mcgough PF, Barrett DM (1982) Percutaneous removal of kidney stones. Preliminary report. Mayo Clin Proc 57(10):615–619

Seitz C, Desai M, Hacker A, Hakenberg OW, Liatsikos E, Nagele U, Tolley D (2012) Incidence, prevention, and management of complications following percutaneous nephrolitholapaxy. Eur Urol 61(1):146–158

Tokas T, Habicher M, Junker D, Herrmann T, Jessen JP, Knoll T, Nagele U (2017) Training research in urological surgery technology (T.R.U.S.T.)-group. Uncovering the real outcomes of active renal stone treatment by utilizing non-contrast computer tomography: a systematic review of the current literature. World J Urol 35(6):897–905

Tokas T, Skolarikos A, Herrmann TRW, Nagele U (2019) Training and research in urological surgery and technology (T.R.U.S.T.)-group. Pressure matters 2: intrarenal pressure ranges during upper-tract endourological procedures. World J Urol 37(1):133–142

Traxer O, Thomas A (2013) Prospective evaluation and classification of ureteral wall injuries resulting from insertion of a ureteral access sheath during retrograde intrarenal surgery. J Urol 189(2):580–584

Türk C, Petřík A, Sarica K et al (2016) EAU Guidelines on interventional treatment for urolithiasis. *Eur Urol* 69(3):475–482

Zanetti SP, Boeri L, Galliolo A, Talso M, Montanari E (2017) Minimally invasive PCNL-MIP. Arch Esp Urol 70(1):226–234

Zhong W, Zeng G, Wu K, Li X, Chen W, Yang H (2008) Does a smaller tract in percutaneous nephrolithotomy contribute to high renal pelvic pressure and postoperative fever? J Endourol 22(9):2147–2151

Laserlithotripsie

Frank Strittmatter

Inhaltsverzeichnis

9.1 Einblick in die Geschichte der Laserentwicklungen – 158

9.2 Holmium: YAG-Laser (Ho:YAG-Laser): damals bis heute – 158
9.2.1 Photothermische Energieübertragung – 159
9.2.2 Moses-Technologie – 160

9.3 Wählbare Parameter am Lasergerät – 162
9.3.1 Pulsenergie – 162
9.3.2 Frequenz – 163
9.3.3 Pulslänge – 163
9.3.4 Gesamtleistung (indirekt) – 163

9.4 Lichtleiter – 163

9.5 Verschiedene Lasereinstellungen im klinischen Setting – 164
9.5.1 Fragmentierung – 164
9.5.2 Dusting – 164
9.5.3 Popcorn-Effekt – 164

9.6 Potenzielle Risiken bei der Laserbehandlung – 165

9.7 Was kommt in der Zukunft? – 167

9.8 Zusammenfassung Laserlithotripsie – 168

Literatur – 168

© Springer-Verlag GmbH Deutschland, ein Teil von Springer Nature 2021
T. Knoll, A. Miernik (Hrsg.), *Urolithiasis*, https://doi.org/10.1007/978-3-662-62454-8_9

9.1 Einblick in die Geschichte der Laserentwicklungen

Bereits Anfang der 1960er-Jahre wurde durch Maiman mithilfe eines Rubin-Lasers die Ära der Laserlithotripsie eröffnet (Strittmatter et al. 2020). Die ersten Ergebnisse der Zertrümmerung von Nierensteinen in einem in-vitro-Modell mit einem gepulsten Ruby-Laser veröffentlichten Mulvaney und Beck im Jahre 1968 (Mulvaney und Beck 1968). Das prinzipielle Problem der ersten Lasersysteme bestand nicht nur in der eingeschränkten Fähigkeit, alle Steinarten zu zertrümmern, sondern vor allem auch darin, die große Hitzeentwicklung am Gerät und am Stein in den Griff zu bekommen.

Nach Einführung des gepulsten Rubin-Laser-Systems konnten Pulslängen im Nanosekundenbereich generiert werden. Hierbei gelang es zumindest teilweise, das Problem mit der großen Hitzeentwicklung am Stein zu minimieren (Dretler 1988). Obwohl darauffolgende Versuchsergebnisse mit dem CO_2-Laser vielversprechend waren, scheiterten sie daran, dass für diesen Laser keine geeignete Faser zur endoskopischen Steinsanierung entwickelt werden konnte. Weitere Versuche folgten mit dem Nd:YAG -Laser, bei dem zwar das Problem mit der Laserfaser behoben werden konnte, die aber auch hierbei entstandene Hitzeentwicklung war für einen routinemäßigen klinischen Einsatz zu gefährlich (Watson et al. 1987).

Anschließend wurden Versuche mit einem gepulsten Nd:YAG-Laser durchgeführt. Auch mit diesem Gerät waren die Ergebnisse in der Steinzertrümmerung erfolgversprechend, der Verschleiß an Laserfasern jedoch zu groß. Weitere Laser wie der Farbstofflaser (Watson et al. 1987) dienten dazu, die für die Steinzertrümmerung beste Wellenlänge, die Pulsdauer und die Energieeinstellung zu evaluieren und zeitgleich den potenziellen Gewebeschaden und den Faserverschleiß möglichst gering zu halten. Die ersten in-vivo-Ergebnisse zur Laserlithotripsie wurden hierzu durch Watson und Wickham 1986 veröffentlicht (Watson und Wickham 1986).

Darauffolgende Laser wie der Alexandrite-Laser, der frequenzverdoppelte doppelgepulste Nd:YAG-Laser (FREDDY) (Zorcher et al. 1999), der Tm:YAG- (Brinkmann et al. 1998) oder auch der Er:YAG -Laser (Teichman et al. 2001) führten zwar zu spannenden Versuchsergebnissen, aus verschiedensten Gründen fanden sie dennoch nicht ihren Weg in den klinischen Alltag. Entweder waren die Steinfragmente zu groß, die Laserperformance bei harten Steinen zu schlecht, die Gewebeschäden zu stark oder es gelang nicht, eine geeignete Laserfaser zur endoskopischen Steinsanierung zu entwickeln. Auch das teils mangelnde Interesse der Industrie führt dazu, dass potenziell interessante Lasersysteme nicht zwingend weiterentwickelt werden.

Erste Versuche zur Steinbehandlung im Labor mit dem Ho:YAG-Laser wurden Anfang der 1990er-Jahre publiziert (Sayer et al. 1993). Kurz danach folgten erste klinische Ergebnisse im Rahmen der Steinbehandlung von Patienten (Denstedt et al. 1995; Razvi et al. 1996). Die Fragmentierbarkeit auch von harten Steinen über eine für die Ureterorenoskope taugliche Laserfaser und die relativ geringe Gefahr von Gewebeschädigung während der Behandlung haben dazu geführt, dass der Ho:YAG-Laser auch heute noch als Standardlaser bei der Behandlung von Harnsteinen gesehen wird (Pradere et al. 2018; Zumstein et al. 2018, Seitz et al. 2019).

9.2 Holmium: YAG-Laser (Ho:YAG-Laser): damals bis heute

Der Holmium: Yttrium-Aluminium-Garnet-Laser (Ho:YAG-Laser) ist ein gepulster Infrarot-Laser und arbeitet in einem Arbeitswellenlängenbereich von 2140 nm. Seine besonderen Eigenschaften bestehen

Laserlithotripsie

darin, dass er eine hohe Absorption in Wasser besitzt und zeitgleich eine geringe Eindringtiefe ins Gewebe aufweist. Das ist der Grund dafür, dass die Gefahr von Gewebeschäden während der Steinbehandlung verhältnismäßig gering ist. Im Vergleich zu anderen Lasern besitzt er eine relativ lange Pulsdauer in einem Bereich von 0,15–1,5 ms. Die Pulsdauer kann in Geräten der neuesten Generation variiert werden, was für eine effiziente Steinbehandlung vorteilhaft ist (▶ Abschn. 9.2.2).

> Die Energieübertragung beim Ho:YAG-Laser basiert auf dem Prinzip der photothermischen Umwandlung. Der Unterschied von Ho:YAG-Laser der ersten Generation zu den heutigen auf dem Markt vorhandenen Geräten besteht darin, dass früher die Steine primär durch kurze Pulslängen im Bereich von 0,15–0,3 ms behandelt wurden, heute mit längeren Pulsen von 0,3–1,5 ms.

9.2.1 Photothermische Energieübertragung

Bei der photothermischen Energieübertragung wird die Lichtenergie des Lasers von Wasser absorbiert und in Form einer thermischen Umwandlung übertragen. Dabei entsteht durch Erhitzen im flüssigen Medium eine Dampfblase. Kollabiert diese Blase, kommt es unmittelbar danach zu einer Druckwelle, die in Form einer mechanischen Kraftübertragung einen Stein im Prinzip zerbrechen lassen kann (◘ Abb. 9.1 und 9.2). Vorrangig kurze Pulse im Nano- u. Mikrosekundenbereich und hohe Energien sind für diesen Effekt verantwortlich. Nur wenn die Faserspitze nah genug an der Steinoberfläche positioniert wird, kann der Stein durch diese Art der mechanischen Steindesintegration fragmentiert werden. Das Problem in der klinischen Anwendung sind die oft zu großen Einzelfragmente, die aufgrund ihrer Größe nicht entfernt werden können, und zusätzlich

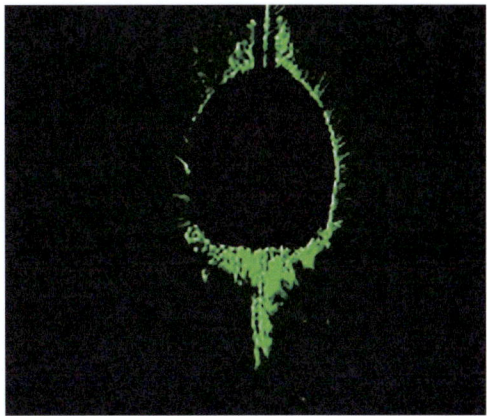

◘ **Abb. 9.1** Dampfblase bei Abgabe von Laserenergie an der Faserspitze

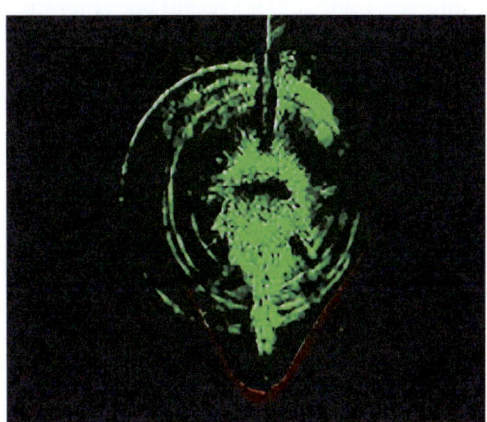

◘ **Abb. 9.2** Schockwelle, unmittelbar nachdem die Dampfblase kollabiert

die hohe Steinbewegung (Retropulsion) weg von der Laserfaserspitze, was einen zusätzlich hohen Energieverlust an das umliegende Wasser und einer damit verbundenen Abnahme der Lasereffizienz bedeutet.

Viel effizienter und von größerer Bedeutung ist die direkte Laserenergieübertragung unmittelbar am und in den Stein. Die durch die Laserfaser abgegebene Energie wird dazu genutzt, das in einem Stein vorhandene Wasser zu erhitzen. Dies gelingt vor allem durch einen *längeren Puls*, durch den mehr Energie über einen längeren Zeitraum abgegeben wird. Durch die Erhitzung des Wassers im Stein kommt es zu einer Verdampfung, was zu einer Volumenausdehnung führt. Dabei entstehen kleine Risse mit einer damit verbundenen Zerstörung der Steinarchitektur. Je mehr Energie in den Stein abgegeben werden kann, desto stärker ist der Effekt.

Prinzipiell kann man davon ausgehen, dass je näher die Faserspitze an die Steinoberfläche positioniert wird, desto effektiver ist die Steinzertrümmerung, da weniger Energie an das umliegende Medium verloren geht. Das ist der Grund dafür, warum auch beim Ho:YAG-Laser von einem „Kontaktlaser" gesprochen wird. In einer von Aldoukhi et al. durchgeführten Untersuchung konnte gezeigt werden, dass bei einem Abstand von 1 mm, nur 40 % und bei 3 mm Entfernung so gut wie kein Steinabtrag mehr erreicht wird. Der größte wurde beim direkten Kontakt von Laserfaserspitze und Steinoberfläche erzielt (Aldoukhi et al. 2019).

> **Praxistipp**
>
> Ziel ist es deshalb, den Energieverlust an das umliegende Wasser möglichst gering zu halten, damit maximale Energie für die Steindesintegration genutzt werden kann. Begriffe wie der Moses-Effekt und die Moses-Technologie werden in diesem Zusammenhang in der aktuellen Literatur diskutiert.

▸ Der *Moses-Effekt* beschreibt, wie durch die Abgabe der Energie in einem flüssigen Medium an der Faserspitze des Lichtleiters eine Dampfblase entsteht, und dadurch das umliegende flüssige Medium wie Wasser oder Blut verdrängt wird. Durch die Dampfblase kann die weitere Energie wie durch einen Tunnel an den Stein gelangen, ohne weiterhin vom umliegenden flüssigen Medium absorbiert zu werden. Dieser Effekt wurde erstmal durch Isner und Kollegen beschrieben (Isner et al. 1988).

Die ◘ Abb. 9.3 und 9.4 zeigen den Unterschied früherer Lasersysteme mit einer kurzen Pulslänge (◘ Abb. 9.3) im Vergleich zu neueren Laser mit einer längeren Laserpulseinstellung (◘ Abb. 9.4). Der Energieeintrag ist durch das spätere Kollabieren der Dampfblase mit einem längeren Puls deutlich höher als mit einem kurzen Puls, bei dem die Dampfblase schneller kollabiert.

9.2.2 Moses-Technologie

Bei einem Einzelpuls, unabhängig von seiner Länge, wird die meiste Energie dazu verwendet, eine Dampfblase aufzubauen. Dies geht in der Regel mit einem hohen Energieverlust einher. Mithilfe eines ersten Pulses, eine Dampfblase aufzubauen, und mit einem unmittelbar darauffolgenden Puls die Hauptenergie durch die Dampfblase in den Stein zu bringen, ohne weiterhin absorbiert zu werden (= Energieverslust), wurde durch Elhilali und Kollegen mit einem 120-Watt -Laser erstmals Untersuchungen mit dieser Art der „Pulsmodulation" durchgeführt. In diesem Zusammenhang wird auch der Begriff „Moses-Technologie" verwendet.

Bei dem dabei verwendeten 120-Watt-Hochleitungslaser gibt es zwei verschiedene Modi, welche vom Operateur am Gerät individuell eingestellt werden können. Der „Moses contact (MC) mode" ist für die Steinbehandlung mit nahem Kontakt und der „Moses distance (MD) mode" soll bei Abständen von 1–2 mm zur Steinoberfläche angewendet werden. Die Ergebnisse zeigten, dass bei beiden Einstellungen die Retropulsion der Steine im Laborversuch besser waren als bei einem Laser mit konventionellem Einzelpuls. Im Vergleich zu einem kurzen Einzelpuls war der Steinabtrag ebenfalls signifikant besser.

In einer weiteren Untersuchung derselben Arbeitsgruppe war die Zeit bis zur kompletten Steindesintegration in vitro ebenfalls mit dem „Moses mode" signifikant kürzer als im Vergleich zum kurzen Einzel-

Laserlithotripsie

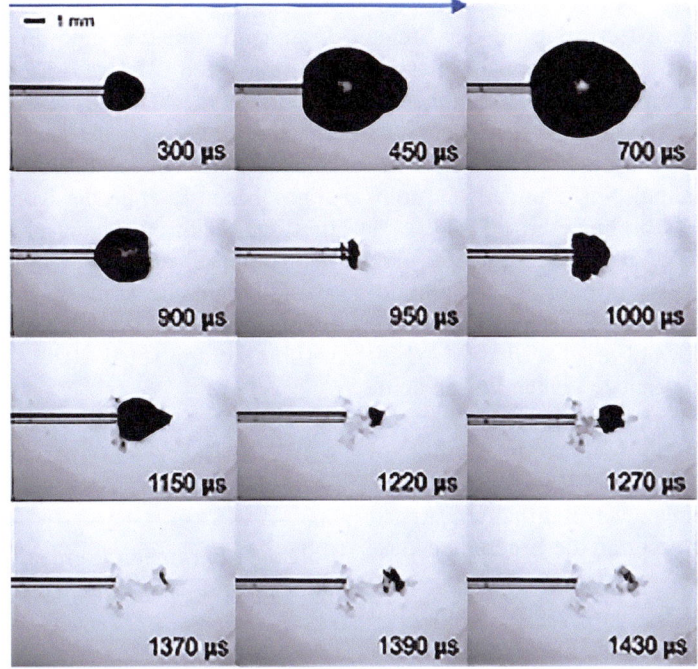

Abb. 9.3 Kurzer Puls von 0,4 ms (400 μs)

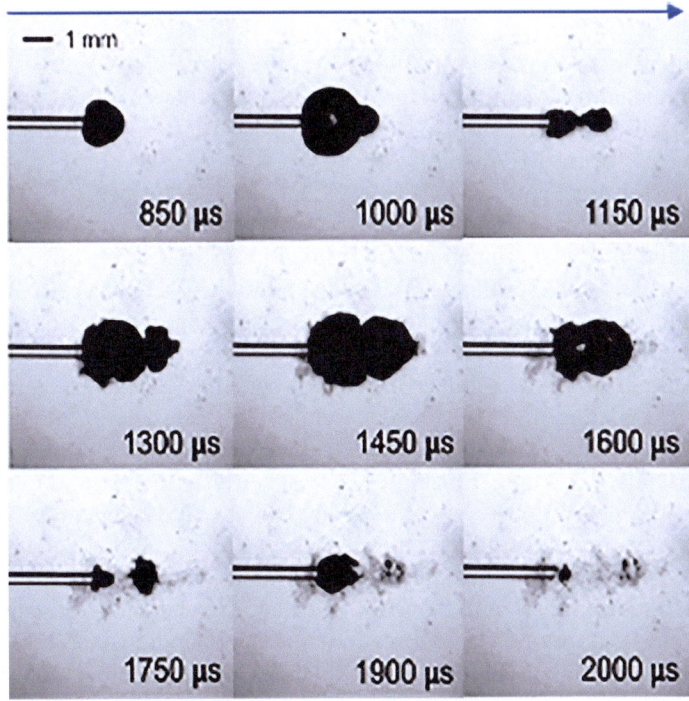

Abb. 9.4 Langer Puls von 1,2 ms (1200 μs)

puls. Begründet wurden die Ergebnisse durch die geringe Retropulsion der Steine im Modell, was weniger Repositionierung der Laserfaserspitze am Stein bedeutete. Limitierend in dieser Studie ist sicherlich, dass die Vergleiche nur mit kurzen und nicht mit langen Einzelpulseinstellungen durchgeführt wurden (Ibrahim et al. 2018).

In einer anderen Arbeit von Aldoukhi et al. wurden die Modi der Moses-Technologie auch mit langen Einzelpulsen in vitro verglichen. Obwohl es bei der MC-Einstellung im Vergleich zu langen Pulsen keine signifikanten Unterschiede gab, war die Fragmentierung im MD-Modus signifikant besser (Aldoukhi et al. 2019).

In einer jüngst veröffentlichten Arbeit von Black et al. zeigten die Ergebnisse, dass im Vergleich von Fragmentgröße und Volumenabtrag der MD-Modus signifikant besser war als der eines kurzen Einzelpulses. In einem speziellen Versuchsaufbau wurden mit einem 120 W-Laser und einer 230-μm-Faser die Lasereinstellungen bei 20 W (1 J × 20 Hz; 0,5 J × 40 Hz) und bei 40 W (1 J × 40 Hz; 0,5 J × 80 Hz) gewählt. Bei einer Einstellung von 1 J und 20 Hz (20 W) waren der Volumenabtrag signifikant größer und die Anzahl der Fragmente ≥2 mm signifikant kleiner beim MD-Modus im Vergleich zur kurzen Einzelpulseinstellung. Bei einer Einstellung von 0,5 J und 80 Hz gab es insgesamt keine Fragmente von ≥2 mm und keine signifikanten Unterschiede im Volumenabtrag zwischen beiden Lasereinstellungen. Die Autoren kamen deswegen zu dem Schluss, dass bei niedrigerer Energie und Leistung der MD-Modus bei der kontaktlosen Lithotripsie signifikant besser ist als der kurze Einzelpuls (Black et al. 2020).

In einer weiteren aktuell veröffentlichten Arbeit von Ibrahim et al. wurde im Rahmen einer prospektiv, randomisiert und doppelverblindeten klinischen Studie der Moses-Mode mit einer regulären Standardeinstellung verglichen. Die erzielten Ergebnisse zeigten signifikante Unterschiede in der Fragmentierungszeit und in der gesamten Operationszeit (21,1 vs. 14,2 min.; p = 0,03) und (50,9 vs. 41,1 min.; p = 0,03). Im Vergleich dazu gab es keine signifikanten Unterschiede in der reinen Laserzeit, der insgesamt abgegebenen Energie, der Komplikationsrate und der Steinfreiheitsrate nach 3 Monaten. Die unterschiedlichen Ergebnisse wurden auch hier auf die geringere Retropulsion der Steine während der Behandlung zurückgeführt (Ibrahim et al. 2020).

9.3 Wählbare Parameter am Lasergerät

Folgende Parameter können durch den Anwender am Lasergerät eingestellt werden:

> **Beeinflussbare Parameter am Lasergerät**
> – Pulsenergie
> – Frequenz
> – Pulslänge (bei Geräten der neuesten Generation)
> – Gesamtleistung (indirekt)

9.3.1 Pulsenergie

Die Pulsenergie ist die optische Energie, die während eines einzelnen Pulses an der Laserfaser abgegeben wird. Sie wird in Joule (J) gemessen und kann abhängig von dem verwendeten Lasergerät zwischen 0,2–6,0 J eingestellt werden. Untersuchungen ergaben, dass es eine direkte Proportionalität zwischen der Energie und dem Steinabtrag, aber auch zur Fragmentgröße gibt. In der Regel werden z. B. bei der Ureterorenoskopie Energiewerte von 0,2 bis max. 2,0 J verwendet. Welche Energieeinstellung gewählt wird, ist abhängig von der Technik, wie der Stein behandeln werden soll. Höhere Energien von >1,5 J führen zu größeren Frag-

Laserlithotripsie

menten, die mit z. B. einem Steinfangkörbchen entfernt werden können. Energien im Bereich von 0,2–0,5 J werden bei der Dustingtechnik (▶ Abschn. 9.5.2) oder bei dem Versuch, kleinere Fragmente zu generieren, gewählt.

9.3.2 Frequenz

Die Frequenz in Hertz (Hz) ist die Anzahl der Pulse, die pro Sekunde von der Laserfaser abgegeben werden. Bei gleichbleibender Pulsenergie und steigender Frequenz können eine höhere Fragmentierungsrate erreicht werden (Spore et al. 1999). Es gibt Hinweise dafür, dass die Höhe der Frequenz bei gleichbleibender Pulsenergie nur einen geringen Einfluss auf die Retropulsion des zu behandelnden Steines hat (White et al. 1998).

9.3.3 Pulslänge

Die Pulslänge, gemessen in Millisekunden (ms) oder Mikrosekunden (µs), ist die Länge eines Einzelpulses, der von der Laserfaser abgegeben wird. Wie eingangs erwähnt, wurden früher kurze Pulse von 150–330 ms gewählt und heute längere Pulse von 500–1300 ms. Untersuchungen haben gezeigt, dass die Länge des Pulses einen Einfluss auf die Retropulsion hat und damit auch auf die Effizienz der Laseranwendung (▶ Abschn. 9.2.1). Durch die Verwendung von längeren Pulsen konnte die Retropulsion um 30–50 % verringert werden (Kang et al. 2006). Zusätzlich gibt es Hinweise dafür, dass mithilfe von längeren Pulsen der Faserverbrauch minimiert werden kann (▶ Abschn. 9.4).

9.3.4 Gesamtleistung (indirekt)

Die Gesamtleistung, angegeben in Watt (W), ist das Produkt aus Frequenz und Energie während der gesamten Anwendung. Unterschieden werden Geräte mit niedriger Wattleistung (15- bis 20-W-Geräte) von den Hochleistungsgeräten von bis zu 140 W, welche sich auch zur transurethralen Enukleation der Prostata eignen. Obwohl sich die Hochleistungsgeräte erheblich im Anschaffungspreis von den Geräten mit niedriger Leistung unterscheiden, ist interessant, dass es Hinweise dafür gibt, dass eine nicht zu vernachlässigende Anzahl von Operateuren 100-W-Geräte verwendet (Dauw et al. 2015).

9.4 Lichtleiter

Bei den Lichtleitern, die beim Ho:YAG-Laser verwendet werden, handelt es sich um Quarzglasfasern, welche aus drei Komponenten bestehen: dem Kern, der Verkleidung und der Ummantelung. Ein perfekter Lichtleiter sollte folgende Anforderungen erfüllen:
- Energieleitung ohne Verlust von Energie nach außen,
- problemlose Verbindung zwischen Konnektor (Faseranfang) und Laserquelle,
- Stabilität ohne Verschleiß durch mechanische und thermische Beanspruchung,
- Möglichst geringer Durchmesser für optimalen Spülstrom im Endoskop und Flexibilität,
- kein Widerstand bei der Einführung durch den Arbeitskanal (geringes Risiko für Geräteschaden).

Die Lichtleiter stehen in unterschiedlichen Durchmessern zur Verfügung. 150- bis 300-µm-Faser werden in flexiblen und semirigiden Ureterorenoskopen und dickere Faser (>300–1000 µm) bei der Behandlung von Blasensteinen oder Nierensteinen über Geräte mit größeren Arbeitskanälen eingesetzt. Für die Effizienz der Laserbehandlung steht weniger der Faserdurchmesser, sondern viel mehr das Faserende im Vordergrund (Mues et al. 2009). Untersuchungen haben gezeigt, dass die Effizienz durch den Verschleiß des Faserendes („burn back"), signifikant beeinflusst wird und sich dies negativ auf die Effektivität, die Operationszeit, den Geräteverbrauch (Beschädigung im Arbeitskanal) und die Lasersicherheit auswirkt.

Aus diesem Grund ist es erforderlich, während des operativen Eingriffs regelmäßig das Faserende abzuschneiden. Auch wenn hierfür spezielle Scheren seitens der Industrie angeboten werden, gibt es gute Evidenz dafür, dass das Faserende auch mit einer konventionellen Schere abgeschnitten werden kann (Kronenberg und Traxer 2015a). Es ist bekannt, dass das Faserende bereits nach wenigen Minuten der Steinbehandlung in seiner Form verändert wird. Pulsenergie und Pulslänge haben Einfluss auf den Verschleiß. Einstellungen im Dusting-Mode (s. unten) sind offensichtlich weniger schädlich als Einstellungen mit hoher Energie, geringen Frequenzen und kurzen Pulsen (Kronenberg und Traxer 2015).

9.5 Verschiedene Lasereinstellungen im klinischen Setting

Es gibt verschiedene Strategien, die im Rahmen der Laserlithotripsie zur Steindesintegration gewählt werden können. Neben dem Fragmentieren spielen das Dusting und der Popcorn-Effekt in der aktuellen Laserbehandlung eine wichtige Rolle (Hecht und Wolf 2013). Faktoren wie die Steinzusammensetzung, die Steinlokalisation, die Anatomie des Patienten, das zur Verfügung stehende Equipment und die Expertise des Operateurs haben Einfluss auf den Erfolg der Steinbehandlung. So sind z. B. Kalziumoxalat-Monohydrat-Steine wegen ihrer Härte wesentlich schwerer zu behandeln als z. B. Struvitsteine. Dies ist auch der Grund dafür, weshalb in der „modernen" Laserbehandlung von einer Einstellung in eine andere gewechselt wird.

> **Praxistipp**
>
> Nicht selten ist es erforderlich, während der Steinbehandlung die gewählte Strategie an die Situation anzupassen und zu verändern. Deshalb ist es von Vorteil, jede Technik bei der Steinbehandlung zu beherrschen.

9.5.1 Fragmentierung

Bei der Fragmentierung werden Lasereinstellungen mit einer Energie von 0,8–1,5 J und einer Frequenz von 6–10 Hz gewählt. Ziel ist, die Steine in kleinere zu fragmentieren, welche dann mit einem Hilfsmittel (z. B. Steinfangkörbchen oder Zange) gefasst und entfernt werden können.

9.5.2 Dusting

Mit einer niedrigen Energie von 0,2–0,5 J und einer hohen Frequenz von 20–80 Hz sollen beim Dusting die zu behandelnden Steine „pulverisiert" werden, damit der entstandene „Steinstaub" oder auch „Steinsand" mit der Spüllösung oder dem Urin ausgespült wird. Wenn der zu behandelnde Stein komplett durch Dusting zerkleinert werden kann, können potenziell anfallende Kosten für Verbrauchsmaterialien wie für eine Einführschleuse oder ein Steinfangkörbchen eingespart werden. In einer internationalen Befragung von Behandlern waren es immerhin 67 %, die diese Technik bei der Behandlung von Harnsteinen anwenden (Dauw et al. 2015).

9.5.3 Popcorn-Effekt

Beim Popcorn-Effekt wird eine Energie von 0,5–1 J und eine Frequenz von 15–80 Hz eingestellt. Ziel ist, dass einzelne Fragmente

Laserlithotripsie

Tab. 9.1 Laserstartgien bei der Steinbehandlung

Parameter	Einheit	Fragmentierung	Dusting	Popcorn-Effekt
Pulsenergie	Joule	0,8–1,5	0,2–0,5	0,5–1
Frequenz	Hertz	6–10	20–80	15–80
Pulslänge	µs	Kurzer/langer Puls	Kurzer/langer Puls	Kurzer/langer Puls

durch die eingebrachte Laserenergie immer wieder Kontakt zur Laserfaserspitze bekommen, um noch kleiner zu werden. Das gelingt offensichtlich nur dann, wenn dies in einem kleinen Raum (z. B. kleine Kelchgruppe) versucht wird (Wollin et al. 2019). Welche Einstellung an Energie und Frequenz die effizienteste ist, bleibt widersprüchlich (Emiliani et al. 2017). ◘ Tab. 9.1 fasst die einzelnen Einstellungen zusammen.

> **Praxistipp**
>
> Bei großen Steinen, bei der die Retropulsion und die Fragmentgröße keine entscheidende Rolle spielen, da sie z. B. bei Blasensteinen über das Zystoskop oder bei der Perkutanen Nephrolitholapaxie (PCNL) über den Amplatzschaft einfach ausgespült werden können, wird durch eine hohe Energie und geringere Frequenz eher das Fragmentieren gewählt. Bei Situationen, in denen die Retropulsion oder die Entfernung von mehreren Einzelfragmenten vermieden werden soll, ist eher die Dusting-Strategie von Vorteil.

Die ◘ Tab. 9.2 gibt einen zusammenfassenden Überblick darüber, inwieweit einzelne Effekte bei der Veränderung eines einzelnen Parameters (*rot*) durch den Operateur am Lasergerät beeinflusst werden können. Hierbei spielen neben dem Steinabtrag und der Retropulsion auch der Faserverschleiß, die Flexion und der Spülstrom eine ausgesprochen wichtige Rolle.

9.6 Potenzielle Risiken bei der Laserbehandlung

Anhand von experimentellen Studien konnte gezeigt werden, dass die Gefahr von Laser induzierten Schäden bei der Behandlung mit dem Ho:YAG-Laser zwar im Vergleich zu anderen Lasern gering ist, dennoch sollte dem Operateur das Risiko von potenziellen Gefahren stets bewusst sein. So hat z. B. eine Harnleiterstriktur, die aufgrund einer unachtsamen Laserbehandlung im Vorfeld entstand, eine oft viel negativere Auswirkung auf den Patienten, als das Problem der zu behandelnden Steine. Eine geringe Blutung durch Schädigung des Urothels kann den Erfolg einer Laserlithotripsie massiv beeinträchtigen oder sogar zu einer vorzeitigen Beendigung des Eingriffs zwingen.

In-vitro-Studien haben gezeigt, dass der Ureter bereits mit ein bis zwei Schüssen perforiert werden kann (Santa-Cruz et al. 1998). Insgesamt ist die Penetrationstiefe mit 0,5–1 mm dennoch relativ gering. Bei einem Abstand der Laserfaserspitze zum Gewebe von >2 mm kommt es in i. d. R. zu keinem Gewebeschaden mehr (Jou et al. 2007).

Ein anderes nicht zu vernachlässigendes Problem stellt die im Rahmen der Laseranwendung erzeugte Temperaturerhöhung dar. Auch hier haben Untersuchungen ergeben, dass durch den thermischen Effekt irreversible Schäden im Bereich des Urothels und des Parenchyms mit konsekutiver Nierenschädigung entstehen können. Offensichtlich passiert das nicht nur bei High-power-Holmium-Lasereinstellungen, sondern bereits

Tab. 9.2 Veränderbare und beeinflussbare Parameter bei der Laserbehandlung. k/e keinen Einfluss, n/b nicht bekannt, ↑ansteigend, ↓ abnehmend, = unverändert. (Mod. nach Kronenberg und Traxer 2015)

Veränderbare Parameter							Beeinflusste Parameter				
Durch den Anwender gewählt						Von Natur aus vorgegeben	Effekt auf Stein	Effekt auf Instrumente			
Lasereinstellungen				Faserdurchmesser		Steinart	Abtragsvolumen	Retropulsion	Faserverbrauch	Flexion	Spülstrom
Gesamtleistung (W)	Pulsenergie (J)	Frequenz (Hz)	Pulslänge								
↑	↑	–	–	–		–	↑	↑	↑	k/e	k/e
↓	↓	–	–	–		–	↓	↓	↓	k/e	k/e
↑	–	↑	–	–		–	↑	=/↑	↑	k/e	k/e
↓	–	↓	–	–		–	↓	=/↑	↓	k/e	k/e
=	↑	↓	–	–		–	↑	↑	↑	k/e	k/e
=	↓	↑	–	–		–	↓	↓	↓	k/e	k/e
–	–	–	Kurzer Puls	–		–	↑	↑	↑	k/e	k/e
–	–	–	Langer Puls	–		–	↓	↓	↓	k/e	k/e
–	–	–	–	↑		–	=	↑	↑	↓	↓
–	–	–	–	↓		–	=	↓	↓	↑	↑
–	–	–	–	–		Hart	↓	n/b	↑	k/e	k/e
–	–	–	–	–		Weich	↑	n/b	↓	k/e	k/e

bei niedrigen Energieeinstellungen, wenn nicht ein ausreichender Spülstrom als eine Art Kühleffekt eingesetzt wird. Dies führt natürlich zu der Frage: „Wann sollte mit wie viel Spülstrom bei welchen Energieeinstellungen des Lasers im Rahmen der URS oder auch der PCNL gearbeitet werden?" Vor allem auch unter Berücksichtigung der Tatsache, dass durch zu viel Spülstrom und dem damit verbundenen Spüldruck der intrarenale Druck erhöht wird, und es auch dadurch zu irreversiblen Schäden kommen kann.

Eine spannende wissenschaftliche Arbeit zu diesem Thema ist die von Hein et al. (Hein et al. 2020). In Schweinenieren wurden mithilfe eines speziellen Versuchsaufbaus die durch den Holmium-Laser induzierten Temperaturveränderungen bei verschiedenen Watteinstellungen evaluiert. Diese Versuche wurden für die semirigide URS (sURS), die flexible URS (fURS) wie auch für die PCNL durchgeführt. Die Schweinenieren wurden in ein 37°-C-Wasserbad gelegt und drei Messsonden im Parenchym und eine ca. 3–4 mm vor der Laserfaser platziert. Der thermische Effekt wurde dann bei unterschiedlichen Spülstromstärken (0–100 ml/min) und unterschiedlichen Watteinstellungen (5–110 W) gemessen. Interessanterweise konnte in dieser Arbeit gezeigt werden, dass es bereits bei sehr niedrigen Watteinstellungen (5 W) und zu wenig Spülstrom zur Schädigung von Urothel und Parenchym kommen kann. Die Autoren empfehlen anhand ihrer Ergebnisse eine Formel, welche abhängig von der Watteinstellung helfen soll, die optimale Spülstromstärke von ≥ 30 ml/min zu berechnen ($\Delta T = 15$ K $\times$ (power [W]/irrigation [ml/min])).

In einer weiteren zuvor veröffentlichen Arbeit derselben Arbeitsgruppe wurde anhand eines anderen Versuchsaufbaus bereits auf die potenzielle Gefahr eines thermischen Schadens durch den Holmium-Laser bei zu wenig Spülstrom und hohen Watteinstellungen hingewiesen (Hein et al. 2018).

Ähnliche Ergebnisse zeigten auch die Untersuchungen von Maxwell et al. (Maxwell et al. 2019). In einer weiteren Tierstudie von Aldoukhi et al. wurde bei vier weiblichen Schweinen mithilfe von Temperatursonden die Temperaturveränderung bei der Anwendung eines Holmium-Lasers mit einer Einstellung von 0,5 J, 80 Hz und 40 W gemessen. Die Versuche erfolgten mit unterschiedlichen Spülstromstärken: 0,1 ml/min, 15 ml/min und 40 ml/min. Dies ergab nach 60 s Laserzeit intrapelvine Temperaturveränderungen von >100 °C bei 0,1 ml/min, 58,5 °C bei 15 ml/min und 37,5 °C bei 40 ml/min Spülstrom. Nachweisbar thermale Schäden entstanden bereits nach 12,7 s ohne Spülstrom und nach 17,8 s bei mäßiger Spülung. Bei ausreichender Spülung kam es zu keinen nachweisbaren Schäden (Aldoukhi et al. 2018).

9.7 Was kommt in der Zukunft?

Der Thulium-Faserlaser (TFL), ist der Laser, der aktuell am meisten als potenziell neuer Laser zur Steinbehandlung diskutiert wird. Bei ihm handelt es sich um einen gepulsten Faserlaser, der in einem Arbeitswellenlängenbereich von 1940 nm arbeitet. Er besitzt ein ausgesprochen gutes Strahlprofil und hat im Vergleich mit dem Ho:YAG-Laser eine deutlich höhere Absorption in Wasser. Auch die maximal einstellbaren Pulslängen sind mit 12 ms deutlich länger als die eines Ho:YAG-Lasers. Vergleicht man weitere andere Parameter wie z. B. die einstellbaren Frequenzen (1–2000 Hz) oder die Faserdurchmesser (~100 µm) beim TFL mit dem Ho:YAG-Laser, scheint dieser Laser einige Vorteile gegenüber dem Ho:YAG-Laser zu haben. Obwohl erste Untersuchungen in vitro und in vivo vielversprechende Ergebnisse zeigten, bleibt abzuwarten, ob sich der TFL zukünftig im klinischen Alltag etablieren wird.

9.8 Zusammenfassung Laserlithotripsie

Mithilfe der heute zur Verfügung stehenden Laser können im Prinzip alle Steine unabhängig von ihrer Größe und Lokalisation im Harntrakt effizient behandelt werden. Durch die Kenntnis der zugrunde liegenden physikalischen Abläufe und der wählbaren Parameter kann die Effizienz bei der Steinbehandlung abhängig von der jeweiligen „Steinsituation" individuell angepasst und positiv beeinflusst werden. Verschiedene Techniken, die von jedem „modernen" Steinoperateur beherrscht werden sollten, tragen ebenfalls dazu bei, die Effizienz bei der Laserbehandlung zu verbessern. Inwieweit neue Laser den Markt erobern werden, ist von vielen Faktoren abhängig und wird ggf. zukünftig das Armamentarium im Bereich der Laserbehandlung erweitern.

Literatur

Aldoukhi AH, Hall TL, Ghani KR, Maxwell AD, MacConaghy B, Roberts WW (2018) Caliceal fluid temperature during high-power holmium laser lithotripsy in an in vivo porcine model. J Endourol 32(8):724–729

Aldoukhi AH, Roberts WW, Hall TL, Ghani KR (2019) Watch your distance: The role of laser fiber working distance on fragmentation when altering pulse width or modulation. J Endourol 33(2):120–126

Black KM, Aldoukhi AH, Teichman JMH, Majdalany SE, Hall TL, Roberts WW, Ghani KR (2020) Pulse modulation with Moses technology improves popcorn laser lithotripsy. World J Urol. https://doi.org/10.1007/s00345-020-03282-0. Epub ahead of print.

Brinkmann R, Knipper A, Dro Ge G, Schro Er F, Gromoll B, Birngruber R (1998) Fundamental studies of fiber-guided soft tissue cutting by means of pulsed midinfrared lasers and their application in ureterotomy. J Biomed Opt 3(1):85–95

Dauw CA, Simeon L, Alruwaily AF, Sanguedolce F, Hollingsworth JM, Roberts WW, Faerber GJ, Wolf JS Jr, Ghani KR (2015) Contemporary practice Patterns of flexible ureteroscopy for treating renal stones: results of a worldwide survey. J Endourol 29(11):1221–1230

Denstedt JD, Razvi HA, Sales JL, Eberwein PM (1995) Preliminary experience with holmium: YAG laser lithotripsy. J Endourol 9(3):255–258

Dretler SP (1988) Laser lithotripsy: a review of 20 years of research and clinical applications. Lasers Surg Med 8(4):341–356

Emiliani E, Talso M, Cho SY, Baghdadi M, Mahmoud S, Pinheiro H, Traxer O (2017) Optimal settings for the noncontact holmium:YAG stone fragmentation popcorn technique. J Urol 198(3):702–706

Hecht SL, Wolf JS Jr (2013) Techniques for holmium laser lithotripsy of intrarenal calculi. Urology 81(2):442–445

Hein S, Petzold R, Schoenthaler M, Wetterauer U, Miernik A (2018) Thermal effects of Ho: YAG laser lithotripsy: real-time evaluation in an in vitro model. World J Urol 36(9):1469–1475

Hein S, Petzold R, Suarez-Ibarrola R, Muller PF, Schoenthaler M, Miernik A (2020) Thermal effects of Ho:YAG laser lithotripsy during retrograde intrarenal surgery and percutaneous nephrolithotomy in an ex vivo porcine kidney model. World J Urol. 38(3):753–760

Ibrahim A, Badaan S, Elhilali MM, Andonian S (2018) Moses technology in a stone simulator. Can Urol Assoc J 12(4):127–130

Ibrahim A, Elhilali MM, Fahmy N, Carrier S, Andonian S (2020) Double-linded prospective randomized clinical trial comparing regular and Moses modes of holmium laser lithotripsy. J Endourol. 34(5):624–628

Isner JM, DeJesus SR, Clarke RH, Gal D, Rongione AJ, Donaldson RF (1988) Mechanism of laser ablation in an absorbing fluid field. Lasers Surg Med 8(6):543–554

Jou YC, Shen CH, Cheng MC, Lin CT, Chen PC (2007) High-power holmium:yttrium-aluminum-garnet laser for percutaneous treatment of large renal stones. Urology 69(1):22–25; discussion 25–26

Kang HW, Lee H, Teichman JM, Oh J, Kim J, Welch AJ (2006) Dependence of calculus retropulsion on pulse duration during Ho: YAG laser lithotripsy. Lasers Surg Med 38(8):762–772

Kronenberg P, Traxer O (2015a) Are we all doing it wrong? Influence of stripping and cleaving methods of laser fibers on laser lithotripsy performance. J Urol 193(3):1030–1035

Kronenberg P, Traxer O (2015b) Update on lasers in urology 2014: current assessment on holmium:yttrium-aluminum-garnet (Ho:YAG) laser lithotripter settings and laser fibers. World J Urol 33(4):463–469

Maxwell AD, MacConaghy B, Harper JD, Aldoukhi AH, Hall TL, Roberts WW (2019) Simulation of laser lithotripsy-induced heating in the urinary tract. J Endourol 33(2):113–119

Mues AC, Teichman JM, Knudsen BE (2009) Quantification of holmium:yttrium aluminum garnet optical tip degradation. J Endourol 23(9):1425–1428

Mulvaney WP, Beck CW (1968) The laser beam in urology. J Urol 99(1):112–115

Pradere B, Doizi S, Proietti S, Brachlow J, Traxer O (2018) Evaluation of guidelines for surgical management of urolithiasis. J Urol 199(5):1267–1271

Razvi HA, Denstedt JD, Chun SS, Sales JL (1996) Intracorporeal lithotripsy with the holmium:YAG laser. J Urol 156(3):912–914

Santa-Cruz RW, Leveillee RJ, Krongrad A (1998) Ex vivo comparison of four lithotripters commonly used in the ureter: what does it take to perforate? J Endourol 12(5):417–422

Sayer J, Johnson D, Price R, Cromeens D (1993) Ureteral lithotripsy with the holmium: YAG laser. J Clin Laser Med Surg 11(2):61–65

Seitz C, Bach T, Bader M, Berg W, Knoll T, Neisius A, Netsch C, Nothacker M, Schmidt S, Schonthaler M, Siener R, Stein R, Straub M, Strohmaier W, Turk C, Volkmer B (2019) Update of the 2Sk guidelines on the diagnostics, treatment and metaphylaxis of urolithiasis (AWMF register number 043–025): What is new? Urologe A 58(11):1304–1312

Spore SS, Teichman JM, Corbin NS, Champion PC, Williamson EA, Glickman RD (1999) Holmium:YAG lithotripsy: optimal power settings. J Endourol 13(8):559–566

Strittmatter F, Eisel M, Brinkmann R, Cordes J, Lange B, Sroka R (2020) Laser-induced lithotripsy: a review, insight into laboratory work, and lessons learned. Transl Biophotonics. https://doi.org/10.1002/tbio.201900029

Teichman JM, Chan KF, Cecconi PP, Corbin NS, Kamerer AD, Glickman RD, Welch AJ (2001) Erbium: YAG versus holmium:YAG lithotripsy. J Urol 165(3):876–879

Watson G, Murray S, Dretler SP, Parrish JA (1987) The pulsed dye laser for fragmenting urinary calculi. J Urol 138(1):195–198

Watson GM, Wickham JE (1986) Initial experience with a pulsed dye laser for ureteric calculi. Lancet 1(8494):1357–1358

White MD, Moran ME, Calvano CJ, Borhan-Manesh A, Mehlhaff BA (1998) Evaluation of retropulsion caused by holmium:YAG laser with various power settings and fibers. J Endourol 12(2):183–186

Wollin DA, Tom WR, Jiang R, Simmons WN, Preminger GM, Lipkin ME (2019) An in vitro evaluation of laser settings and location in the efficiency of the popcorn effect. Urolithiasis 47(4):377–382

Zorcher T, Hochberger J, Schrott KM, Kuhn R, Schafhauser W (1999) In vitro study concerning the efficiency of the frequency-doubled double-pulse Neodymium:YAG laser (FREDDY) for lithotripsy of calculi in the urinary tract. Lasers Surg Med 25(1):38–42

Zumstein V, Betschart P, Abt D, Schmid HP, Panje CM, Putora PM (2018) Surgical management of urolithiasis – a systematic analysis of available guidelines. BMC Urol 18(1):25

Ballistische Lithotripsie

Rainer Hofmann

Inhaltsverzeichnis

10.1 **Ballistische Lithotripsie** – 172

10.2 **Elektrohydraulische Lithotripsie (EHL) – Prinzip und Einsatz** – 172

10.3 **Ultraschall** – 172
10.3.1 Prinzip – 172

10.4 **Pneumatisch ballistische Lithotripsie** – 173
10.4.1 Prinzip – 173
10.4.2 Klinische Anwendung – 174

10.5 **Kombinationslithotriptoren (Ultraschall und ballistische Energie)** – 175
10.5.1 Physikalische Grundlagen – 175
10.5.2 Klinische Anwendung – 176

10.6 **Zusammenfassung** – 176

Literatur – 177

10.1 Ballistische Lithotripsie

Für die intrakorporale Lithotripsie eignen sich fünf verschiedene Arten der Steinzertrümmerung: Ultraschall, ballistisch-pneumatisch sowie eine Kombination aus Ballistik und Ultraschall, Laser und elektrohydraulische Lithotriptoren.

Ähnlich einer mechanischen Lithotripsie (z. B. mit einem Steinpunch) wird bei ballistischer Lithotripsie Energie mit direktem Kontakt auf den Stein übertragen. Es ähnelt dem Prinzip von „Hammer und Meißel" oder einem Presslufthammer.

10.2 Elektrohydraulische Lithotripsie (EHL) – Prinzip und Einsatz

Die elektrohydraulische Lithotripsie (EHL) war die erste Technologie die spezifisch für die intrakorporale Lithotripsie, insbesondere für Blasensteine entwickelt wurde (Universität Kiew, Modell Urat I). Die EHL-Technologie benutzt eine zentrale Elektrode und eine koaxiale ringförmige Elektrode, zwischen denen eine elektrische Entladung entsteht. Der Funkenüberschlag wird bei 3–6 kV erzeugt. Der Effekt der Funkenstrecke ist die Erzeugung einer Kavitationsblase, die ähnlich einer Explosion auf den Stein übergeht und eine Desintegration verursacht. Die EHL stellt eine sehr effektive Lithotripsie auch bei harten Steinen dar und kann mit flexiblen Sonden angewandt werden.

Die Kavitationsblase, die beim Kollaps eine Schockwelle erzeugt, ist jedoch nicht auf den Stein gerichtet und kann am Urothel schwere Schäden wie massive Blutung, Einsprengung von Steinfragmenten ins Gewebe oder eine Perforation von Blasen- oder Harnleiterwand hervorrufen. In der Nähe der Optik des Endoskopes gezündet kann die Druckwelle das Instrument beschädigen. Die Größe der Kavitationsblase wird ausschließlich durch die verwendete Energie beeinflusst. Selbst bei Abstand zwischen Sonde und Gewebe kann die Druckwelle der Kavitationsblase zu einer Distension oder Disruption von Gewebe führen (Olbert 2018). Kleinere, flexible Sonden (1,6 Char) wurden zwar entwickelt, jedoch kommt die EHL-Technologie aufgrund der unvorhersehbaren teils schweren intraoperativen Nebenwirkungen auf das Gewebe nicht mehr zum Einsatz (Lingeman et al. 2008).

10.3 Ultraschall

10.3.1 Prinzip

Durch einen piezoelektrischen Effekt mit schneller Ausdehnung und Kontraktion des piezokeramischen Elementes werden Vibrationen meist um 20.000 Hz erzeugt. Die Spitze des Ultraschalllithotriptors erzeugt hochfrequente Schwingung im Stein, die in einer meist größeren Fragmentierung resultieren (◘ Abb. 10.1). Durch das Hohlrohr des Ultraschalllithotriptors lassen sich Steinteile und Spülflüssigkeit gut absaugen. Ultraschalllithotripsie ist bei allen Steinarten erfolgreich – sie eignet sich insbesondere auch für sehr weiche Steine, die bei nur geringer Fragmentation durch die Sonde abgesaugt werden können. Ultraschalllithotriptoren können nur durch starre Endoskope Verwendung finden. Die perkutane Nephrolitholapaxie (PNL) stellt daher die Hauptindikation dar.

> Ultraschallsonden können sich bei Biegung erhitzen ebenso wie bei verringertem oder ganz blockiertem Durchfluss durch die Hohlsonde (◘ Abb. 10.1 und 10.2).

> Insgesamt erzeugen Ultraschalllithotriptoren wenig Gewebetrauma, allenfalls Perforationen durch Abgleiten vom Stein oder zu hohem Druck auf den Stein (Lingeman et al. 2008).

10.4 Pneumatisch ballistische Lithotripsie

10.4.1 Prinzip

Das Prinzip der ballistischen Lithotripsie beruht auf der Energieübertragung in direktem Kontakt mit dem Stein ähnlich dem Prinzip eines Pressluftbohrers. Ballistische Lithotriptoren können entweder mit elektromagnetischer Energie als *elektrokinetische Lithotriptoren* ausgelegt werden oder – das häufigere Konzept – als *pneumatisch-*

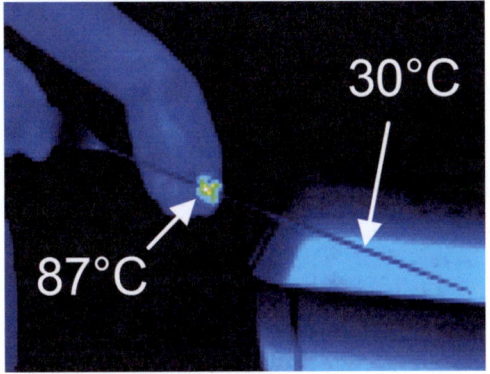

◘ **Abb. 10.1** Durch radialen Kontakt wie Verbiegung der Sonde am Eintritt in das Nephroskop oder durch die Hand kommt es trotz guter Saugleistung zu einer schnellen lokalen Erhitzung der Sonde

ballistische Lithotripsie. Druckluft kann in allen Krankenhäusern entweder durch einen Kompressor erzeugt oder über ein eingebautes Druckluftsystem im Krankenhaus (5 bar Luftdruck) Verwendung finden. Gepulste Druckluft beschleunigt in einem Handstück ein Projektil. Das Projektil trifft mit einer Geschwindigkeit von >30m/s auf das Ende der starren Lithotripiesonde, wodurch eine Druckwelle durch den Sondenstab auf den Stein geleitet wird (◘ Abb. 10.3). Die Fragmentation wird durch die erste Sondenspitzenbewegung initiiert. Die Bewegung der Sondenspitze beträgt initial 1,0–1,2 mm innerhalb von etwa 200 Mikrosekunden. Nach 6 µs erreicht die Sondenspitze eine Auslenkungsgeschwindigkeit von 10 m/s Nach der Auslenkung wird der Sondenstab im Inneren des Handstückes mit einer Gummimanschette gedämpft und dann erneut ausgelenkt. So entstehen mehrere Schockwellen abnehmender Amplitude (Haupt et al. 1996).

Mithilfe eines optischen Systems kann die Bewegung der Spitze, Geschwindigkeit, Auftreffmomentum auf den Stein, Auftreffenergie und die Steinfragmentation bestimmt werden. Mit Erhöhung des pneumatischen Drucks der Sonde von 2,0 auf 2,5 bar ließen sich alle vorgenannten Parameter erhöhen (Zhu et al. 2000). Verschiedene Modi

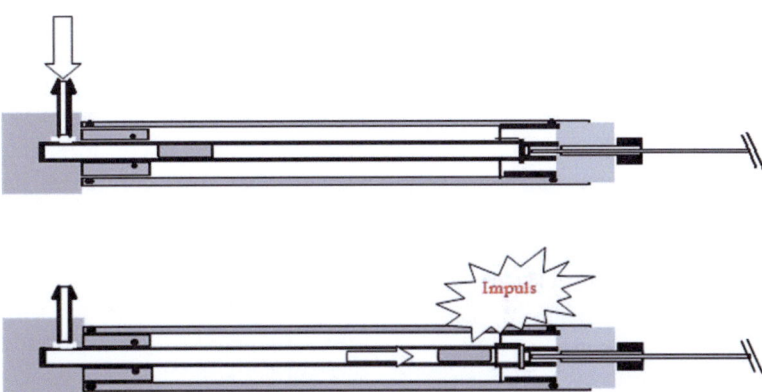

◘ **Abb. 10.2** Ein Druckluftimpuls beschleunigt ein Projektil in einem Schaft. Die kinetische Energie wird auf die Lithotripsiesonde übertragen. Die entstandene Kompressionswelle wird über die Sonde in direktem Steinkontakt übertragen

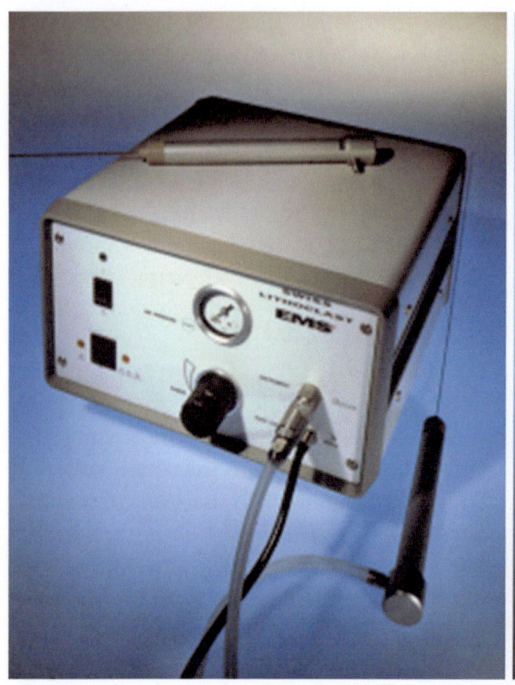
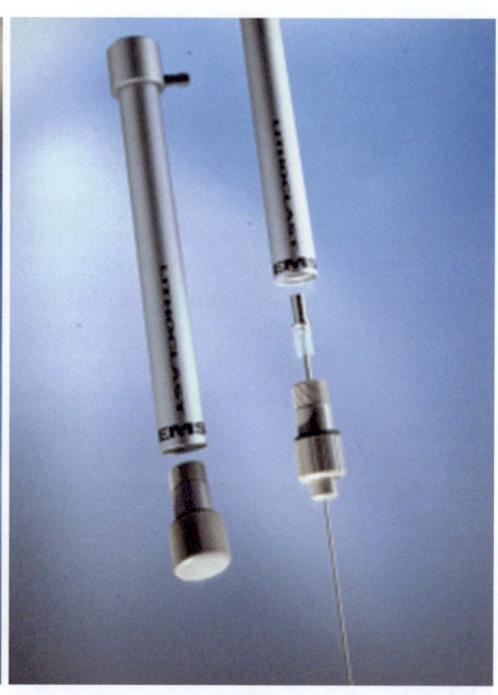

Abb. 10.3 Pneumatisch – ballistischer Lithotriptor (erstes klinisches Modell- EMS Lithoclast[R])

wie Einzelpuls oder kontinuierliche Applikation kommen infrage. Starre Sonden in Kontakt mit dem Stein erweisen sich als deutlich effektiver als flexible Sonden (EMS, Nyon). Sondengrößen sind von 0,8, 1,0 und 1,2 mm verfügbar (Abb. 10.3).

10.4.2 Klinische Anwendung

Probleme bei der ballistischen Lithotripsie sind die Retropulsion des Steines, insbesondere im Harnleiter.

> **Praxistipp**
>
> Applikation von Einzelpulsen, Reduktion der Energie, Platzierung der Sonde lateral des Steines -allerdings mit abgeschwächter Desintegrationswirkung- oder Verwendung von harnleiterblockierenden Instrumenten oder Körbchen können die Steinretropulsion vermindern (Olbert et al. 2010).

Kleinere Lithotriptoren, die man ohne externen Generator direkt in der Hand halten kann, wurden entwickelt. Diese kleine Lithotriptoren arbeiten mit CO_2-Gaspatronen (pneumatisch: Stone Breaker[R], Cook Medical) oder Batterien (elektromechanisch: Lithobreaker[R], EMS; Abb. 10.4). Beim Lithobreaker beträgt die Sondengeschwindigkeit 14 m/s nach 10 μs bei einer Sonden-Spitzenauslenkung von 0,8 mm, also eine etwas höhere Sondengeschwindigkeit bei verminderter Spitzenbewegung als beim Lithoclast[R]. Klinisch hat sich dieser experimentelle Vorteil nicht in kleineren Fragmenten oder einer geringeren Retropulsion des Steines bei der Ureteroskopie bemerkbar gemacht.

Ballistische pneumatische Lithotripsie ist im Vergleich mit anderen Lithotriptoren sehr kosteneffektiv, da die Sonden resterilisert werden können.

Durch die pneumatisch ballistische Lithotripsie wird nur ein minimales Trauma auf das Gewebe ausgeübt (Piergiovanni et al. 1994). Intraoperativ sind jedoch Ver-

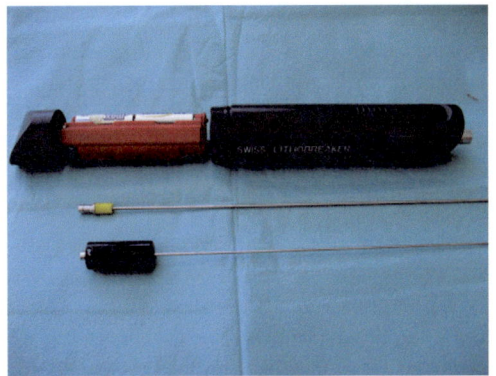

◘ Abb. 10.4 Batteriebetriebener Handlithotriptor (EMS)

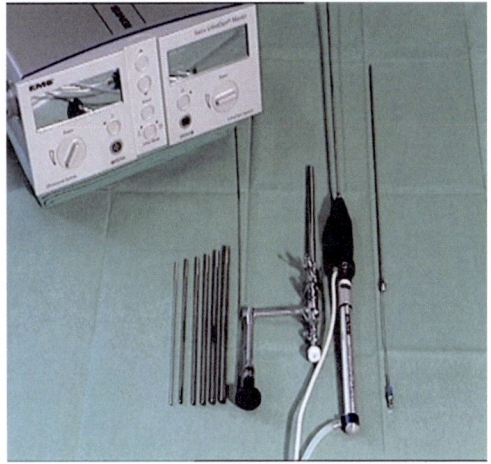

◘ Abb. 10.5 Kombinationslithotriptor (Lithoclast MasterR) mit Nephroskop und koaxialen Bougies für die PNL

letzungen des Harnleiters möglich. Eine deutsche Vergleichsstudie konnte zeigen, dass die intrakorporale Lithotripsie ein unabhängiger Risikofaktor von Harnleiterläsionen ist. Keiner der Endpunkte war jedoch unterschiedlich hinsichtlich des angewendeten Lithotripsieverfahrens (Lebentrau et al. 2019).

10.5 Kombinationslithotriptoren (Ultraschall und ballistische Energie)

10.5.1 Physikalische Grundlagen

Die für die Steinzertrümmerung effektivsten Lithotriptoren beruhen auf einer Kombination von Ultraschallsonde mit einer koaxialen ballistischen Sonde (z. B. EMS Lithoclast Master^R oder Olympus Cyberwand) oder einer Kombination aus mechanischer und Ultraschallenergie lediglich durch eine Sonde (z. B. EMS LithoClast Trilogy^R oder Olympus Shockpulse). Der Lithoclast Master^R von EMS (Electromedical Systems, Nyon, Schweiz) war der erste Kombinationslithotriptor auf dem Markt (◘ Abb. 10.5). Bei der ballistischen Sonde ist die Pulsrate von 1–12 Hz variabel, der Ultraschall weist eine Hohlsonde von 3,3 mm mit einer Frequenz von etwa 24–26 kHz auf (Hofmann et al. 1996). Die Lithoclastsonde ragt bei dieser Kombination etwa 1 mm über die Ultraschallsonde hinaus. Möglich sind der kombinierte Einsatz oder die separate Nutzung von Ultraschall oder Ballistik. Die mechanische Sonde erzeugt einen ungefähr 10-mal höheren Druck im Vergleich zum Ultraschall bei geringer Repetitionsfrequenz, der Ultraschall dagegen eine hohe Frequenz bei geringer Druckamplitude (Hofmann et al. 2002a).

Experimentelle Untersuchungen zur Effektivität von Lithoclast, Ultraschall und der Kombination aus beiden Modalitäten zeigten, dass die Kombinationslithotripsie bis zu 200fach schneller fragmentierte als der Einzelmodus (Olbert et al. 2003).

Die Kombination von zwei koaxialen Ultraschallsonden (Cyberwand^R, Olympus) wurde von Gyrus ACMI entwickelt. Bei diesem Design schwingen eine fixe innere und eine bewegliche äußere Sonde bei verschiedenen Frequenzen (innere Sonde 21.000 Hz, äußere Sonde 1000 Hz). Die Vibration der inneren Sonde führt zu einer Vorwärtsbewegung der äußeren Sonde, die jedoch nicht über die innere Sonde hinausragt.

10.5.2 Klinische Anwendung

Bei der PCNL sollte die Lithoclastsonde gerade über das Ende der Ultraschallsonde herausragen. Ist die Sonde zu weit ausgefahren, so erreicht die Ultraschallsonde den Stein nicht mehr, ist die Lithoclastsonde im Lumen der Ultraschallsonde ist keine ballistische Fragmentation mehr möglich.

> **Praxistipp**
>
> Besonders bei der Mini-PCNL muss ein Hebeln der Lithotriptorsonde im Nephroskop vermieden werden, da ansonsten die Sonde dort brechen wird. Weiter sollte bei der Mini-PCNL die Leistung auf etwa 40 % reduziert werden. Beim Absaugen von Steinmaterial sollte die innenliegende Lithoclastsonde entfernt werden, da damit die Desintegrations- und Absaugleistung des Ultraschalls verbessert wird.

Werden bei der Verwendung der Ultraschallsonde Steine im Nierenbecken stark verwirbelt, können eine Erhöhung der Saugleistung durch die Sonde oder ein verminderter Zufluss durch das Nephroskop die Effektivität steigern.

Die Effektivität beider Lithotripsiemethoden in Kombination hat sich in zahlreichen klinischen Studien gegenüber einer Modalität allein als überlegen gezeigt. Insbesondere ist diese Kombinationslithotripsie die Methode der Wahl bei der Standard-PCNL mit einem 24- bzw. 26-Charr-Schaft (Hofmann et al. 2002b; Zengin et al. 2014). Sowohl die Lithoclast Master^R als auch die Cyberwand^R-Sonde führt insbesondere bei sehr harten Steinen zu einer sehr effektiven Lithotripsie, wobei beim Lithoclast^R jede Sonde einzeln aktiviert werden kann. So kann der Stein mithilfe der starren Lithoclastsonde zunächst zügig in größere Bruchstücke fragmentiert werden und dann mit dem Ultraschall alleine oder mit der Kombinationslithotripsie in absaugbare kleinere Steinteilchen weiter zertrümmert werden.

Der Swiss Lithoclast Trilogy^R appliziert mechanische Energie – Schock-Puls-Technologie – durch eine einzige Sonde (Sabnis et al. 2020). Ballistische Energie wird durch einen Piezodgenerator elektromagnetisch erzeugt, während ein Ultraschallgenerator Ultraschallwellen generiert. Beide Modalitäten werden durch eine Hohlsonde fortgeleitet. Mithilfe einer Hohlsonde, die die Energie eines Ultraschalls und einer mechanischen Lithotripsie verwendet, kann der Absaugkanal in der Sonde maximiert werden. Die Lithotripsie mithilfe dieser Sonde erweist sich gegenüber den anderen Kominationslithotripsien als optimal. Lediglich die Reglung von Zu- und Abfluss, insbesondere über ein offenes System (Amplatzschaft) erweist sich bei dieser hoch effektiven Methode als schwieriger. Die Schockwellenenergie ist im Vergleich zum Lithoclast Master^R deutlich höher. Durch die großlumige Lithotrisiesonde erfolgt eine effektive Absaugung. Besonders für sehr harte, große Nierenbeckensteine sowie für Blasensteine eignet sich Trilogy^R (◘ Abb. 10.6). Ein ähnliches System wird durch Olympus als ShockPulse® angeboten.

10.6 Zusammenfassung

Die intrakorporale Lithotripsie kann in Kontakt zwischen Stein und Energiequelle mit Laser, elektrohydraulischer Lithotripsie (EHL), Ultraschall und ballistischer Lithotripsie und der Kombination aus beiden Modalitäten durchgeführt werden.

Die EHL benutzt eine zentrale und ringförmige Elektrode. Es entsteht eine sich ausdehnende und kollabierende Kavitationsblase, die auch sehr harte Steine fragmentieren kann. Gleichzeitig können schwere Neben-

Ballistische Lithotripsie

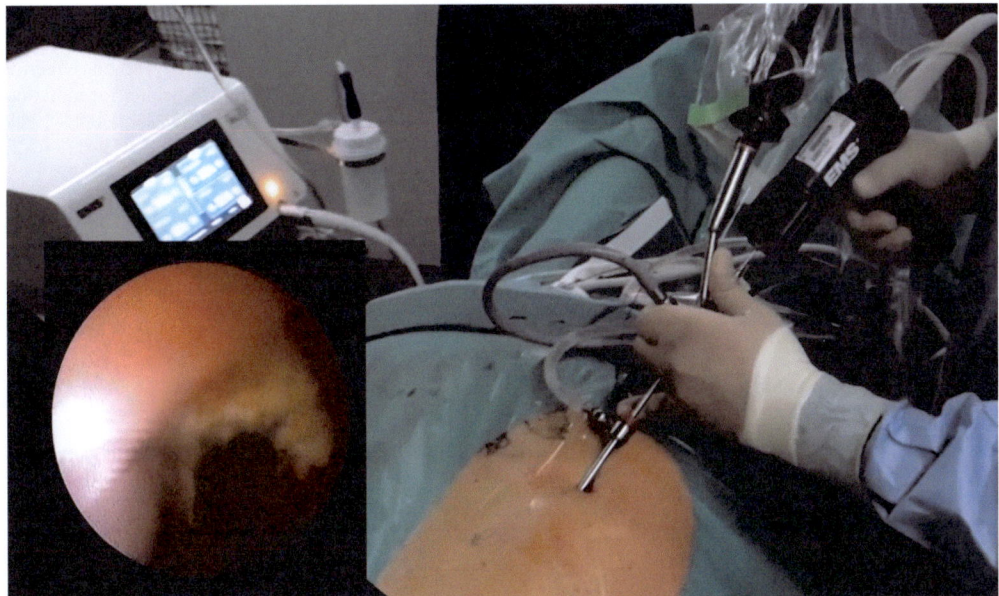

Abb. 10.6 Ultraschall und Piezolithotriptor (EMS Trilogy^R)

wirkungen im Gewebe wie Perforationen, Blutungen und Einsprengung von Steinfragmenten entstehen.

Ultraschalllithotriptoren zertrümmern Steine durch hochfrequente Schwingungen. Die dabei entstehenden Steinfragmente können durch die Hohlsonde abgesaugt werden.

Bei der ballistischen Lithotripsie wird gepulste Druckluft in eine Hohlsonde eingeleitet und beschleunigt dort ein Projektil. Steine werden in Kontakt fragmentiert.

Eine Kombination aus beiden Lithotripsiemethoden (Ultraschall- und ballistische Lithotripsie) führt zu einer schnellen und effektiven Fragmentation aller Steinarten.

Literatur

Haupt G, van Ophoven A, Pannek J, Herde T, Senge T (1996) In vitro comparison of two ballistic systems for endoscopic stone disintegration. J Endourol 10(5):417–420

Hofmann R, Pickl U, Hartung R (1996) The lithoclast master – an improved mechanic lithotriptor. J Urol 155:331

Hofmann R, Olbert P, Weber J, Wille S, Varga Z (2002a) Clinical experience with a new ultrasonic and LithoClast combination for percutaneous litholapaxy. BJU Int 90(1):16–19

Hofmann R, Weber J, Heidenreich A, Varga Z, Olbert P (2002b) Experimental studies and first clinical experience with a new Lithoclast and ultrasound combination for lithotripsy. Eur Urol 42(4):376–381

Lebentrau S, Müller PF, Miernik A, Schönthaler M, Gilfrich C, Peter J, Schostak M, May M, Buster study group (2019) Risk factors for ureteral damage in ureteroscopic stone treatment. Results of the german prosective multicente benchmarks of ureteroscopic stone treatment- results in terms of complications, quality of life, and stone free rates project. Urol Int 102(2):187–193. https://doi.org/10.1159/000495072

Lingeman JE, Beiko D, Clevland RO, Evan AP, Gettman MT, Kohrmann KU, Liatsikos E, Matlage BR, JA MA, Monga M, Tailly G, Timoney A (2008) Stone technology: shock wave and intracorporeal lithotripsy. In: Denstedt J, Khoury S (Hrsg) Stone disease, 2nd international consultation on stone disease, Bd 4, 21. Aufl. Health publications committee, S 85–136. ISBN 0-9546956-7-4

Olbert P (2018) Lithotripsietechniken. In: Hofmann R (Hrsg) Endoskopische Urologie, 3. Aufl. Springer Verlag GmbH, S 217–224. ISBN 978-3-662-53980-4

Olbert P, Weber J, Hegele A, Varga Z, Heidenreich A, Hofmann R (2003) Combining Lithoclast and ultrasound power in one device for percutaneous nephrolithotomy: in vitro results of a novel and highly effective technology. Urology 61(1):55–59. discussion 59

Olbert PJ, Keil C, Weber J, Schrader AJ, Hegele A, Hofmann R (2010) Efficacy and safety of the Accordion stone-trapping device: in vitro results from an artificial ureterolithotripsy model. Urol Res 38(1):41–46. https://doi.org/10.1007/s00240-009-0232-2. Epub 2009 Nov 27

Piergiovanni M, Desgrandchamps F, Cochand-Priollet B, Janssen T, Colomer S, Teillac P, Le Duc A (1994) Ureteral and bladder lesios after ballistic, ultrasonic, electrohydraulic or laser lithotripsy. J Endourol 8(4):293–299 Formularbeginn

Sabnis RB, Balaji SS, Sonawane PL, Sharma R, Vijayakumar M, Singh AG, Ganpule AP, Desai MR (2020) EMS Lithoclast trilogy™: an effective single-probe dual-energy lithotripter for mini and standard PCNL. World J Urol 38(4):1043–1050. https://doi.org/10.1007/s00345-019-02843-2. Epub 2019 Jun 8

Zengin K, Sener NC, Bas O, Nalbant I, Alisir I (2014) Comparison of pneumatic, ultrasonic and combination lithotripters in percutaneous nephrolithotripsy. Int Braz J Urol 40(5):650–655. https://doi.org/10.1590/S1677-5538.IBJU.2014.05.10

Zhu S, Kourambas J, Munver R, Preminger GM, Zhong P (2000) Quantification of the tip movement of flexible pneumatic probes. J Urol 164(5):1735–1739

Steinleiden bei Kindern und Schwangeren

Manuel Ritter

Inhaltsverzeichnis

11.1	**Steinleiden bei Kindern – 180**	
11.1.1	Epidemiologie – 180	
11.1.2	Diagnostik und Bildgebung – 180	
11.1.3	Konservatives Management – 181	
11.1.4	Interventionelle Therapie – 181	
11.1.5	Metabolische Diagnostik und Metaphylaxe – 183	
11.2	**Steinleiden bei Schwangeren – 183**	
11.2.1	Epidemiologie – 183	
11.2.2	Diagnostik und Bildgebung – 184	
11.2.3	Konservatives Management – 185	
11.2.4	Interventionelle Therapie – 185	
11.2.5	Metabolische Diagnostik und Metaphylaxe – 186	
	Literatur – 186	

© Springer-Verlag GmbH Deutschland, ein Teil von Springer Nature 2021
T. Knoll, A. Miernik (Hrsg.), *Urolithiasis*, https://doi.org/10.1007/978-3-662-62454-8_11

11.1 Steinleiden bei Kindern

11.1.1 Epidemiologie

Ungefähr nur 1 % aller Steinereignisse betreffen Kinder und Jugendliche. Die Inzidenz ist dabei ebenso ansteigend wie bei Erwachsenen (Seitz et al. 2019). Je jünger die Patienten sind, desto wahrscheinlicher ist eine Stoffwechselstörung als Ursache zu finden. Neben den bekannten Steinbildungsmechanismen sind also bei Kindern und Jugendlichen Zystinurie und Hyperoxalurie überproportional häufig zu diagnostizieren. In der ersten Lebensdekade sind Jungen häufiger betroffen, während in der zweiten Lebensdekade Mädchen häufiger Steinereignisse erleiden. Die beobachtete Zunahme Adipositas im Kindesalter wird als weiterer Risikofaktor für die steigende Inzidenz diskutiert.

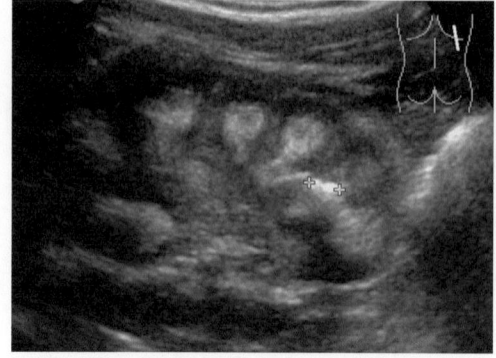

◘ Abb. 11.1 Sonographie mit 2 Unterkelchsteinen vor der Steinsanierung

11.1.2 Diagnostik und Bildgebung

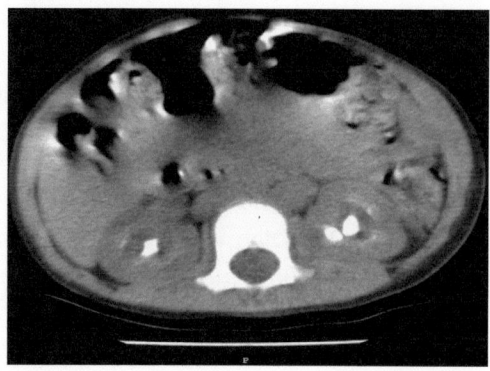

◘ Abb. 11.2 Low-dose-CT nativ eines Kleinkindes mit großer Steinmasse in beiden oberen Harntrakten und den Ureteren zur optimalen Strategiefestlegung

Noch mehr als bei erwachsenen Patienten steht bei der Diagnostik einer Steinerkrankung von Kindern im Vordergrund, die Anwendung ionisierender Strahlung auf ein absolutes Mindestmaß zu reduzieren. Sowohl in der Primärdiagnostik, als auch zur Therapieplanung und der Verlaufskontrolle steht dabei die Ultraschalluntersuchung unangefochten an erster Stelle. Die häufiger als bei Erwachsenen schlanke Anatomie begünstigt dabei die Darstellung von Konkrementen sowohl im Nierenbeckenkelchsystem (NBKS) als auch im Ureter. Damit kann häufig sowohl die Steingröße als auch die exakte Lokalisation sonographisch bestimmt werden (◘ Abb. 11.1). Die Anwendung von Röntgenuntersuchungen sollte auf Ausnahmen beschränkt werden, die beispielsweise durch besondere anatomische Bedingungen oder dem Verdacht auf sehr komplexe Steinsituationen bestehen können. Da Harnsteine bei Kindern in den meisten Fällen nur einen geringen Kalziumanteil aufweisen und die Organe des Harntrakts in weniger umliegendes Fettgewebe eingebettet sind kann die Darstellung der Konkremente mit herkömmlichen Röntgenuntersuchungen oder in der Durchleuchtung eingeschränkt sein. In diesen Fällen kann die Durchführung einer nativen Low-dose-Computertomographie erwogen werden, wenn es Einfluss auf die weitere Therapieplanung hat (◘ Abb. 11.2). Wenn diese Untersuchungen nicht ausreichend Aufschluss geben über die Anatomie des Harntraktes, kann eine MR-Urographie erwogen werden und ist einem konventionellen Ausscheidungsurogramm (AUG) vorzuziehen.

Wird eine konventionelle Röntgentechnik benötigt, sollte diese möglichste seitengetrennt und nur mit der niedrigstmöglicher Anzahl an Bildern durchgeführt werden (Seitz et al. 2019).

> Wichtigste Bildgebungstechnik in der Primärdiagnostik und Verlaufskontrolle von Harnsteinen bei Kindern ist die Sonographie. Ist die Anwendung ionisierender Strahlen in komplexen Situationen erforderlich, kann eine natives Low-dose-CT erwogen werden, um die höchste Sensitivität zur Steindetektion zu nutzen und wiederholte herkömmliche Röntgenaufnahmen zu vermeiden.

11.1.3 Konservatives Management

Zur konservativen Behandlung einer Urolithiasis bei Kindern stehen grundsätzlich dieselben Therapieansätze wie bei Erwachsenen zur Verfügung. Konkremente bis 7 mm werden je nach anatomischer Situation (ohne pathologische Obstruktionen) als spontan abgangsfähig eingeschätzt. Der Einsatz einer Alphablocker-Therapie in Kombination mit einer Schmerzmedikation begünstigt zumindest bei distalen Uretersteinen den spontanen Abgang und reduziert das Risiko für weitere interventionelle Maßnahmen.

11.1.4 Interventionelle Therapie

Alle bekannten interventionellen Techniken zur Steinbehandlung können auch bei Kindern eingesetzt werden. Neben der besonderen technischen Ausstattung mit noch weiter miniaturisierten Instrumenten, als sie üblicherweise bei Erwachsenen zum Einsatz kommen, ist die Erfahrung des Operators von entscheidender Bedeutung insbesondere bei der Anwendung endoskopischer Techniken. Aufgrund der im Bereich Bildgebung beschriebenen Techniken ist die engere Zuordnung der Steinzusammensetzung häufig nicht möglich, sodass man im Wesentlichen die Steingröße und -lokalisation zur Therapieentscheidung heranziehen wird. Dabei ist neben den Komplikationsrisiken besonders zu berücksichtigen, wie viele Interventionen in Narkose vermutlich erforderlich sein werden, um das Ziel der Steinfreiheit zu erreichen.

11.1.4.1 Extrakorporale Stoßwellenlithotripsie (ESWL)

Die Ansprechraten der ESWL sind bei Kindern höher als bei Erwachsenen und die Chance Steinfreiheit mit der ESWL zu erzielen ebenfalls. Durch die Zusammensetzung der Steine, die häufig weniger Kalzium enthalten, sind diese in vielen Fällen weniger hart und lassen sich besser desintegrieren. Durch die postulierte bessere Transportfähigkeit des Ureters scheinen größere Konkremente nach der Behandlung spontan abgehen zu können. Je nach Entwicklungsreife des Kindes ist die Behandlung bis zum ca. 10. Lebensjahr häufig nur in Narkose möglich, um Bewegungen während der Therapie zu vermeiden, sodass dies gegenüber invasiveren Techniken abgewogen werden muss (Seitz et al. 2019).

Bei einer bestehenden Nephrokalzinose wirken sich wiederholte ESWL-Behandlungen ungünstig auf die Nierenfunktion aus und sollten vermieden werden. Die Frequenz der Stoßwellen sollte 1 Hz nicht überschreiten und die Durchführung der Behandlung sollte am besten sonographisch gesteuert erfolgen, um unnötige Strahlenbelastung durch Durchleuchtungen zu vermeiden.

11.1.4.2 Ureterorenoskopie (URS)

Sowohl die semirigide als auch die flexible URS kann bei Kindern eingesetzt werden. Es sind auf dem Markt spezielle Instrumente mit kleinsten Durchmessern und kürzeren Schäften verfügbar. Insbesondere distale Uretersteine, die nicht auf konservative Therapiemaßnahmen ansprechen, können eine gute Indikation darstellen. Steine bis zu einer Größe von 1,5 cm sind in der Literatur beschrieben erfolgreich retrograd behandelt worden. Zu bedenken ist dabei, dass zur Behandlung größerer Steine häufig ein Prestenting in Narkose erforderlich ist und dass die Komplikationsraten im Bereich des Ureters mit zunehmender Eingriffsdauer ansteigen (Barreto et al. 2019). Im direkten Vergleich zur PCNL wiederum sind die Steinfreiheitsraten bei größeren Nierensteinen niedriger. Komplikationen im Bereich der Urethra durch längere Manipulationen sind nicht beschrieben, aber insbesondere bei der männlichen kindlichen Harnröhre denkbar.

11.1.4.3 Perkutane Nephrolithotomie (PCNL)

Bei größeren Nierensteinen kann auch bei Kindern die perkutane Steinbehandlung die beste Wahl sein, um mit möglichst einer einzigen Intervention und Narkose Steinfreiheit zu erzielen. Die erforderliche Ausstattung an Instrumenten richtet sich dabei im Wesentlichen nach der Größe des Harntraktes und damit nach dem Alter des Kindes. Insbesondere im Kleinkindalter sollten diese Eingriffe deshalb nur in erfahrenen Zentren mit der entsprechenden Ausstattung und Erfahrung durchgeführt werden. Die publizierten Daten beschränken sich dabei auf wenige Autoren und sind durchweg retrospektiv erhoben. Beim Einsatz von Schaftgrößen >20 Charr steigen die Blutungsraten ebenso wie bei Erwachsenen signifikant an und im Rahmen einer Mikro-PNL mit einer 4,8–Charr-Nadel ohne Spülrückfluss steigt der intrarenale Druck deutlich an, was zu Rupturen führen kann. Die Anwendung spezieller Ultra-Mini-PCNL-Systeme mit einem Außendurchmesser von 12 Charr oder bei größeren Kindern 16,5 Charr scheint diesbezüglich günstiger zu sein (◘ Abb. 11.3). Die perkutane Behandlung von Kleinkindern kann dabei noch zartere Instrumente erforderlich machen aufgrund der geringen Größe des Nierenbeckenkelchsystems. Retrograde Manipulationen sind

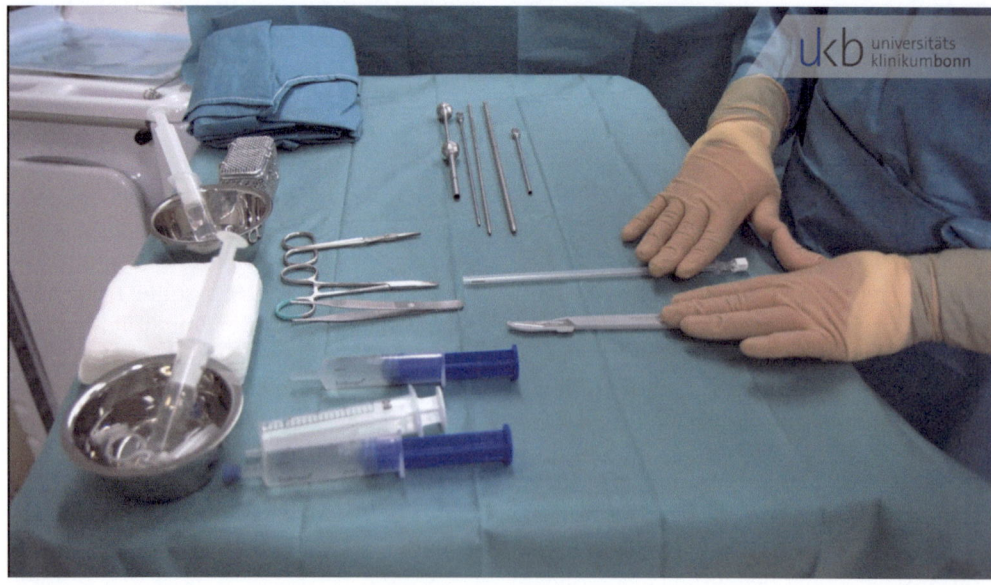

◘ Abb. 11.3 Reduzierter Instrumentiertisch mit spezialisiertem Instrumentarium zur perkutanen Steinsanierung von Kleinkindern

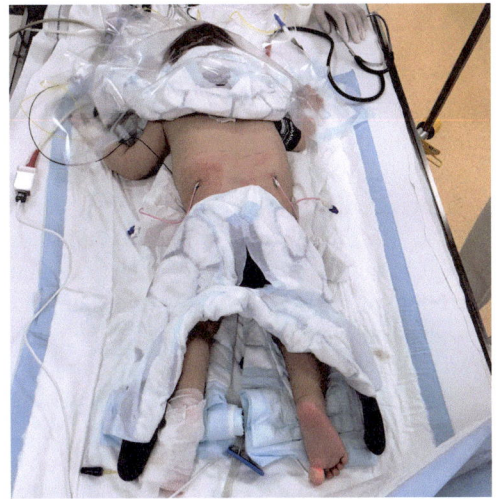

Abb. 11.4 Lagerung Kleinkind vor Mikro-PNL mit Strahlenschutz (verpackter Schilddrüsenschutz) über der Schilddrüse und den Gonaden

bei sonographisch gesteuerten Punktionen des Nierenbeckenkelchsystems dennoch normalerweise nicht erforderlich. Die Gonaden und die Schilddrüsen insbesondere kleiner Kinder sollten bei der Anwendung von Durchleuchtungskontrollen geschützt sein (◘ Abb. 11.4). Dabei ist auf die Anwendung spezieller Untersuchungsprotokolle und der korrekten Einblendung zu achten, damit keine Bleiabdeckungen im Untersuchungsfeld sind und ein automatisches hochregulieren der Röhrenspannung mit konsekutiv höherer Strahlenbelastung induzieren.

> **Wichtig**
> Indikationen zur interventionellen Therapie
>   Infektsteine
>   Zystinurie und primäre Hyperoxalurie
>   Große Steinmasse
>   Begleitende Komorbiditäten (Nierenbeckenabgangsenge, obstruktiver Ureter etc.)

> **Wichtig**
> Die Entscheidung zur interventionellen Therapie sollte auf eine möglichst geringe Anzahl an Interventionen in Narkose zur Erzielung der Steinfreiheit unter Berücksichtigung der möglichen Komplikationen abzielen.
>
> Je kleiner das Kind, desto wichtiger wird spezielles Instrumentarium, technische Ausstattung und Erfahrung der Behandler.

11.1.5 Metabolische Diagnostik und Metaphylaxe

Bei allen Kindern mit einer Steinepisode sollte frühzeitig unabhängig von der durchgeführten Therapie eine metabolische Abklärung in einem spezialisierten Zentrum für Kinderurologie und Kindernephrologie erfolgen. Die Diagnostik umfasst dabei U-Stix, Urinsediment, Blutgasanalyse und umfangreiche Serumuntersuchungen . Je nach Verdachtsdiagnose können mehrere 24-h-Sammelurine erforderlich sein. Die umfassende Untersuchung der anatomischen Verhältnisse als Ursache für die Steinbildung sollte unter Nutzung der oben beschriebenen bildgebenden Techniken sowie ggf. endoskopisch erfolgen. Bei unauffälligen anatomischen Verhältnissen kommt der Stoffwechselabklärung eine noch wichtigere Rolle zu, um dem Kind möglichst weitere Steinepisoden zu ersparen.

11.2 Steinleiden bei Schwangeren

11.2.1 Epidemiologie

Eine große Kohortenstudie aus den USA beschriebt aktuell die Rate für ein Steinereignis während der Schwangerschaft mit 8 betroffenen Patientinnen von 1000 Schwangeren und ist damit höher als zuvor eingeschätzt. Ob Schwangerschaft per se ein Risikofaktor für Steinbildung ist, wird kontrovers diskutiert. Einerseits begünstig die Urinzusammensetzung während der Schwangerschaft die Steinbildung, andererseits scheint dies durch eine höhere glomeruläre Filtrationsrate ausgeglichen zu werden. Die Prävalenz von Steinereignissen in der Schwangerschaft steigt nicht analog zur Prävalenz in der Gesamtbevölkerung.

Tendenziell treten die meisten Steinereignisse während des 2. Trimenons auf, sind aber ansonsten nahezu gleich auf alle 3 Trimester verteilt (Sohlberg et al. 2020). Steinereignisse in der Schwangerschaft treten dabei häufiger bei Frauen mit weiteren Komorbiditäten auf: Diabetes , Adipositas, Hyperlipidämie, Gicht und Hyperparathreoidismus. Steinereignisse in der Schwangerschaft führen zu einer Erhöhung des Risikos für die seltenen Ereignisse eines Oligohydramnion, Präeklampsie, Eklampsie oder Spontanaborts. Häufiger, bei ca. 10 % der Betroffenen, kommt es zur Ausbildung einer Pyelonephritis im Rahmen eines begleitenden Harnwegsinfektes.

11.2.2 Diagnostik und Bildgebung

Die Diagnostik beim klinischen Verdacht auf eine Urolithiasis bei Schwangeren sollte vornehmlich auf Ultraschalluntersuchungen beschränkt werden. Dabei muss die bei fast 90 % der Schwangerschaften auftretende physiologische Dilatation insbesondere des rechten Ureters berücksichtigt werden (Murao 1993). Diese Dilatation durch Kompression des Ureters durch den Uterus und hormonelle Einflüsse auf den Harntrakt wird dabei fast immer im letzten Trimester beobachtet. Diese physiologische Dilatation ist dabei nur selten mit Schmerzen vergesellschaftet.

> Bei früh in der Schwangerschaft auftretender Hydronephrose und/oder Flankenschmerzen muss neben einem Harnwegsinfekt auch an eine Urolithiasis als Ursache gedacht werden

Den höchsten Stellenwert zur Differenzierung zwischen einer physiologischen Dilatation ohne Harntransportstörung und einem funktionellen Harnstau nimmt die Bestimmung des Resistenzindex (RI) der Aa. Arcuatae der Nieren und der Vergleich des Urinjets aus den Ostien ein.

Die Bestimmung des Resistenzindexes erfolgt dazu über verschiedenen Arealen der Niere und wird aus der systolischen und der diastolischen Flussrate berechnet und vom Ultraschallsystem automatisch angezeigt. Ein RI >0,7 oder eine Abweichung von >10 % im Seitenvergleich weist dabei signifikant auf eine funktionelle Harntransportstörung hin. Dies kann zusätzlich durch Unterschiede im Urinjet aus den Ostien bestätigt werden (Pepe und Pepe 2013).

> Der dopplersonographisch automatisch bestimmbare Resistenzindex beider Nieren einer Schwangeren kann mit hoher Sensitivität eine funktionelle Harntransportstörung von einer physiologischen Dilatation unterscheiden.

Beim klinischem Verdacht auf ein distales Ureterkonkrement kann bei gefüllter Harnblase mittels transvaginalem Ultraschall eine Diagnosesicherung und gegebenenfalls Größenbestimmung eines Konkrements erfolgen.

Sind die beschriebenen Ultraschalluntersuchungen nicht konklusiv, kann ein MRT zur weiteren Abklärung erfolgen, insbesondere wenn der klinische Eindruck, die Anamnese und die Ultraschalluntersuchungen eher eine nicht steinbedingte Ursache der Beschwerden nahelegen. Da Steine nur als Umfließungsstruktur auf dem MRT erkennbar sind und damit insbesondere bei kleinen Steinen nur schwer erkennbar sind, kann weiterhin unklarem Befund die Durchführung einer nativen CT-Untersuchung oder einer diagnostischen URS erforderlich sein. Besonders im ersten Trimenon der Schwangerschaft sollte die

Anwendung ionisierender Strahlung wann immer möglich vermieden werden. Zu späteren Zeitpunkten sollte die Untersuchung nur durchgeführt werden, wenn Sie direkten Einfluss auf das weitere Vorgehen hat.

11.2.3 Konservatives Management

Die konservative Therapie bei Verdacht auf Urolithiasis hängt vom Ausmaß der Beschwerden ab. Asymptomatische Nieren- oder Harnleitersteine sollen nicht therapiert werden, sondern werden lediglich kontrolliert. Symptomatische Steine werden bei bestehendem Harnwegsinfekt mittels Antibiotikum und bei reiner Schmerzsymptomatik mittels Schmerztherapie behandelt. Diese Therapie sollte immer in Abstimmung den Kollegen der Gynäkologie erfolgen. Die Anwendung von Tamsulosin in der Schwangerschaft scheint bei reduzierter Datenlage ohne erhöhtes Risiko für Mutter und Kind möglich. Im Tierversuch hatten sich dazu ebenfalls keine Schwierigkeiten gezeigt (Theriault et al. 2019). Bei der Schmerztherapie gilt zu beachten, dass der Einsatz nichtsteroidaler Antiphlogistika auf das 1. und 2. Trimenon beschränkt ist. Paracetamol gilt als Mittel der 1. Wahl bei leichten Schmerzen. Es sollte dennoch mit strenger Indikationsstellung eingesetzt werden, da es im Verdacht steht, die Entwicklung einer Aufmerksamkeitsdefizit-/Hyperaktivitätsstörung des Kindes zu begünstigen.

Der Einsatz einzelner Opioide ist vor allem in der akuten Schmerzsituation ebenfalls möglich. Eine längerfristige Einnahme durch persistierende Beschwerden sollte durch ein Steinereignis nicht erforderlich sein, sondern eher eine interventionelle Therapie induzieren (S3-Leitlinie Analgesie, Sedierung und Delirmanagement in der Intensivmedizin 2018).

11.2.4 Interventionelle Therapie

Bei therapieresistenten Beschwerden und konservativen Maßnahmen muss die Wahl zwischen einer initialen Ableitung des betroffenen Harntraktes mittels transurethral eingelegter Ureterschiene (DJ) oder einer perkutanen Nephrostomie (PCN) und einer primären Steinsanierung mittels retrograder Ureterorenoskopie (URS) entschieden werden. Dabei sind die Risiken und möglichen Beschwerden durch die einliegende Harnableitung gegenüber der Durchführung einer operativen Maßnahme in Narkose abgewogen werden. Bei einem Steinereignis zu einem frühen Zeitpunkt der Schwangerschaft ist die Wahrscheinlichkeit für Beschwerden durch einen DJ oder eine PCN höher als in den letzten Tagen einer Spätschwangerschaft, sodass hier eine frühzeitige Intervention zur Erzielung der Steinfreiheit sinnvoll sein kann (Wang et al. 2014). Die Daten zur Wahl einer Intervention sind sehr inhomogen und es muss im Einzelfall abgewogen werden. Selbst perkutane Steinsanierungen sind mit normalem Risikoprofil in der Literatur beschrieben, wobei dies sicherlich nur Ausnahmen vorbehalten sein muss. Die relative hohe Rate an DJ-Beschwerden, die möglichen Beschwerden und Risiken durch eine perkutane Nephrostomie gegenüber den zu erwartenden Schwierigkeiten durch eine URS, die ebenso wie bei nichtschwangeren Patientinnen durch Steinlage und Größe bedingt sind, sind in die Entscheidungsfindung in Abstimmung mit der Patientin einzubinden. Ein höheres Risiko, durch eine Manipulation zur Einlage einer Ureterschiene oder eine URS eine Frühgeburt oder einen Abort auszulösen, ist in der verfügbaren Literatur nicht abzuleiten (Buttice et al. 2017). Steinereignisse an sich wiederum erhöhen das Risiko für Frühgeburtlichkeit und Aborte.

> Je früher das Steinereignis in der Schwangerschaft auftritt und je höher die Chance für die Patientin ist, mit einer risikoarmen Operation (kleiner Stein) für den Rest der Schwangerschaft Beschwerdefreiheit zu erzielen, desto eher sollte eine primäre URS durchgeführt werden, wenn konservative Maßnahmen frustran sind.

11.2.5 Metabolische Diagnostik und Metaphylaxe

Daten zur Sinnhaftigkeit einer metabolischen Abklärung und der Wirksamkeit von Metaphylaxemaßnahmen in der Schwangerschaft liegen nicht vor. Praktikabel scheint je nach Risikoprofil der Schwangeren nach Beendigung der Schwangerschaft eine erweiterte Stoffwechselabklärung durchzuführen und je nach Steinanalyse und Untersuchungsbefund geeignete Maßnahmen einzuleiten beziehungsweise zu empfehlen.

Literatur

Barreto L, Jung JH, Abdelrahim A, Ahmed M, Dawkins GPC, Kazmierski M (2019) Medical and surgical interventions for the treatment of urinary stones in children. Cochrane Database Syst Rev 10:CD010784

Buttice S, Lagana AS, Vitale SG, Netsch C, Tanidir Y, Cantiello F et al (2017) Ureteroscopy in pregnant women with complicated colic pain: is there any risk of premature labor? Arch Ital Urol Androl 89(4):287–292

Murao F (1993) Ultrasonic evaluation of hydronephrosis during pregnancy and puerperium. Gynecol Obstet Investig 35(2):94–98

Pepe F, Pepe P (2013) Color Doppler ultrasound (CDU) in the diagnosis of obstructive hydronephrosis in pregnant women. Arch Gynecol Obstet 288(3):489–443

S3-Leitlinie Analgesie, Sedierung und Delirmanagement in der Intensivmedizin (2018)

Seitz C, Bach T, Bader M, Berg W, Knoll T, Neisius A et al (2019) Aktualisierung der S2k-Leitlinie zur Diagnostik, Therapie und Metaphylaxe der Urolithiasis (AWMF Registernummer 043-025): Was ist neu? Urologe 58(11):1304–1312

Sohlberg EM, Brubaker WD, Zhang CA, Anderegg LDL, Dallas KB, Song S et al (2020) Urinary stone disease in pregnancy: a claims based analysis of 1.4 million patients. J Urol 203(5): 957–961

Theriault B, Morin F, Cloutier J (2019) Safety and efficacy of Tamsulosin as medical expulsive therapy in pregnancy. World J Urol 38(9):2301–2306. https://doi.org/10.1007/s00345-019-03022-z. Epub 2019 Nov 25. PMID: 31768615

Wang Z, Xu L, Su Z, Yao C, Chen Z (2014) Invasive management of proximal ureteral calculi during pregnancy. Urology 83(4):745–749

Steinleiden bei anatomischen Besonderheiten

Dominik Abt

Inhaltsverzeichnis

12.1 Harnableitung – 189
12.1.1 Hintergrund – 189
12.1.2 Technische Herausforderungen – 189
12.1.3 Behandlungskonzepte – 189

12.2 Transplantatniere – 189
12.2.1 Hintergrund – 189
12.2.2 Technische Herausforderungen – 190
12.2.3 Behandlungskonzepte – 190

12.3 Hufeisenniere – 192
12.3.1 Hintergrund – 192
12.3.2 Technische Herausforderungen – 192
12.3.3 Behandlungskonzepte – 192

12.4 Beckenniere – 193
12.4.1 Hintergrund – 193
12.4.2 Technische Herausforderungen – 194
12.4.3 Behandlungskonzepte – 194

12.5 Zusammenfassung: Steintherapie bei anatomischen Besonderheiten – 194

© Springer-Verlag GmbH Deutschland, ein Teil von Springer Nature 2021
T. Knoll, A. Miernik (Hrsg.), *Urolithiasis*, https://doi.org/10.1007/978-3-662-62454-8_12

12.6 **Offene, konventionell-laparoskopische und roboterassistierte Steintherapie – 195**

12.6.1 Hintergrund – 195
12.6.2 Offene Steintherapie – 195
12.6.3 Konventionell-laparoskopische und roboterassistierte Steintherapie – 195
12.6.4 Zusammenfassung – 196

Literatur – 196

Steinleiden bei anatomischen Besonderheiten

Regelmäßig trifft man im Rahmen der Steintherapie auf Patienten mit anatomischen Besonderheiten von Nieren und ableitenden Harnwegen. Dies gerade, da einige dieser anatomischen Varianten mit einem erhöhten Risiko für Urolithiasis verbunden sind. Als häufigste anatomische Besonderheiten sind hier Harnableitungen nach Zystektomie, Transplantatnieren, Hufeisennieren und ektope Beckennieren zu nennen.

Die veränderten anatomischen Gegebenheiten sind dabei oft mit technischen Herausforderungen verbunden welche es zu erkennen und umgehen gilt. Obwohl auch hier alle gewohnten Operationsverfahren zum Einsatz kommen, kann die optimale Therapie klar von der bei Patienten mit normaler Anatomie abweichen.

12.1 Harnableitung

12.1.1 Hintergrund

Patienten mit Harnableitungen (z. B. Ileum-Conduit, orthotope Ersatzbase oder katheterisierbarer Pouch) leiden häufig unter Urolithiasis. So wurde selbst für Patienten mit Ileum Conduit eine Prävalenz von 10–15 % gezeigt (Beiko und Razvi 2002). Ursächlich hierfür sind neben einem veränderten Harntransport insbesondere metabolische Faktoren, Harnwegsinfekte, Fremdmaterial und Mukusretention. Somit wird auch klar, dass kontinente Harnableitungen mit einem noch höheren Risiko für Urolithiasis assoziiert sind (z. B. bis zu 34 % innerhalb von 5 Jahren nach Cock-Pouch (Terai et al. 1996)).

12.1.2 Technische Herausforderungen

Während Steine im Urinreservoir in der Regel gut zu erreichen sind, stellen bei Nephro- und Ureterolithiasis oftmals die in ◘ Tab. 12.1 genannten Faktoren eine Herausforderung für retrograde endourologische Eingriffe dar (◘ Abb. 12.1).

12.1.3 Behandlungskonzepte

Für die ESWL wurden bei Patienten mit Harnableitung deutlich divergierende Erfolgsraten (25–92 %) gezeigt. Sie wurde daher eher für Patienten mit kleineren Steinen empfohlen (Beiko und Razvi 2002). Retrograde endoskopische Therapien kommen in der klinischen Praxis regelmäßig zum Einsatz und erzielen trotz oben genannter Herausforderungen teilweise hervorragende Erfolgsraten bei sehr niedriger Morbidität (Olson et al. 2017).

Insbesondere Patienten mit schwierigen anatomischen Verhältnissen und großen Steinen sollten jedoch primär mittels PNL bzw. antegrader URS behandelt werden. So können die anatomischen Schwierigkeiten weitestgehend umgangen werden, was sich in Steinfreiheitsraten widerspiegelt die denen von Patienten ohne anatomische Besonderheiten ähneln (z. B. 86 % bei (Cohen et al. 1994)).

> In der betroffenen Population ist von einem sehr hohen Rezidivrisiko auszugehen (63 % innerhalb von 5 Jahren (Cohen et al. 1996)). Metabolische Optimierung, konsequente Infektprophylaxe und Sicherstellung eines adäquaten Harntransports sind daher von großer Bedeutung.

12.2 Transplantatniere

12.2.1 Hintergrund

Die Inzidenz von Urolithiasis bei Patienten mit Transplantatniere beträgt ca. 1 %. Sie wird begünstigt durch Hyperfiltration,

Tab. 12.1 Häufige Probleme und mögliche Lösungen bei retrograder Operationstechnik bei Patienten mit Harnableitung

Problem	Mögliche Lösung
Harnleiterostium nicht auffindbar	- Ausreichende Füllung des Reservoirs bei Looposkopie - Injektion von Indigocarmin-Blau i.v. (Cave: Zulassung länderspezifisch) - Antegrade Sondierung über perkutane Nephrostomie (ggf. Gabe von Methylen-Blau-Lösung falls Sondierung nicht möglich)
Harnleiterostium eng	- Flexibles URS direkt auf Führungsdraht auffädeln - Bougierung/Ureterotomie
Steiler Winkel zwischen Conduit und Harnleiter; langes oder stark gewundenes Conduit (◘ Abb. 11.1)	- Vorbiegen der Harnleiterschleuse und rotierendes Einführen - Flexibles URS direkt auf steifen Führungsdraht auffädeln
Ungünstige Lokalisation des Ostiums oder schwierige Anatomie bei orthotoper Ersatzblase	- Vorbiegen der Harnleiterschleuse und rotierendes Einführen (bei Frauen oft möglich) - Flexibles URS direkt auf steifen Führungsdraht auffädeln
Gefährdung des Kontinenzmechanismus bei katheterisierbarem Pouch	- Perkutane Punktion des Pouches nach vorhergehender Füllung über Einmalkatheter

erhöhtes Infektrisiko und metabolische Faktoren wie übermäßig alkalischen Urin und persistierendem tertiärem Hyperparathyreoidismus (Cheungpasitporn et al. 2016). Erschwert wird das Steinmanagement durch die oftmals sensible Funktion der Transplantatniere und das Fehlen klinischer Beschwerden bei denerviertem Organ (Gupta und Lee 2007).

12.2.2 Technische Herausforderungen

Die typische Lage von Transplantatnieren geht mit technischen Schwierigkeiten einher die bei der Therapieplanung berücksichtigt werden müssen:
- Die ossäre Überlagerung durch das Becken erschwert oft eine adäquate Einstellung bei der ESWL.
- Ein retrograder Zugang wird durch die meist ventrale Lage des Transplantatostiums und einen oft elongierten und gewundenen Ureter erschwert. Durch Verwendung angulierter Ureterkatheter, geeigneter Führungsdrähte, Harnleiterschleusen und flexibler Endoskope kann der Eingriff dennoch in den meisten Fällen erfolgreich durchgeführt werden.
- Bei der PNL muss an adhärente Darmschlingen gedacht werden. Aufgrund der Nähe der Transplantatniere zur Haut gelingt eine sonographisch kontrollierte Punktion jedoch in der Regel sehr sicher. Narbengewebe um die Niere herum kann zudem die Dilatation des Traktes erschweren.

12.2.3 Behandlungskonzepte

> **Praxistipp**
>
> Da Transplantatnieren in ihrer Funktion oft sehr sensibel sind und durch ihre Denervation keine klinischen Beschwerden verursachen, muss die Indikation zur Observation von Nierensteinen kritisch gestellt werden und mit engmaschigen Verlaufskontrollen verbunden sein (Gupta und Lee 2007).

Steinleiden bei anatomischen Besonderheiten

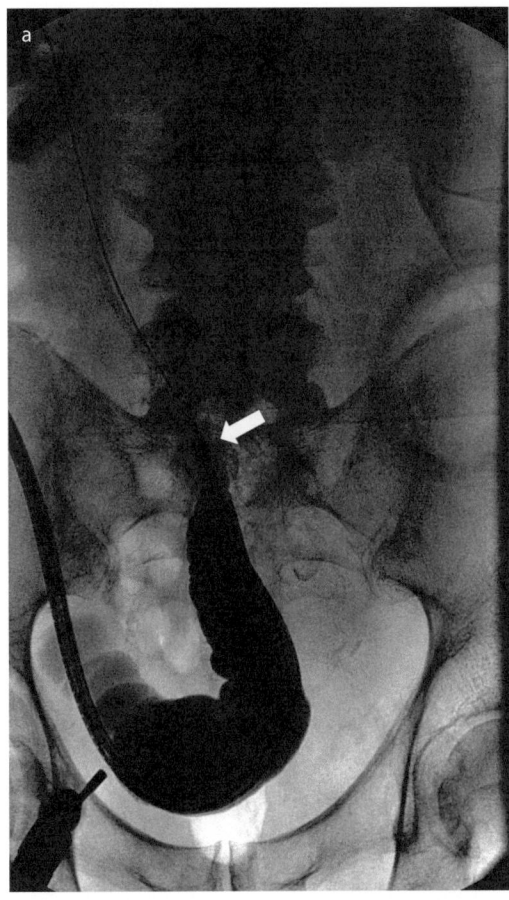
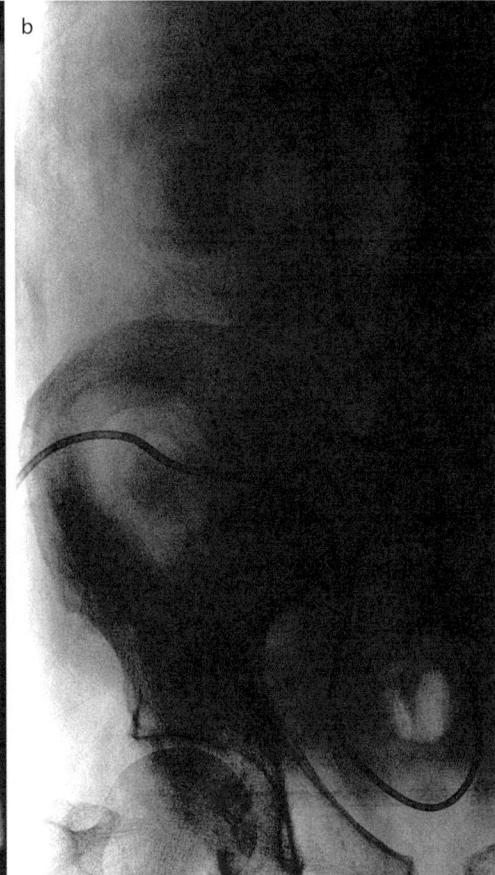

Abb. 12.1 Überlanges Ileum Conduit mit Harnleiterimplantationsstenose *rechts*. Die Stenose befindet sich an der Spitze des flexiblen Zystoskops *A, Pfeil*. Sowohl die retrograde Abklärung als auch die Einlage eines Single-J-Katheters *B* gestalten sich aufgrund der schlechten Kraftübertragung technisch schwierig und gelingt letztlich nur unter Verwendung eines relativ rigiden Führungsdrahtes

Eine aktive Behandlung ist unter Berücksichtigung der oben genannten Herausforderungen generell mit ausreichender Sicherheit mittels ESWL, URS oder PNL möglich (Branchereau et al. 2018). Dabei wurde die ESWL vor allem für kleinere Steine vorgeschlagen, wobei regelmäßig mehrere Sitzungen und bei Entwicklung einer Steinstraße auch eine passagere Harnableitung oder ein Therapiewechsel erforderlich sind.

Obwohl technisch mitunter anspruchsvoll, wurde auch für retrograde Operationen von guten Erfolgsraten berichtet. Für deren Einsatz spricht sicher das günstige Komplikationsprofil, wobei gerade bei größeren Konkrementen Spüldruck und Wärmeentwicklung bei Verwendung leistungsstarker Laser berücksichtigt werden müssen. Insbesondere bei größeren Steinen wird von vielen Autoren ein perkutanes Vorgehen begünstigt. Mehrere Fallserien konnten dabei ausgezeichnete Erfolgsraten bei günstigem Komplikationsprofil zeigen (Gupta und Lee 2007; Rifaioglu et al. 2008).

12.3 Hufeisenniere

12.3.1 Hintergrund

Hufeisennieren finden sich bei etwa 0,25 % aller Menschen und stellen damit die häufigste renale Fusionsanomalie dar. Eine mediale Fusion des metanephritischen Blastems führt dabei zu einem Arrest des Nierenaszensus unterhalb der unteren Mesenterialarterie und zu einer inkompletten Rotation, wodurch das Pyelon vor den Kelchen zum Liegen kommt und der Ureter hoch in das Pyelon einmündet. Oft ist der Harntransport durch diese Fehlbildungen beeinträchtigt, sodass sich bei etwa 21–60 % der Betroffenen eine Urolithiasis entwickelt (Gupta und Lee 2007; Yohannes und Smith 2002).

12.3.2 Technische Herausforderungen

Die genannten Fehlbildungen führen zu diversen technischen Herausforderungen wie in ◘ Tab. 12.2 und ◘ Abb. 12.2 gezeigt.

12.3.3 Behandlungskonzepte

Sämtliche operativen Verfahren sind mit erhöhter Schwierigkeit verbunden, jedoch möglich. Die Erfolgsrate der ESWL hängt maßgeblich von der Patientenselektion ab (Steingröße und -zusammensetzung, Abstand zur Haut, Vorliegen einer Harntransportstörung), was sich in Erfolgsraten unterschiedlicher Fallserien zwischen 28 und 92 % widerspiegelt (Blackburne et al. 2016).

◘ Tab. 12.2 Häufige operative Probleme und mögliche Lösungen bei Patienten mit Hufeisenniere

Therapie	Problem	Mögliche Lösung
ESWL	- Erschwerte Einstellung durch dorsale ossäre Überlagerung und ventrale Überlagerung mit Darm - Größerer Haut-Stein-Abstand durch mediale Lage - Erschwerter Steinabgang durch Dilatation, hohen Ureterabgang und eingeschränkten Harntransport	- Ausdrehen des Patienten z. B. mittels Lagerungskeilen
URS	- Gewundener Ureterverlauf (v. a. in Höhe Isthmus) - Hoher pyeloureteraler Übergang mit ungünstigem Winkel zum meist steintragenden medialen Unterkelch - Schlechte spontane Ausscheidung von Desintegraten	- Verwendung von flexiblen Instrumenten mit bestmöglicher Flexion, ggf. single-use bei zu erwartendem hohen Materialverschleiß - Verwendung von Harnleiterschleusen für bestmöglichen Spüleffekt; auch kleinere Desintegrate mittels Körbchen entfernen („Basketing")
PNL	- Aufgrund Lokalisation oftmals sehr langer Trakt - Deutlich reduzierte Beweglichkeit im Vergleich zu normalen Nieren - Posteriorer Unterpolkelch (oft steintragend) schwer zu punktieren da meist sehr anteriomedial - Häufig retrorenales Kolon und komplexe Gefäßversorgung	- Verwendung ausreichend langer Instrumente - Punktion mehrerer Kelche oder Verwendung von flexiblen Instrumenten - Bevorzugte Punktion eines posterioren Oberpolkelches - OP-Planung mit präoperativem CT und sonographisch kontrollierte Punktion

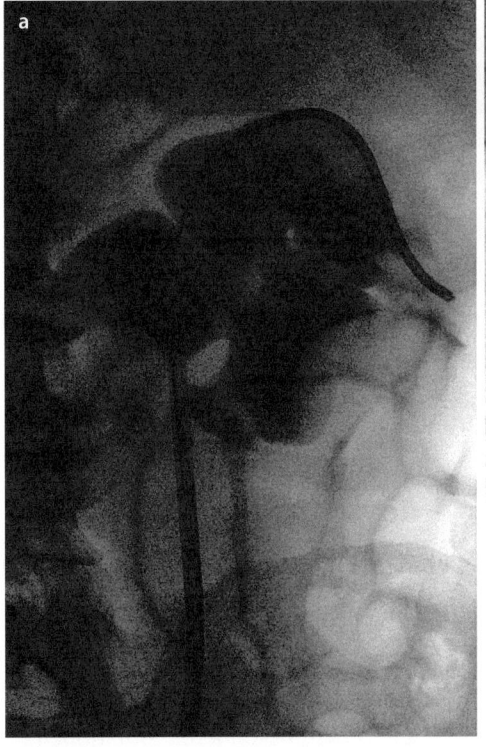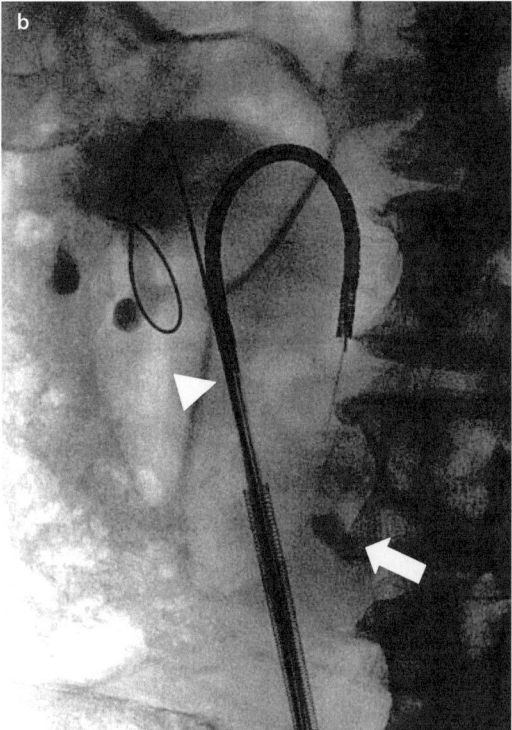

Abb. 12.2 Flexible Ureterorenoskopie bei zwei Patienten mit Hufeisenniere. **a** Die Kontrastmittelapplikation zeigt unübersichtliche, dilatierte und nach ventral rotierte Kelche, welche mit dem Instrument teilweise nicht erreichbar sind. **b** Der oft steintragende mediale Unterkelch (*Pfeil*) kann gerade bei hoher Einmündung des Harnleiters (Lokalisation mit *Pfeilspitze* gekennzeichnet) oft retrograd nicht erreicht werden

Mit den technischen Verbesserungen flexibler Endoskope hat sich in vielen Zentren in den letzten Jahren die URS zur ersten Wahl bei Steinen < 15–20 mm entwickelt, wobei auch hier die Erfolgsraten hinter denen bei normaler Nierenanatomie zurückbleiben.

Gerade Steine >2 cm werden weiterhin überwiegend mittels PNL therapiert, womit trotz erhöhter Schwierigkeit immer noch Steinfreiheitsraten bis über 80 % erreicht werden können (Blackburne et al. 2016).

Zuletzt bietet sich aufgrund der ventralen Lage des Pyelons auch ein konventionelles oder roboterassistiertes laparoskopisches Vorgehen an, dies gerade bei nicht selten zeitgleich vorliegender pyeloureteraler Abgangsstenose, welche im Rahmen einer Pyelolithotomie behoben werden kann.

12.4 Beckenniere

12.4.1 Hintergrund

Beckennieren entstehen durch eine Störung des renalen Aszensus. Sie finden sich bei etwa einem von 2000 Menschen, überwiegend links, und bleiben häufig asymptomatisch. Meist findet sich eine Malrotation der ektopen Niere, oft auch ein hoch einmündender Ureter, wobei ein erhöhtes Risiko für eine Urolithiasis letztlich umstritten bleibt (Gupta und Lee 2007).

12.4.2 Technische Herausforderungen

Die für die Steintherapie relevanten anatomischen Besonderheiten ähneln denen der Hufeisenniere. So erschwert die Lage im Becken eine effiziente Applikation von extrakorporalen Stoßwellen. Für ein Vorgehen mittels URS kann der oft stark gewundene Ureter meist mittels Harnleiterschleuse gestreckt werden. Auch hier kann, gerade bei hoch einmündendem Ureter, die Beweglichkeit flexibler Instrumente an ihre Grenzen gelangen. In den meisten Fällen werden Beckennieren von Darm überlagert, was eine perkutane Steintherapie deutlich erschwert. Innerhalb kleinerer Fallserien wurden jedoch erfolgreiche ultraschallgesteuerte Punktionen nach manueller ventraler Verlagerung der Niere oder CT-gesteuerte transgluteale Punktionen beschrieben (Desai und Jasani 2000; Watterson et al. 2001).

12.4.3 Behandlungskonzepte

Bei moderater Steinlast, intaktem Harntransport und gegebener Einstellbarkeit können mittels ESWL zufriedenstellende Resultate erreicht werden, wenn auch meist nur nach wiederholten Behandlungen. Dennoch stellt die URS für die meisten Autoren klar das Verfahren der ersten Wahl bei ektoper Beckenniere dar.

> **Praxistipp**
>
> Im Gegensatz hierzu sollte die PNL bei Beckennieren aufgrund eines hohen Komplikationsrisikos nur in gut ausgewählten Fällen zum Einsatz kommen.

Eine große Herausforderung stellen somit Beckennieren mit sehr großer Steinlast dar, welche mittels URS nicht sinnvoll therapiert werden können. Hier muss die Therapie vor allem von der individuellen anatomischen Situation abhängig gemacht werden. Neben den oben erwähnten Möglichkeiten der PNL, sollte hierbei auch ein laparoskopisch-assistiertes perkutanes oder ein komplett laparoskopisches (ggf. robotisches) Vorgehen in Betracht gezogen werden. Zwar finden sich hierzu nur kleinere Fallserien, diese zeigen jedoch primäre Steinfreiheitsraten über 90 % bei sehr günstigem Komplikationsprofil (Borofsky und Lingeman 2015).

12.5 Zusammenfassung: Steintherapie bei anatomischen Besonderheiten

Die genannten anatomischen Besonderheiten stellen nur eine Auswahl dar, welche sich noch erweitern ließe (z. B. skelettale Deformationen, Zustand nach Ureterozystoneostomie, neurogene Harnblasenfunktionsstörung). Diesen besonderen Situationen ist gemeinsam, dass sich die optimale Therapie nicht einfach von Patienten mit normaler Anatomie übertragen lässt. Dies zeigt sich auch an der Tatsache, dass sich validierte Vorhersagemodelle für den Therapieerfolg (S.T.O.N.E., Guy scoring system) nicht auf Patienten mit anatomischen Besonderheiten übertragen lassen (Kocaaslan et al. 2017).

Darüber hinaus beruhen Empfehlungen aus der Literatur ganz überwiegend auf kleinen, retrospektiven Fallstudien.

So steht bei Patienten mit anatomischen Besonderheiten, noch mehr als sonst, eine individualisierte Therapieplanung im Vordergrund. Diese erfordert neben einer optimalen präoperativen Diagnostik auch die Verfügbarkeit der am besten geeigneten Operationsinstrumente und Hilfsmittel. Da viele der Patienten ein hohes Risiko für ein Rezidiv aufweisen, sollte großer Wert auf eine metabolische Abklärung und entsprechende Metaphylaxe gelegt werden. Weil viele anatomische Besonderheiten mit einem eingeschränkten Potenzial für eine spontane Ausscheidung von Restdesintegraten einhergehen, sollte eine möglichst komplette Steinentfernung angestrebt werden. Hierzu sind regelmäßig auch nicht endourologische Steintherapien erforderlich, welche daher ebenfalls in diesem Kapitel erörtert werden sollen.

12.6 Offene, konventionell-laparoskopische und roboterassistierte Steintherapie

12.6.1 Hintergrund

In den letzten Jahrzehnten gab es immense technische Entwicklungen im Bereich von nichtinvasiven und minimalinvasiven Steintherapien. Obwohl ESWL, URS und PNL bei globaler Betrachtung auch mit gewissen Nachteilen hinsichtlich Anschaffungs- und Wartungskosten, Verfügbarkeit, und Knowhow verbunden sind, wurde so die offene Steinchirurgie immer mehr in den Hintergrund gedrängt.

Zeitgleich kam es jedoch auch zu beachtlichen Verbesserungen laparoskopischer Operationstechniken. So kann insbesondere durch die Weiterentwicklungen im Bereich der roboterassistierten Chirurgie heute nahezu jeder offene Eingriff auch laparoskopisch durchgeführt werden.

Hierdurch ergibt sich auch für die Steintherapie eine Vielzahl neuer operativer Konzepte, welche insbesondere beim Vorliegen sehr großer Steine und komplexer anatomischer Situationen interessant erscheinen.

12.6.2 Offene Steintherapie

Aufgrund der hohen Invasivität offener Steinoperationen und der Tatsache, dass heute nahezu jeder Patient mit einem minimalinvasiven Verfahren behandelt werden kann, ging die Rate an offenen Operationen stark zurück. So beschrieben einige Referenzzentren einen Anteil offener Operationen bei Urolithiasis von unter 1 % (Alivizatos und Skolarikos 2006) und in England wurden im Zeitraum 2014/2015 jeweils ca. 20.000 ESWL und endourologische Operationen, jedoch nur 30 offene Eingriffe durchgeführt (Heers und Turney 2016).

Zudem hat sich die Indikation für offene Eingriffe klar von der „nicht möglichen endourologischen Therapie" hin zu „schwierigen anatomischen Gegebenheiten" verschoben. So stellt selbst beim kompletten Ausgussstein mittlerweile die PNL die erste Wahl dar (Türk et al. 2019). Hier führt ein offenes Vorgehen zwar zu einer höheren Rate an Steinfreiheit (80–100 % vs. 50–87 % bei PNL), dies jedoch bei deutlich höherer Morbidität und längerer Rekonvaleszenz (Alivizatos und Skolarikos 2006).

Dennoch führen gemäß Umfragen im deutschsprachigen Raum 45,5–51 % der befragten Urologen offene Operationen nach wie vor in ausgewählten Fällen durch (Betschart et al. 2019; Schoenthaler et al. 2018). In der Versorgungsrealität scheint die offene Steintherapie damit nach wie vor eine Rolle zu spielen.

12.6.3 Konventionell-laparoskopische und roboterassistierte Steintherapie

Eine konventionell-laparoskopische Steintherapie wurde erstmals 1994 beschrieben. Seither wurde diese in mehreren randomisierten Studien mit der PNL verglichen, wobei ganz überwiegend Patienten mit solitären großen Steinen im Pyelon behandelt wurden. Wang et al. fassten diese Daten 2013 in einer Metaanalyse zusammen und fanden ähnlich gute Erfolgsraten (> 95 %) nach beiden Verfahren, bei Vorteilen der

PNL hinsichtlich OP-Dauer und Krankenhausaufenthalt, jedoch Nachteilen bei Blutverlust und Auftreten von Fieber (Wang et al. 2013).

Es sei angemerkt, dass diese Daten kaum übertragbar sind auf Patienten mit multiplen (Ausguss-)Steinen. Hier kann zwar im Rahmen der Laparoskopie eine ergänzende flexible Nephroskopie über die einliegenden Ports durchgeführt werden, dies jedoch mit entsprechenden Folgen für Kosten und Operationsdauer.

Auch die Ureterotomie bei großen, impaktierten Harnleitersteinen stellt eine potenzielle Indikation für ein laparoskopisches Vorgehen dar. Hier zeigen einige randomisierte Studien zwar eine höhere Steinfreiheitsrate (88–100 %) nach dem ersten Eingriff im Vergleich zu endourologischen Verfahren (76–86 %), dies jedoch bei Nachteilen bezüglich Invasivität, Operationsdauer und Komplikationen. Die laparoskopische Ureterotomie sollte daher als Zweitlinientherapie für komplexe Fälle betrachtet werden (Borofsky und Lingeman 2015).

Daneben untersuchen einige retrospektive Fallserien die Therapie komplexerer Ausgusssteine mittels konventioneller oder roboterassistierter Laparoskopie mit kompletten oder partiellem Zugang durch das Nierenparenchym und unter Verwendung renaler Ischämie. Deren Resultate bezüglich Steinfreiheit, Komplikationen und postoperativer Nierenfunktion variieren jedoch stark und legen dieses Vorgehen nicht als Standardtherapie nahe (Borofsky und Lingeman 2015).

Die Vorteile der roboterassistierten Laparoskopie entstehen insbesondere durch die verbesserte Beweglichkeit der Instrumente. So gelingt der Nahtverschluss von Niere, Pyelon und Harnleiter deutlich leichter und schneller und auch das Fassen schwer zugänglicher Konkremente im Nierenbeckenkelchsystem ohne die Verwendung eines flexiblen Endoskops gestaltet sich einfacher. So ist es auch nicht verwunderlich, dass eine zunehmende Anzahl von Fallserien den Wert der Robotik in der Steintherapie untersucht (Muller et al. 2018).

Deren potenzielle Vorteile müssen jedoch mit Nachteilen wie erhöhten Kosten, Verfügbarkeit und fehlender Möglichkeit einer intraoperativen Durchleuchtung abgewogen werden.

12.6.4 Zusammenfassung

Zum aktuellen Zeitpunkt stellt sich die Frage nach einem laparoskopischen Vorgehen in den meisten Fällen von Urolithiasis nicht, da diese hervorragend mittels weniger invasiver und besser untersuchter Verfahren (ESWL, URS oder PNL) behandelt werden können (Türk et al. 2019). Dies gilt auch für große singuläre Steine im Nierenbecken oder im proximalen Harnleiter, für welche die Evidenz und die Resultate der Laparoskopie am besten sind.

Als Reservetherapie in besonders komplexen Situationen und bei anatomischen Besonderheiten stellen die konventionelle und roboterassistierte laparoskopische Steintherapie, bei fehlender Verfügbarkeit auch die offene Operation, jedoch eine wichtige und sinnvolle Ergänzung des Therapiespektrums dar.

Literatur

Alivizatos G, Skolarikos A (2006) Is there still a role for open surgery in the management of renal stones? Curr Opin Urol 16(2):106–111. https://doi.org/10.1097/01.mou.0000193379.08857.e7

Beiko DT, Razvi H (2002) Stones in urinary diversions: update on medical and surgical issues. Curr Opin Urol 12(4):297–303. https://doi.org/10.1097/00042307-200207000-00007

Betschart P, Zumstein V, Jichlinski P, Herrmann TRW, Knoll T, Engeler DS, … Abt D (2019) Spoilt for choice: a survey of current practices of surgical urinary stone treatment and adherence to evidence-based guidelines among Swiss urologists. Urol Int 103(3):357–363. https://doi.org/10.1159/000502806

Blackburne AT, Rivera ME, Gettman MT, Patterson DE, Krambeck AE (2016) Endoscopic management of urolithiasis in the horseshoe kidney. Urology 90:45–49. https://doi.org/10.1016/j.urology.2015.12.042

Borofsky MS, Lingeman JE (2015) The role of open and laparoscopic stone surgery in the modern era of endourology. Nat Rev Urol 12(7):392–400. https://doi.org/10.1038/nrurol.2015.141

Branchereau J, Timsit MO, Neuzillet Y, Bessede T, Thuret R, Gigante M, … Kleinklauss F (2018) Management of renal transplant urolithiasis: a multicentre study by the French Urology Association Transplantation Committee. World J Urol 36(1):105–109. https://doi.org/10.1007/s00345-017-2103-8

Cheungpasitporn W, Thongprayoon C, Mao MA, Kittanamongkolchai W, Jaffer Sathick IJ, Dhondup T, Erickson SB (2016) Incidence of kidney stones in kidney transplant recipients: a systematic review and meta-analysis. World J Transplant 6(4):790–797. https://doi.org/10.5500/wjt.v6.i4.790

Cohen TD, Streem SB, Lammert GK (1994) Selective minimally invasive management of calculi in patients with urinary diversions. J Urol 152(4):1091–1094. https://doi.org/10.1016/S0022-5347(17)32510-7

Cohen TD, Streem SB, Lammert G (1996) Long-term incidence and risks for recurrent stones following contemporary management of upper tract calculi in patients with a urinary diversion. J Urol 155(1):62–65

Desai MR, Jasani A (2000) Percutaneous nephrolithotripsy in ectopic kidneys. J Endourol 14(3):289–292. https://doi.org/10.1089/end.2000.14.289

Gupta M, Lee MW (2007) Treatment of stones associated with complex or anomalous renal anatomy. Urol Clin North Am 34(3):431–441. https://doi.org/10.1016/j.ucl.2007.04.004

Heers H, Turney BW (2016) Trends in urological stone disease: a 5-year update of hospital episode statistics. BJU Int 118(5):785–789. https://doi.org/10.1111/bju.13520

Kocaaslan R, Tepeler A, Buldu I, Tosun M, Utangac MM, Karakan T, … Sarica K (2017) Do the urolithiasis scoring systems predict the success of percutaneous nephrolithotomy in cases with anatomical abnormalities? Urolithiasis 45(3):305–310. https://doi.org/10.1007/s00240-016-0903-8

Muller PF, Schlager D, Hein S, Bach C, Miernik A, Schoeb DS (2018) Robotic stone surgery – current state and future prospects: a systematic review. Arab J Urol 16(3):357–364. https://doi.org/10.1016/j.aju.2017.09.004

Olson L, Satherley H, Cleaveland P, Zelhof B, Mokete M, Neilson D, Srirangam S (2017) Retrograde endourological management of upper urinary tract abnormalities in patients with ileal conduit urinary diversion: a dual-center experience. J Endourol 31(9):841–846. https://doi.org/10.1089/end.2017.0271

Rifaioglu MM, Berger AD, Pengune W, Stoller ML (2008) Percutaneous management of stones in transplanted kidneys. Urology 72(3):508–512. https://doi.org/10.1016/j.urology.2008.05.040

Schoenthaler M, Hein S, Seitz C, Turk C, Danuser H, Vach W, Miernik A (2018) The stone surgeon in the mirror: how are German-speaking urologists treating large renal stones today? World J Urol 36(3):467–473. https://doi.org/10.1007/s00345-017-2148-8

Terai A, Ueda T, Kakehi Y, Terachi T, Arai Y, Okada Y, Yoshida O (1996) Urinary calculi as a late complication of the Indiana continent urinary diversion: comparison with the Kock pouch procedure. J Urol 155(1):66–68

Türk C, Skolarikos A, Neisius A, Petřík A, Seitz C, Thomas K (2019) EAU guidelines on urolithiasis 2019. http://uroweb.org/guideline/urolithiasis

Wang X, Li S, Liu T, Guo Y, Yang Z (2013) Laparoscopic pyelolithotomy compared to percutaneous nephrolithotomy as surgical management for large renal pelvic calculi: a meta-analysis. J Urol 190(3):888–893. https://doi.org/10.1016/j.juro.2013.02.092

Watterson JD, Cook A, Sahajpal R, Bennett J, Denstedt JD (2001) Percutaneous nephrolithotomy of a pelvic kidney: a posterior approach through the greater sciatic foramen. J Urol 166(1):209–210

Yohannes P, Smith AD (2002) The endourological management of complications associated with horseshoe kidney. J Urol 168(1):5–8

Metabolische Diagnostik

Jan Halbritter

Inhaltsverzeichnis

13.1 Risikogruppeneinteilung – 200

13.2 Metabolische Basisevaluation – 200
13.2.1 Urin-/Serumanalyse – 200
13.2.2 Steinanalyse – 201
13.2.3 Systemische Risikofaktoren – 201

13.3 Erweiterte metabolische Evaluation – 203

Literatur – 206

© Springer-Verlag GmbH Deutschland, ein Teil von Springer Nature 2021
T. Knoll, A. Miernik (Hrsg.), *Urolithiasis*, https://doi.org/10.1007/978-3-662-62454-8_13

13.1 Risikogruppeneinteilung

Die Nephrourolithiasis ist zumeist Ausdruck einer metabolischen Systemerkrankung. Stoffwechselauffälligkeiten mit vermehrter Urinkonzentration von lithogenen Promotoren und verminderter Urinkonzentration von Kristallisationsinhibitoren sind bei mehr als 90 % der Patienten zu finden (Hyperkalziurie > Hyperoxalurie > Hyperurikosurie > Hypozitraturie > Hypomagnesurie > Hyperphosphaturie > Hyperkalzämie).(Vale et al. 2020; Tiselius et al. 2017) Die metabolische Diagnostik dient der ätiologischen Abklärung eines Steinereignisses und verfolgt das Ziel der Metaphylaxe bzw. Rekurrenzprophylaxe. Umfang und Aufwand der metabolischen Diagnostik richten sich daher nach dem ermittelten Risiko einer Steinrekurrenz. Insgesamt wird das Rekurrenzrisiko einer kalziumbasierten Urolithiasis auf bis zu 50 % in 5 bis 10 Jahren geschätzt.(Ljunghall und Danielson 1984; Tiselius 1999) Zur individuellen Abschätzung des 2-/5- und 10-Jahresrisikos eignet sich die Anwendung des sog. *ROKS*-(*Recurrence-of-Kidney-Stone-*)Nomogramms für erstmals symptomatische Nierensteinpatienten.(Rule et al. 2014) Hierbei werden 11 klinische Variablen abgefragt, die mit der Wahrscheinlichkeit korrelieren, nach dem ersten symptomatischen Steinereignis eine zweite Episode innerhalb der nächsten Jahre zu erleiden: jüngeres Alter, männliches Geschlecht, positive Familienanamnese, vorausgegangener asymptomatischer Stein gehören hierzu. Weiterhin prädisponieren bestimmte Steinzusammensetzungen wesentlich für ein rekurrierendes Nierensteinleiden. So sind insbesondere harnsäurehaltige Konkremente mit einem erhöhten Rezidivrisiko assoziiert. (Rule et al. 2014) Somit ist unter Anwendung des *ROKS*-Nomogramms eine differenzierte Einteilung in niedriges (< 10 %), mittleres (30 %) und hohes (50 %) 10 Jahres-Rezidivrisiko vorzunehmen.(Thoma 2014)

13.2 Metabolische Basisevaluation

Die Anamnese umfasst die Erhebung der wichtigsten Risikofaktoren. Hierzu gehören insbesondere die Dokumentation von Adipositas/Übergewicht (BMI), Diabetes mellitus, arterieller Hypertonie, Gicht, Diät- (insb. Salzkonsum) und Trinkgewohnheiten sowie die Erfassung der Medikamenteneinnahme inklusive des Gebrauchs von Nahrungsergänzungsmitteln (insb. Vitamin C- und Vitamin D-haltige Präparate) und stattgehabter Langzeit-Antibiotikaeinnahmen, die mit einer Störung des enteralen Mikrobioms einhergehen können.(Ferraro et al. 2019) Schließlich ist auch die krankheitsspezifische Familienanamnese hinsichtlich stattgehabter Nierensteinleiden und Nierenerkrankungen Teil der Basisevaluation.

13.2.1 Urin-/Serumanalyse

Die laborchemische Basisevaluation beinhaltet die Bestimmung der wichtigsten Urinbefunde (näherungsweiser Urin-pH-Wert im Streifentest, Urinsediment mit Mikroskopie auf Kristalle, Kalzium/Kreatinin-Ratio und Harnsäure im Spot-Urin) und ausgewählter Serumparameter (Na, K, ionisiertes Ca, anorganisches Phosphat, Serum-Kreatinin, eGFR nach CKD-EPI-Formel, Harnsäure, CRP; ◘ Tab. 13.1). Die Basisdiagnostik wird aus Gründen der Vereinfachung mittels Spot-Urinproben (Konzentrationen bezogen auf Kreatinin im Urin – sog. Kreatinin-Ratio) durchgeführt. Gleichwohl ist die Bestimmung der Elektrolyte im 24-h-Sammelurin aufgrund tageszeitlicher Schwankungen (Abhängigkeit von Nahrungszufuhr u. a.) bei korrekter Durchführung zu bevorzugen.

Metabolische Diagnostik

◘ **Tab. 13.1** Empfehlung zur metabolischen Basisdiagnostik. (Adpatiert nach *EAU*-Richtlinie) (Skolarikos et al. 2015)

Empfehlungen: laborchemische Basisanalyse	Graduierung
Urin	
Streifentest und Sediment aus Spoturin: - Erythrozyten - Leukozyten - Nitrit - Urin-pH-Wert (näherungsweise) - Urinmikroskopie (Kristalle) und Urinkultur	Schwach
Blut	
Serum- und EDTA-Blut: - Kreatinin (eGFR – geschätzte glomeruläre Filtrationsrate nach CKD-EPI) - Harnsäure - ionisiertes Kalzium - Natrium - Kalium - kleines Blutbild - CRP	Schwach
Gerinnungstestung (PTT und INR), wenn Intervention wahrscheinlich	Stark
Kokrementanalyse bei erstmaligen Steinbildnern mittels valider Methodik (Röntgendiffraktionsanalyse oder Infrarot-Spektroskopie)	Stark
Wiederholte Konkrementanalyse bei Patienten mit: - rekurrentem Steinleiden trotz medikamentöser Therapie - frühe Rekurrenz nach kompletter Konkrement-Clearance - späte Rekurrenz nach langem steinfreiem Intervall, da veränderte Zusammensetzung möglich	Stark

13.2.2 Steinanalyse

Die wichtigste Säule der metabolischen Diagnostik stellt weiterhin die Analyse der Steinzusammensetzung mittels Röntgendiffraktionsanalyse oder Infrarot-Spektroskopie dar (◘ Tab. 13.1).

13.2.3 Systemische Risikofaktoren

Weitere wichtige Faktoren der Rezidivwahrscheinlichkeit sind Systemerkrankungen oder Anomalien der Niere und ableitenden Harnwege, die mit einer gesteigerten Inzidenz der Nephrourolithiasis einhergehen (Sarkoidose, prim. HPT, familiäre Zystennieren – ADPKD, vesikoureteraler Reflux u. a.). Ebenfalls spricht eine Nephrokalzinose in der Bildgebung für das Vorliegen einer spezifischen Systemerkrankung. Angesichts einer Heritabilität von rund 50 % spielt ferner die genetische Prädisposition eine wesentliche Rolle.(Goldfarb et al. 2019; Goldfarb et al. 2005) Bereits die Steinanalyse selbst (Zystin, Xanthin, Dihydroxyadenin) oder die genetischer Genpaneldiagnostik ermöglichen die Identifizierung von Patienten und Familien, die einen prädisponierenden erblichen Faktor aufweisen (**s. Übersicht** „Hochrisiko-Nephrourolithiasispatienten").

Hochrisiko-Nephrourolithiasispatienten. (Adpatiert nach *EAU*-Richtlinie)(Skolarikos et al. 2015)

Allgemeine Faktoren

Frühe Erstmanifestation (vor allem Kinder und Teenager)
Familiäres Steinleiden
Brushithaltige Steine ($CaHPO_4.2H_2O$)
Harnsäure und harnsäurehaltige Steine
Infektsteine
Einzelniere (nicht assoziiert mit erhöhtem Risiko per se, aber Primärprävention von erhöhter Bedeutung)

Erkrankungen, die mit Nierensteinbildung assoziiert sind

(Primärer) Hyperparathyroidismus
Metabolisches Syndrom
Nephrokalzinose
Autosomal dominante polyzystische Nierenerkrankung (ADPKD)
Gastrointestinale Erkrankungen (Kurzdarmsyndrom infolge jejuno-ilealem Bypass, M. Crohn, andere malabsorptive Erkrankungen mit enterischer Hyperoxalurie; Z.n. malabsorptiver bariatrischer Operation wie Roux-en-Y-Magenbypass)
Hypervitaminose D
Sarkoidose
Rückenmarksverletzung mit neurogener Blase

Mendel-Nierensteinerkrankung und assoziierte Gene

Zystinurie (Typ A, B und AB) – *SLC3A1/SLC7A9*
Primäre Hyperoxalurie (PH, Typ 1–3) – *AGXT/GRHPR/HOGA1*
Renal tubuläre Azidose (RTA) Typ 1–3 – *CA2/SLC4A1/ATP6V1B1/ATP6V0A4/ATP6V1C2/FOXI1/WDR72*
Familiäre Hyperkalziurie mit Hypervitaminose D – *CYP24A1*
Renaler Phosphatverlust (NaPi-Defekte) – *SLC34A1/SLC34A3/SLC9A3R1*
Familiäre Hyperkalziurie bei Claudinopathien – *CLDN16/CLDN19/CLDN2*
Bartter-Syndrome (Typ 1–5) – *SLC12A1/KCNJ1/CLCNKB/BSND/CASR/MAGED2*
X-chromosomale Hyperkalziurie bei Lowe-/Dent-Syndrom – *OCRL/CLCN5*
2,8-Dihydroxyadeninurie – *APRT*
Xanthinurie – *XDH/MOCOS*
Lesch-Nyhan-Ssyndrom – *HPRT1*

Medikamenteninduzierte Nephrourolithiais

Kristallisierende Substanzen: Amoxicillin, Aciclovir, Ceftriaxon, Chinolone, Indinavir, MTX, Triamteren
Promotoren der Kristallisation: Ascorbinsäure, Kalziumpräparate, Furosemid, Laxanzien, Vitamin D

Anatomische Anomalien, die mit Nephrourolithiasis assoziieren

Markschwammniere (tubuläre Ektasie)

Obstruktion des ureteropelvinen Übergangs (UPJ)
Calyceales Divertikulum, calyceale Zyste
Ureterstrikturen
Vesicoureterorenaler Reflux (VUR)
Hufeisennieren
Ureterozele
Umweltfaktoren
Hohe Außentemperatur
Chronische Blei- und Kadmiumexposition

13.3 Erweiterte metabolische Evaluation

Bei bereits eingetretener Rekurrenz und Hochrisikopatienten (Definition s. Übersicht „Hochrisiko-Nephrourolithiasispatienten" oder nach Ermittlung durch *ROKS*-Nomogramm) sowie bei Auffälligkeiten in der Basisevaluation wird eine erweiterte metabolische Labordiagnostik empfohlen. Kalzium-Phosphat-Auffälligkeiten sollten zum Ausschluss eines primären Hyperparathyreoidismus Anlass geben und eine Parathormon-(PTH-)Bestimmung nach sich ziehen. Bei erhöhten Serum-Kalzium-Werten mit unauffälligem PTH empfiehlt sich hingegen eine iatrogene, alimentäre oder genetische Hypervitaminose D abzuklären (25-OH Vitamin-D-Bestimmung). Zur erweiterten Evaluation wird neben der mehrfachen Urin-pH-Wert-Messung im Streifenest eine parallele venöse Blutgasanalyse zum Screening auf eine metabolische Azidose mit normaler Anionenlücke hinweisend auf eine renaltubuläre Azidose (RTA) eingesetzt. Bei Auffälligkeiten (Urin-pH-Wert >5,8 und Blut-pH-Wert <7,35) sollte eine weitere Abklärung mittels eines Furosemid/Fludrokortison-Tests und eines Ammoniumchlorid-Bestätigungstest erfolgen. (Dhayat et al. 2017) Ebenso sollten die wichtigsten Urinparameter aufgrund der Tagesschwankungen nicht nur im Spot-Urin, sondern in zwei aufeinanderfolgenden 24-h Sammelurinproben bestimmt werden. Hierbei steht je nach Steinart die Bestimmung von Kalzium, anorganischem Phosphat (inkl. Bestimmung der tubulären Phosphat-Reabsorptionsrate – TPR), Oxalat (im angesäuerten Sammelurin), Zitrat, Harnsäure und Magnesium im Vordergrund (◘ Tab. 13.2). Sofern eine Steinanalyse nicht verfügbar ist, sollte zudem eine Zystinurie mittels Urintestung im Spot- oder Sammelurin ausgeschlossen werden. Bei Hinweisen auf eine zugrunde liegende monogene (Mendel-) Nierensteinform (z. B. frühe Manifestation plus häufige Rekurrenz mit positiver Familienanamnese, ggf. begleitende Nephrokalzinose) bietet sich zusätzlich eine genetische Testung mittels eines Nephrourolithiasispanels an, um eine definitive molekulare Diagnosestellung zu ermöglichen und weitere Betroffene in der Familie rechtzeitig zu identifizieren.(Halbritter et al. 2015; Daga et al. 2018)

Zusammenfassend sind die Empfehlungen zur metabolischen Basis- und Erweiterungsdiagnostik gemäß den Richtlinien der Europäischen Gesellschaft für Urologie (*European Association of Urology – EAU*) in ◘ Abb. 13.1 illustriert.

◘ **Tab. 13.2** Normalwerte für 24-h-Sammelurinparameter beim Erwachsenen(Skolarikos et al. 2015)

Urinparameter	Referenzbereiche
pH-Wert	Konstant > 5,8 (verdächtig auf Renal Tubuläre Azidose, RTA)
	Konstant > 7,0 (verdächtig auf Infektion)
	Konstant < 5,8 (verdächtig auf Säurearrest)
Spezifisches Gewicht	Spezifisches Gewicht > 1,010
Kreatinin	7–13 mmol/Tag (Frauen), 13–18 mmol/Tag (Männer)
Kalzium	> 5,0 mmol/Tag
	> 8,0 mmol/Tag
Oxalat	> 0,5 mmol/Tag (verdächtig auf Enterische Hyperoxalurie)
	> 1,0 mmol/Tag (verdächtig auf Primäre Hyperoxalurie)
Harnsäure	> 4,0 mmol/Tag (Frauen), 5 mmol/Tag (Männer)
Zitrat	< 2,5 mmol/Tag
Magnesium	< 3,0 mmol/Tag
Anorganisches Phosphat (inkl. TPR %)	> 35 mmol/Tag (TPR Norm 82–90 %)
Ammonium	> 50 mmol/Tag
Zystin	> 0,8 mmol/Tag

Metabolische Diagnostik

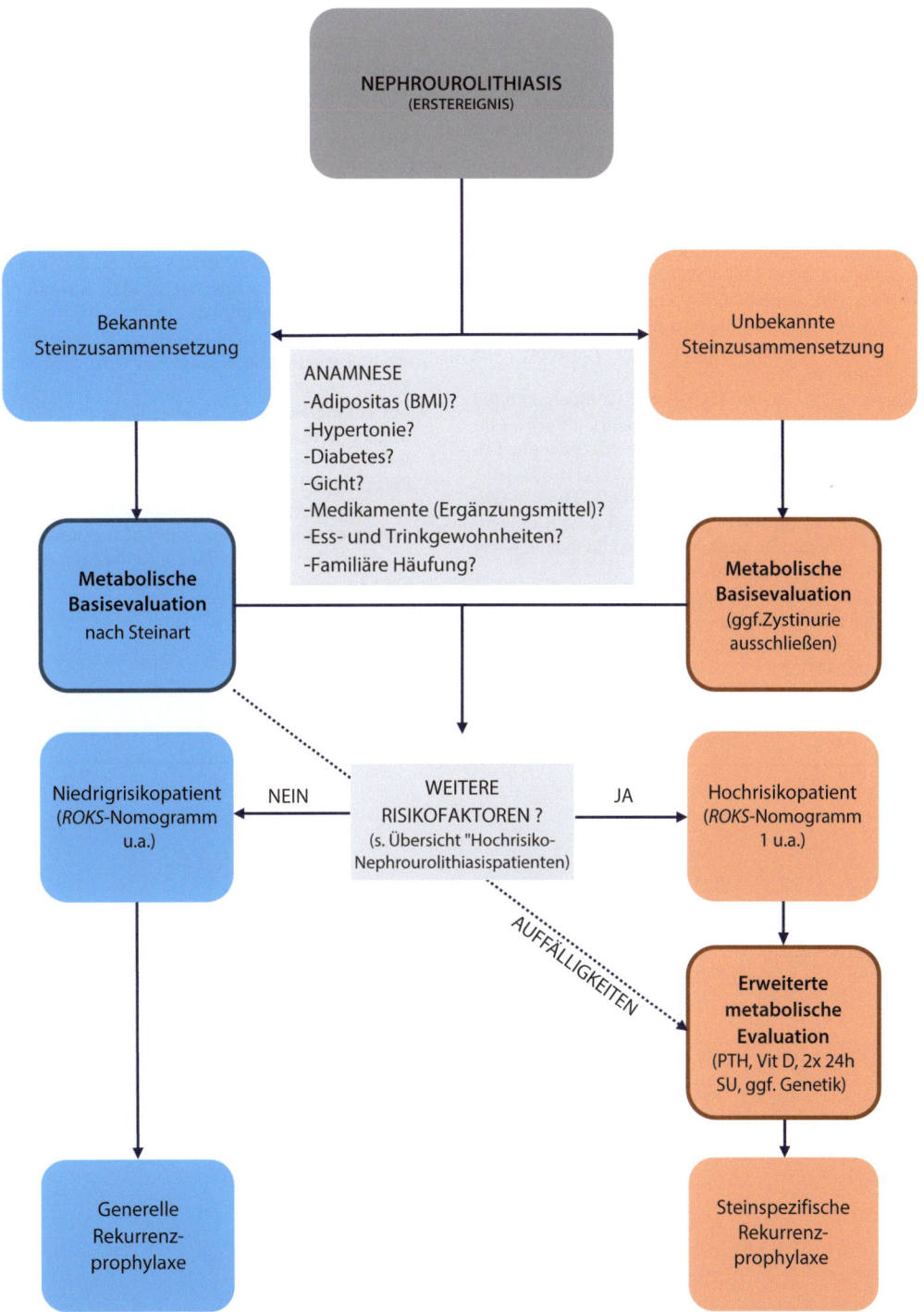

◘ **Abb. 13.1** Zusammenfassendes Stufendiagramm zur metabolischen Diagnostik. *PTH* Parathormon, *SU* Sammelurin. (Adaptiert und erweitert von EAU-Richtlinienhttps://▶ uroweb.org/guideline/urolithiasis) (Skolarikos et al. 2015)

Literatur

Daga A, Majmundar AJ, Braun DA et al (2018) Whole exome sequencing frequently detects a monogenic cause in early onset nephrolithiasis and nephrocalcinosis. Kidney Int 93(1):204–213

Dhayat NA, Gradwell MW, Pathare G et al (2017) Furosemide/fludrocortisone test and clinical parameters to diagnose incomplete distal renal tubular acidosis in kidney stone formers. Clin J Am Soc Nephrol 12(9):1507–1517

Ferraro PM, Curhan GC, Gambaro G, Taylor EN (2019) Antibiotic use and risk of incident kidney stones in female nurses. Am J Kidney Dis 74(6):736–741

Goldfarb DS, Fischer ME, Keich Y, Goldberg J (2005) A twin study of genetic and dietary influences on nephrolithiasis: A report from the Vietnam Era Twin (VET) Registry. Kidney Int 67(3):1053–1061

Goldfarb DS, Avery AR, Beara-Lasic L, Duncan GE, Goldberg J (2019) A twin study of genetic influences on nephrolithiasis in women and men. Kidney Int Rep 4(4):535–540

Halbritter J, Baum M, Hynes AM et al (2015) Fourteen monogenic genes account for 15 % of nephrolithiasis/nephrocalcinosis. J Am Soc Nephrol 26(3):543–551

Ljunghall S, Danielson BG (1984) A prospective study of renal stone recurrences. Br J Urol 56(2):122–124

Rule AD, Lieske JC, Li X, Melton LJ, Krambeck AE, Bergstralh EJ (2014) The roks nomogram for predicting a second symptomatic stone episode. J Am Soc Nephrol 25(12):2878–2886

Skolarikos A, Straub M, Knoll T, Sarica K, Seitz C, Petrik A, Türk C (2015) Metabolic evaluation and recurrence prevention for urinary stone patients: EAU guidelines. Eur Urol 67(4):750–763

Thoma C (2014) Stones: ROKS can predict recurrence. Nat Rev Urol 11(10):542. https://doi.org/10.1038/nrurol.2014.237

Tiselius HG (1999) Factors influencing the course of calcium oxalate stone disease. Eur Urol 36(5):363–370

Tiselius H-G, Daudon M, Thomas K, Seitz C (2017) Metabolic work-up of patients with urolithiasis: Indications and diagnostic algorithm. Eur Urol Focus 3(1):62–71

Vale L, Ribeiro AM, Costa D et al (2020) Metabolic evaluation in urolithiasis – study of the prevalence of metabolic abnormalities in a tertiary centre. Cent European J Urol 73(1):55–61

Diätetische Aspekte der Urolithiasis

Kristina L. Penniston und Thomas Knoll

Inhaltsverzeichnis

14.1 Einleitung – 208

14.2 Einfluss der Ernährung auf Gesundheit und Erkrankungen – 208
14.2.1 Diätmuster und spezifische Nährstoffe – Bedeutung des Gleichgewichtes – 209
14.2.2 Viele Faktoren beeinflussen wie und was Menschen essen – 210

14.3 Ernährungstherapie vs. Ernährungsschulung – 210
14.3.1 Medizinische Ernährungstherapie – 210
14.3.2 Ernährungsschulung – 211

14.4 Rolle der Ernährung bei der Urolithiasis – 211
14.4.1 Einfluss der Ernährung auf Nierensteine – 212

14.5 Ernährungsprävention der Urolithiasis – 214
14.5.1 Ansatz zur ernährungswissenschaftlichen Prävention der Urolithiasis – 215

14.6 „Frequently asked questions – FAQ" zum Ernährungsmanagement von Harnsteinen – 221

Literatur – 223

© Springer-Verlag GmbH Deutschland, ein Teil von Springer Nature 2021
T. Knoll, A. Miernik (Hrsg.), *Urolithiasis*, https://doi.org/10.1007/978-3-662-62454-8_14

14.1 Einleitung

In vielen Ländern ist die Urolithiasis eine häufige Erkrankung mit ansteigender Inzidenz sowohl bei Männern und Frauen als auch bei Kindern (Position of the American Dietetic Association 1995). Es handelt sich bei der Urolithiasis um eine Erkrankung multifaktorieller Genese, welche Genetik, veränderte Anatomie, Physiologie, Stoffwechsel, Umweltfaktoren (z. B. Exposition zu bestimmten Nahrungsbestandteilen oder Ernährungsmustern, Medikamenten, heißen Temperaturen) und Patientenverhalten einschließt. Während bei manchen Patienten nur einer dieser Faktoren zur Steinbildung führt, ist es bei anderen die Kombination verschiedener Einflüsse. Die Urolithiasis ist eine Erkrankung, die sich vielfältig präsentiert. Patienten bilden unterschiedliche Arten von Steinen. Nicht selten bilden sich bei verschiedenen Patienten die gleichen Steine aufgrund unterschiedlicher Ursachen. (z. B. Hyperkalziurie vs. Hypozitraturie bei kalziumhaltigen Steinen). Patienten die Kalziumoxalatsteine bilden, haben unterschiedliche Anteile an Monohydrat oder Dihydrat oder aber die Steine schließen andere Salze in die Steinmatrix mit ein (z. B. Carbonapatit, Brushit oder Ammoniumurat). Weiterhin bilden manche Patienten in beiden Nieren Steine, andere nur in einer. Manche Patienten haben häufige Rezidive, andere überhaupt keine.

Die Urolithiasis belastet Gesundheitssystem und Gesellschaft erheblich, weshalb die Entstehung von Nierensteinen wenn möglich vermieden werden sollten. Die meisten Patienten interessieren sich für Präventivmaßnahmen, welche üblicherweise auf der Bestimmung von spezifischen Risikofaktoren aus einer Steinanalyse und metabolischen Diagnostik basieren (Thomas et al. 2008). Die Werkzeuge der Steinprävention sind eine medikamentöse und/oder Ernährungstherapie. Das Risiko eines Rezidivs nach einem initialen Steinereignis (Spontanabgang, Intervention, inzidenteller Nachweis bei Bildgebung) ist hoch und die Patienten werden durch physische, emotionale, soziale und finanzielle Effekte belastet, weshalb eine Beratung hinsichtlich der Rezidivprophylaxe (Metaphylaxe) allen Patienten angeboten werden sollte. Aufgrund der multifaktoriellen Genese der Harnsteinbildung ist Ernährung oder Diät nur einer von vielen möglichen Faktoren. Eine diätetische Beratung sollte jedoch bei allen Patienten mit offensichtlicher genetischer, physiologischer oder metabolischer Ätiologie erfolgen. Ernährungsfaktoren können die Steinbildung durch Veränderungen der Übersättigung des Urins mit Salzen beeinflussen, im ersten Schritt durch Kristallisation, dann über die Expression von Promotoren und Inhibitoren im Urin.

Dieses Kapitel fasst die Rolle der Ernährung auf die Erkrankung zusammen und stellt die Unterschiede zwischen medizinischer Ernährungstherapie durch einen Ernährungswissenschaftler und Ernährungsschulung durch diätetische Empfehlungen beispielsweise durch einen Diätassistenten dar. Hervorgehoben werden die Rolle der Ernährung bei der Entstehung der Urolithiasis und die wichtigen wissenschaftlichen Hintergründe. Hierbei wird der Bogen gespannt von einer allgemeinen, präventiven Ernährungsmodifikation bei Harnsteinbildnern hin zu einem Vorschlag der Ernährungsprävention in der Praxis. Die Ernährungstherapie stellt hier einen wichtigen „minimalinvasiven" Ansatz im Management der Harnsteinpatienten dar. Abschließend werden häufig gestellte Fragen zur Steinprävention in der klinischen Praxis adressiert.

14.2 Einfluss der Ernährung auf Gesundheit und Erkrankungen

Alle Aspekte der Gesundheit werden durch die Ernährung beeinflusst. Bei Beeinträchtigung des Ernährungsstatus eines Organismus wird daher auch dessen Gesundheit negativ beein-

Diätetische Aspekte der Urolithiasis

flusst. Die Unausgewogenheit (Überschuss oder Mangel) der Nährstoffaufnahme kann mit der Zeit zur Schwächung oder gar zum Tod führen. Die unzureichende Aufnahme führt zu einem Nährstoffmangel und die konsekutiven Veränderungen zu einer erhöhten Krankheitsanfälligkeit. Dagegen kann die exzessive Aufnahme von Nährstoffen – sei es als Energie (Kalorien), Fett, Protein, Kohlehydraten oder auch Spurenstoffen – zur gleichen negativen Beeinflussung des Stoffwechsels, physischen Einschränkungen und Funktionsstörungen führen. Diese Dosis-Antwort-Beziehung, auch Ernährungshormese genannt (◘ Abb. 14.1), existiert für alle essenziellen Nahrungsbestandteile (Vitamine und Mineralien) und die benötigten Makronährstoffe (Fett, Protein, Kohlenhydrate, Flüssigkeit und Ballaststoffe).

14.2.1 Diätmuster und spezifische Nährstoffe – Bedeutung des Gleichgewichtes

Die Ernährung beeinflusst die metabolischen Prozesse – während einige Ernährungsgewohnheiten die Manifestation von Krankheiten begünstigen, können andere diese vermeiden. Die Rolle der Ernährung in der Pathophysiologie ist daher gesichert, wenngleich natürlich nicht alle Erkrankungen durch die Ernährung beeinflusst werden. Nach aktueller Evidenz werden aber generell die folgenden Empfehlungen ausgesprochen (Cena und Calder 2020; Miller et al. 2019):
– Vermeidung exzessiver Energieaufnahme,
– Steigerung der Aufnahme von Früchten, Gemüse und Ballaststoffen,

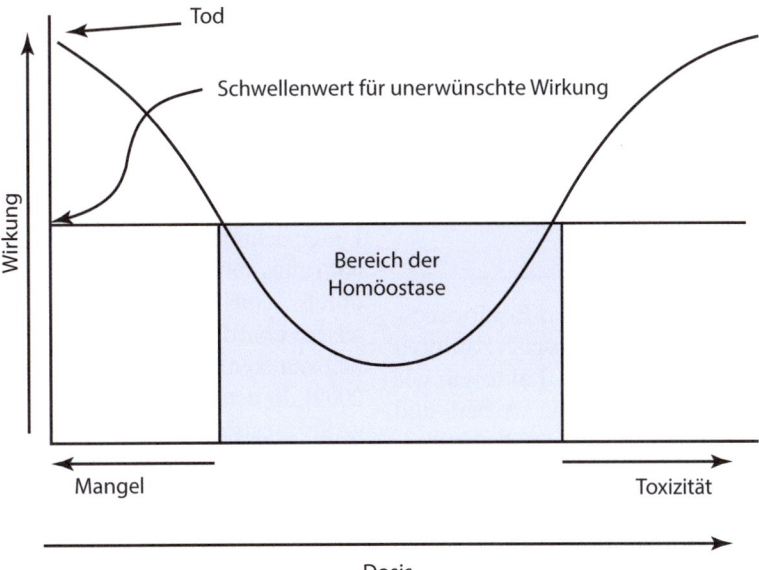

◘ Abb. 14.1 Illustration der Dosis-Wirkung-Beziehung für essenzielle Nahrungsbestandteile (z. B. Makro- und Mikronährstoffe, welche von Menschen benötigt werden). Die „region of homeostasis" ist die Dosis eines Nährstoffs, welche weder zu Mangel noch zu Toxizität führt. Die empfohlenen Dosierungen sind für jeden Nährstoff individuell und werden z. B. von der WHO und nationalen Gesundheitsorganisationen festgelegt. Diese sind in aller Regel spezifisch für verschiedene Geschlechter, Altersgruppen und Lebensphasen. (Nach Hayes 2007)

- Steigerung der Aufnahme von Fisch und Nüssen,
- moderate Aufnahmen von Alkohol und Milchprodukten,
- reduzierte Aufnahme von Zuckern und Salzen (Kochsalz),
- reduzierte Aufnahme von Fertiggerichten, raffiniertem Getreide,
- Vermeidung sowohl der exzessiven als auch mangelnden Aufnahme von Vitaminen und Mineralien.

-Diäten wie die mediterrane Diät (Manissorn et al. 2017), die DASH Diät, (Dietary Approaches to Stop Hypertension)(Seo 2020) und die 2015–2020 US Dietary Guidelines (Department of Health and Human Services (US), Department of Agriculture (US) 2015–2020) sind Beispiele für Ernährungsmaßgaben, die für die meisten Menschen als gesundheitsfördernd angesehen werden, einschließlich derer mit erhöhtem Risiko für kardiovaskuläre Erkrankungen, Diabetes, Übergewicht und verschiedene Malignome.

14.2.2 Viele Faktoren beeinflussen wie und was Menschen essen

Es ist wichtig bei notwendigen Ernährungsanpassungen patientenspezifische Faktoren zu berücksichtigen. Soziale Faktoren wie Kultur, Freunde und Familie, Arbeit und Umfeld können die Wahl von Nahrungsprodukten beeinflussen. Soziale Normen wie kulturelle Traditionen können die Umsetzung einer empfohlenen Diät erheblich beeinträchtigen (Robertson et al. 1982). Weiter wesentlich sind psychologische Determinanten wie Bildung, Missverständnisse und der Wunsch zur Veränderung. Ernährungsmarketing und -werbung generieren das Verlangen nach bestimmten Produkten (Semins et al. 2010). Wichtig ist auch die Vertrautheit und positive Assoziation mit verschiedenen Nahrungsbestandteilen und Herstellungsverfahren. Und, nicht zu vernachlässigen, die Kosten, welche mit einer bestimmten Ernährung verbunden sind. In aller Regel ist eine gesündere Ernährung mit höheren Kosten verbunden. Eine Metaanalyse konnte zeigen, dass die gesündeste Diät pro Jahr etwa 550 US$ teurer als die ungesündeste ist (gemessen an verschiedenen Qualitätsindikatoren) (Raheem et al. 2017). In manchen Regionen der USA, und vermutlich auch anderen Teilen der Welt, ist die Zugang zu Früchten und Gemüse abhängig von sozialökonomischem Standard und Ethnie (Darmon und Drewnowski 2008; Dubowitz et al. 2008). Eine Intervention, welche diese Aspekte angeht, kann zu anhaltenden Verbesserungen der Essgewohnheiten führen.

14.3 Ernährungstherapie vs. Ernährungsschulung

14.3.1 Medizinische Ernährungstherapie

Medizinische Ernährungstherapie (MNT) baut auf evidenzbasierten diagnostischen Untersuchungen der Diät und des Ernährungsstatus auf. Die Therapie erfolgt durch einen qualifizierten Ernährungswissenschaftler mit dem Ziel eines Krankheitsmanagments (Penniston und Nakada 2009). In den USA und Kanada sind die Begriffe „registered dietitian" und „registered dietitian nutritionist (RDN)" geschützt, während das für „nutrionist" und „dietitian" nicht zutrifft.[1] Die Verwendung eines geschützten Begriffs impliziert eine strukturierte Ausbildung, Wissen und Erfahrung im professionellen Gesundheitsmanagement. Diese Mitarbeiter sind häufig in einem klini-

---

[1] Anmerkung des Übersetzers: Im deutschen Sprachgebrauch entspricht dies am ehesten der Ernährungsberater*in und der Ernährungswissenschaftler*in.

schen Umfeld tätig (Hammond et al. 2014). Die MNT beginnt mit einer Erfassung der Symptome eines Patienten einschließlich relevanter biochemischer Faktoren. Bestimmt werden der Ernährungsstatus, das Ernährungsverhalten und die Ernährungsbestandteile. Dies ist wichtig, um relevante Einflüsse auf einer Erkrankung zugrunde liegenden Mechanismen oder auch Wechselwirkungen mit Medikamenten zu erkennen. Hierauf aufbauend werden ernährungsabhängige Risikofaktoren für eine Erkrankung benannt und ein Therapieplan für eine Ernährungsmodifikation aufgestellt. Ein einfaches Beispiel hierfür ist die Anpassung der Flüssigkeitsaufnahme bei einem Patienten mit Herzinsuffizienz bei gleichzeitiger Reduktion der NaCl-Aufnahme.

> Ein Ziel ist hierbei unter Berücksichtigung aller Faktoren die kleinstmögliche Anzahl an Empfehlungen auszusprechen, um die (Langzeit-)Compliance zu erhöhen.

Problematisch ist der oft schlechte Zugang von Patienten zu einem Ernährungsspezialisten über einen urologischen Facharzt oder Allgemeinmediziner.

14.3.2 Ernährungsschulung

Die ausgesprochenen Ernährungsempfehlungen erfordern in aller Regel eine Ernährungsschulung. Nicht in allen Fällen müssen diese individualisiert werden. Allgemeine Ernährungsempfehlungen basierend auf aktueller Evidenz werden häufig über Krankenkassen, Gesundheitsverbände oder Hausärzte propagiert. Sie sollen einer generellen Verbesserung der Gesundheit dienen und die Prävention der meisten chronischen Erkrankungen wie Diabetes, Bluthochdruck oder Herzerkrankungen begünstigen. Spezifischere Empfehlungen zur Vermeidung von Malignomen oder der Einstellung von Diabetes werden dagegen von Fachgesellschaften beworben. Anders als die klassische MNT werden diese Empfehlungen ohne ein vorheriges Assessment des Patienten ausgesprochen. Durch den einfachen Zugang sind diese Empfehlungen hilfreich, wenn eine individualisierte Beratung durch einen Ernährungswissenschaftlicher nicht möglich ist. Ein Nachteil solch allgemeiner Empfehlungen ist es jedoch, dass im Einzelfall nicht jede Maßnahme korrekt ist. Ist die Proteinaufnahme beispielsweise ohnehin angemessen, so ist die Empfehlung einer moderaten Eiweißreduktion nicht sinnvoll.

> Allgemeine Ernährungsempfehlungen, besonders wenn diese evidenzbasiert sind und darauf abzielen, einen spezifischen medizinischen Zustand zu beeinflussen, sind dann sinnvoll, wenn kein qualifizierter Ernährungswissenschaftler zur Verfügung steht.

14.4 Rolle der Ernährung bei der Urolithiasis

Die Urolithiasis ist eine Erkrankung multifaktorieller Genese mit verschiedensten angeborenen, anatomischen, physiologischen, metabolischen, verhaltensabhängigen und umweltabhängigen Faktoren (z. B. spezifische Ernährungsmuster, Medikationen, Hitze). Diese können allein oder in Kombination zur Bildung von Harnsteinen führen (◘ Abb. 14.2). Diese beeinflussen die Patienten in vielen Bereichen negativ: körperliche und soziale Performance, Produktivität, allgemeine Lebensqualität, sowohl während, zwischen als auch nach Steinereignissen (Pearle et al. 2014), in den USA insbesondere bei Frauen, sozial benachteiligten, jungen und nicht-weißen Patienten (Ahmad et al. 2019; Sromicki und Hess 2020). Besonders die rezidivierende Steinbildung kann je nach Gesundheits- und Sozialsystem zu einer erheblichen finanziellen Belastung führen (Geraghty et al. 2020; Rao et al. 2013). Trotzdem ist eine primäre Prävention – anders als bei anderen Erkrankungen – nicht immer

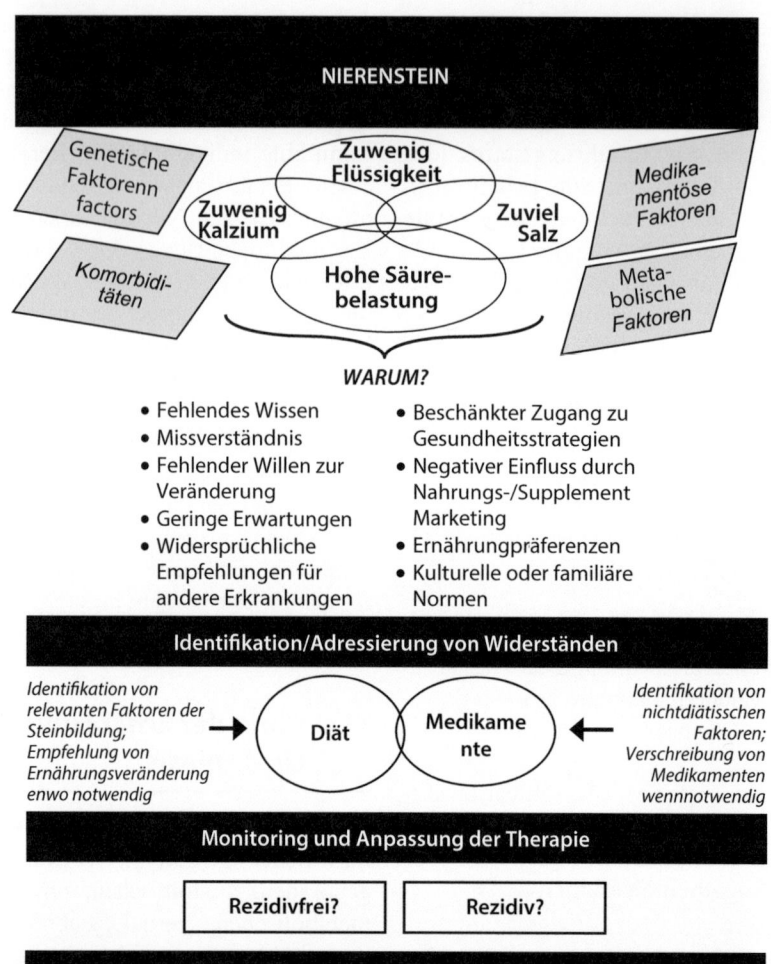

Abb. 14.2 Sekundäre Prävention der Urolithiasis. Die Abbildung zeigt die zugrunde liegenden oder koexistierenden Faktoren, welche in Kombination mit Ernährungsfaktoren zur Bildung von Harnsteinen führen können. Dargestellt sind auch Beispiele von Ernährungsmustern, welche die Umsetzung von Empfehlungen behindern und daher im Rahmen der Intervention adressiert werden müssen

indiziert, obwohl deren Kosteneffektivität gerade in Populationen mit hoher Inzidenz angenommen wird (Lin et al. 2020; Lotan et al. 2012). Dagegen sollte eine sekundäre Prophylaxe (Metaphylaxe) immer bei hohem Rezidivrisiko oder mehreren bereits stattgehabten Rezidiven angestrebt werden. Aufgrund der multifaktoriellen Ätiologie spielt die Ernährungsanpassung oder Diät nicht immer eine Rolle. Das Hinzuziehen eines Ernährungsspezialisten ist aber hilfreich, um die Ernährungsgewohnheiten eines Patienten im Kontext seiner lithogenen Risikofaktoren zu bewerten und mögliche diätetische Präventionsmöglichkeiten zu identifizieren.

14.4.1 Einfluss der Ernährung auf Nierensteine

Vereinfacht dargestellt können Einflüsse der Ernährung in zwei Kategorien eingeteilt wer-

Diätetische Aspekte der Urolithiasis

den: Exzessive und insuffiziente Nahrungsaufnahme. Es muss hier aber nochmals darauf hingewiesen werden, dass die Ernährung nicht immer für die Bildung von Nierensteinen verantwortlich ist. Viele Menschen mit exzessiven oder insuffizienten Ernährungsmustern bilden niemals Steine, und auch das Gegenteil ist möglich. Genauso kann es Patienten mit Risikofaktoren der Steinbildung geben, wie z. B. hohe Kalziumausscheidung im Urin, der keine entsprechende Fehlernährung gegenübersteht. Dies trifft auch für einige andere Risikofaktoren zu und unterstreicht die multifaktorielle Natur der Urolithiasis. Die beste Möglichkeit zur Evaluation eines ernährungsabhängigen Steinbildungsrisikos ist ein sorgfältiges Assessment der Ernährungsgewohnheiten.

In ◘ Tab. 14.1 sind die häufigsten diätetischen Risikofaktoren und deren assoziierte Harnsteintypen dargestellt. Ernährungsmuster, welche diese Faktoren beeinflussen, können die Bildung von Harnsteinen an verschiedenen Punkten begünstigen. Pri-

◘ **Tab. 14.1** Diätetische Faktoren, welche zur Harnsteinbildung beitragen, werden in zwei Gruppen eingeteilt: Exzessive vs. insuffiziente Aufnahme. Weitere Daten zeigen die Steinzusammensetzungen, die am häufigsten mit den jeweiligen diätetischen Faktoren assoziiert sind, deren Pathomechanismen und die resultierenden Risikofaktoren im Urin

	Nahrungskomponente	Steinzusammensetzung	Pathomechanismus
Exzessive Aufnahme	Energie	Alle Steinzusammensetzungen	Unbekannt (Rodriguez et al. 2020)
	Ernährungsmuster mit potenziell hoher renaler Säurelast	Kalzium (alle Kristallisationsformen) Harnsäure Zystin	Hohe endogene Säureproduktion und renale Zitratreabsorption (geringere Exkretion), niedriger Urin-pH-Wert
	Kohlenhydrate (besonders additiver Zucker)	Kalzium (alle Kristallisationsformen)	Eingreschränkte Insulinregulation und niedrige renale Kalziumreabsorption (höhere Exkretion)
		Harnsäure	Insulinresistenz und eingeschränkte renale Ammoniumbildung (niedriger pH-Wert)
	Fett	Kalziumoxalat	Hohe gastrointestinale Permeabilität für Oxalat (höhere Exkretion)
	Vorstufen von Harnsäure[a]	Harnsäure	Hohe Biosynthese und Exkretion von Harnsäure
	Oxalat[b]	Kalziumoxalat	Hohe Oxalat Absorption und renale Exkretion
	Salz (z. B. NaCl)	Kalzium (alle Kristallisationsformen)	Ausdehnung des Extrazellulären Volumens und geringe renale Kalziumreabsorpheiten (höhere Exkretion)
	Kalzium, Vitamin D	Kalzium (alle Kristallisationsformen)	Hohe Kalziumabsorption und renale Exkretion
	Vitamin C und andere Oxalatvorläufer[c]	Kalziumoxalat	Hohe Oxalatbiosynthese und Exkretion

(Fortsetzung)

◘ Tab. 14.1 (Fortsetzung)

	Nahrungskomponente	Steinzusammensetzung	Pathomechanismus
Unzureichende Aufnahme	Flüssigkeit	Alle Steinzusammensetzungen	Höhere Urinübersättigung
	Ernährungsmuster mit potenziell niedriger renaler Alkalilast	Kalzium (alle Kristallisationsformen) Harnsäure Zystin	Hohe endogene Säureproduktion und renale Zitratreabsorption (geringere Exkretion), niedriger Urin pH
	Kalzium, Vitamin D	Kalzium (alle Kristallisationsformen)	Kalziumresorption aus dem Knochen, höhere renale Kalziumbelastung und damit höhere Exkretion
	Magnesium	Kalziumoxalat	Hohe renale Reabsorption (niedrige Exkretion)
	Ballaststoffe	Kalziumoxalat	Niedrige präbiotitische Aufnahme und geringere bakterielle Oxalatdegradierung im Verdauungstrakt (höhere Oxalatexkretion)

[a]Purine, Xanthin, Alkohol, Fruktose (Heaney und Weaver 1989; Johnson et al. 2013)
[b]z. B. oxalatreiche Ernährung, besonders in Kombination mit niedriger Kalziumausnahme oder bei Nahrungszusätzen, die reich an Oxalat sind (z. B. Kumarin, Zimt und andere pflanzliche Substanzen)
[c]z. B. Kollagen oder Hydroxyprolin

mär beeinflusst die Ernährung die Urin-Supersaturation (Übersättigung), welche sowohl Auslöser als auch „Driving Force" der Kristallisation und des Steinwachstums ist. Urin-Supersaturation wird definiert durch den relativen Überfluss von Steinpromotoren und -inhibitoren, dargestellt in ◘ Tab. 14.2. Das Urinvolumen stellt hier den wichtigsten Faktor dar, der den Einfluss von Kristallisationspromotoren, wenn hoch genug, überwiegen kann.

14.5 Ernährungsprävention der Urolithiasis

Die diätetische Prävention der Urolithiasis ist eine Komponente des medizinischen Managements, das eine pharmakologische Therapie beinhalten kann, aber nicht muss. Eine Ernährungsprävention wird nach sorgfältiger Patientenselektion von allen großen Fachgesellschaften wie der Deutschen Gesellschaft für Urologie, der European Association of Urology, der American Urological Association, der Canadian Urological Association und der Urological Association of Asia empfohlen (Dion et al. 2016; Nouvenne et al. 2014; Siener et al. 2005; Stern et al. 2019). Hier muss nochmals darauf hingewiesen werden, dass die Patientenselektion entscheidend ist, da ein diätetischer Therapieversuch bei falscher Indikation (z. B. renal tubulärer Azidose oder Hyperparathyreodismus) die notwendige medikamentöse oder auch chirurgische Therapie verzögern kann. Die Evaluation der Ernährungsmuster und des möglichen Einflusses auf die Harnsteinbildung sollte daher im Rahmen einer umfassenden Diagnostik erfolgen, die eine 24-h-Urinsammlung ebenso mit einschließt wie Steinanalyse, Vorerkrankungen, Vor-

Diätetische Aspekte der Urolithiasis

■ **Tab. 14.2** Faktoren, welche zur Urinübersättigung und Präzipitation von Kalziumoxalat (Monohydrat und Dihydrat), Kalziumphosphat (Karbonapatit, Hydroxyapatit und Brushit), Harnsäure und Zystinsteinen führen. Weitere, hier nicht genannte Komponenten, sind organische Moleküle wie Proteine sowie die Nettobelastung des Urins. Die Fußnoten nennen die pH-Werte, welche nach allgemeiner Annahme Präzipitation und Wachstum der verschiedenen Kristalle begünstigen

24-h-Urinparameter	Art der Assoziation	*Steinzusammensetzung*			
		Kalzium oxalat	Kalzium phosphat	Harnsäure	Zystin
Urinvolumen	Invers	X	X	X	X
Kalzium	Direkt	X	X		
Zitrat	Invers	X	X		
Phytat	Invers	X	X		
Oxalat	Direkt	X			
Magnesium	Invers	X			
pH	Variabel[a,b]	??[a]	X[b]	X[c]	X[d]
Phosphat	Direkt		X		
Harnsäure	Direkt			X	
Zystin	Direkt				X

[a] Manissorn et al. (Lotan und Pearle 2011) zeigten kürzlich, dass die Bildung von Kalziumoxalatmonohydrat-Kristallen bei einem pH-Wert von 4 am stärksten und bei einem pH von 8 am geringsten ausgeprägt ist, nachdem lange angenommen wurde, dass kein Zusammenhang mit dem pH-Wert besteht
[b] Urin pH ≥7,2
[c] Urin pH <6,0
[d] Urin pH <7,5

therapien und Medikation. Idealerweise sollten also all diese Informationen vorliegen; leider ist dies aber häufig nicht der Fall. Rückschlüsse auf mögliche Fehlernährung auf Basis einer 24-h-Urinanalyse können jedoch ohne Informationen zur Ernährung fehlerhaft sein. Zum Beispiel mag eine einzige 24-h-Urinsammlung an einem arbeitsfreien Tag nicht für die übrige Woche repräsentativ und lithogene oder inhibitorische Faktoren unter- oder überrepräsentiert sein. Genauso kann ein rein diätetisch basiertes Assessment ohne Kenntnis des 24-h-Sammelurins keine klaren Informationen liefern. Die Kenntnis der vorherigen Steinzusammensetzung ist hilfreich und kann die Richtung der diätetischen Intervention vorgeben. Zum Beispiel würde bei der Bildung von Harnsäuresteinen das Hauptaugenmerk auf der Erhöhung des Urinvolumens und des Urin-pH-Wertes liegen und weniger auf möglicherweise auch nachgewiesener Hyperkalziurie und Hypozitraturie.

14.5.1 Ansatz zur ernährungswissenschaftlichen Prävention der Urolithiasis

Eine individuelle, personalisierte Prävention unter Einbeziehung aller erhobenen patientenspezifischen Informationen wird empfohlen. Wie auch für andere Erkrankungen ist ein gezielter diätetischer Ansatz effektiver als allgemeine Maßnahmen (D'Alessandro et al. 2019; Kletzmayr et al. 2020). Dieser ist selbst dann möglich, wenn eine vollständige Untersuchung und Erfassung der Ernährungsgewohnheiten nicht möglich sind. Es können z. B. spezifische Fragen gestellt werden, die mit den häufigsten 24-h-Urinrisikofaktoren für kalziumhaltige Steine korrelieren (◘ Abb. 14.3). Zur Verfügung stehen Tools zum Patientenscreening für verschiedene Risikofaktoren (wie potenzielle Übersäuerung der Nahrung, NaCl-Aufnahme, Kalziumaufnahme), die auch verwendet werden können, wenn man kein versierter Ernährungswissenschaftler ist und ein solcher nicht verfügbar ist (Blalock et al. 2003; Cooper et al. 2020; Tiselius 2006). Nach entsprechendem Screening können dann Empfehlungen ausgesprochen werden (◘ Tab. 14.3) und mögliche Schwierigkeiten bei der Umsetzung besprochen werden (◘ Abb. 14.2).

Nachfolgend werden mehrere Grundsätze der Ernährungstherapie und entsprechende Beispiele bei der Urolithiasis genannt:

- **Geben Sie so wenig Ernährungsempfehlungen wie möglich, um die besten Ergebnisse zu erzielen.** Dieses Prinzip gilt im Grunde im gesamten Bereich der Gesundheitsversorgung. Die Therapieempfehlung sollte sich auf die Pathologie fokussieren und individuelle Patientenfaktoren einbeziehen. Bei einer medikamentösen Therapie sollte immer die geringste Anzahl von Medikamenten verabreicht werden. Dies gilt ebenso bei der Ernährungstherapie. Es muss hier auch berücksichtigt werden, dass Ernährungsumstellungen zwar preiswerter als Medikationen sind, diese dem Patienten aber Anstrengungen abverlangen, besonders wenn diese über einen langen Zeitraum durchgeführt werden müssen. Es gibt Schätzungen, dass Menschen mehr als 200-mal am Tag über Essen nachdenken (von Unruh et al. 2004). Eine Änderung der Ernährungsgewohnheiten erfordert daher jeden Tag Duzende von Maßnahmen, während Tabletten nur 1- bis 2-mal am Tag eingenommen werden müssen. Dazu kommt, dass sich Patienten nur an eine limitierte Anzahl von Empfehlungen erinnern. Eine geringere, fokussierte Zahl von Empfehlungen erhöht daher die Akzeptanz und die Compliance.
- **Priorisierung der effektivsten Veränderungen.** Zunächst müssen anzustrebende Veränderungen individuell definiert werden. Patienten ohne Hyperoxalurie müssen beispielsweise nicht die Oxalataufnahme reduzieren. Wenn ein Risikofaktor im Urin identifiziert wurde, muss im nächsten Schritt der tragende Faktor bestimmt werden. Oft können deutliche Verbesserungen im 24-h-Urin nur durch die Änderung weniger Produkte innerhalb einer Lebensmittelkategorie erzielt werden, was die Patientenakzeptanz erheblich erhöht. Als Beispiel sollen Patienten dienen, welche die NaCl- oder Oxalataufnahme reduzieren müssen, da angenommen wird, dass eine Hyperkalziurie oder Hyperoxalurie diätetisch bedingt ist. Es wird weder realistisch noch empfehlenswert sein, das NaCl oder Oxalat aller Nahrungsbestandteile zu reduzieren oder gar zu eliminieren. Jedoch ist es bei Patienten mit hoher NaCl-Aufnahme in der Regel möglich ein oder zwei Mahlzeiten oder Getränke (z. B. salzige Snacks, Fertiggerichte, Brot und Backwaren, Tomatensaft) zu identifizieren, die für einen Großteil des NaCl-Konsums verantwortlich sind. Gleiches gilt für Oxalat. Eine große Untersuchung zeigte, dass Spinat für >40 % des aufgenommenen Oxalats verantwortlich ist (Taguchi et al. 2019). Es ist daher nicht sinnhaft, eine lange Liste

Diätetische Aspekte der Urolithiasis

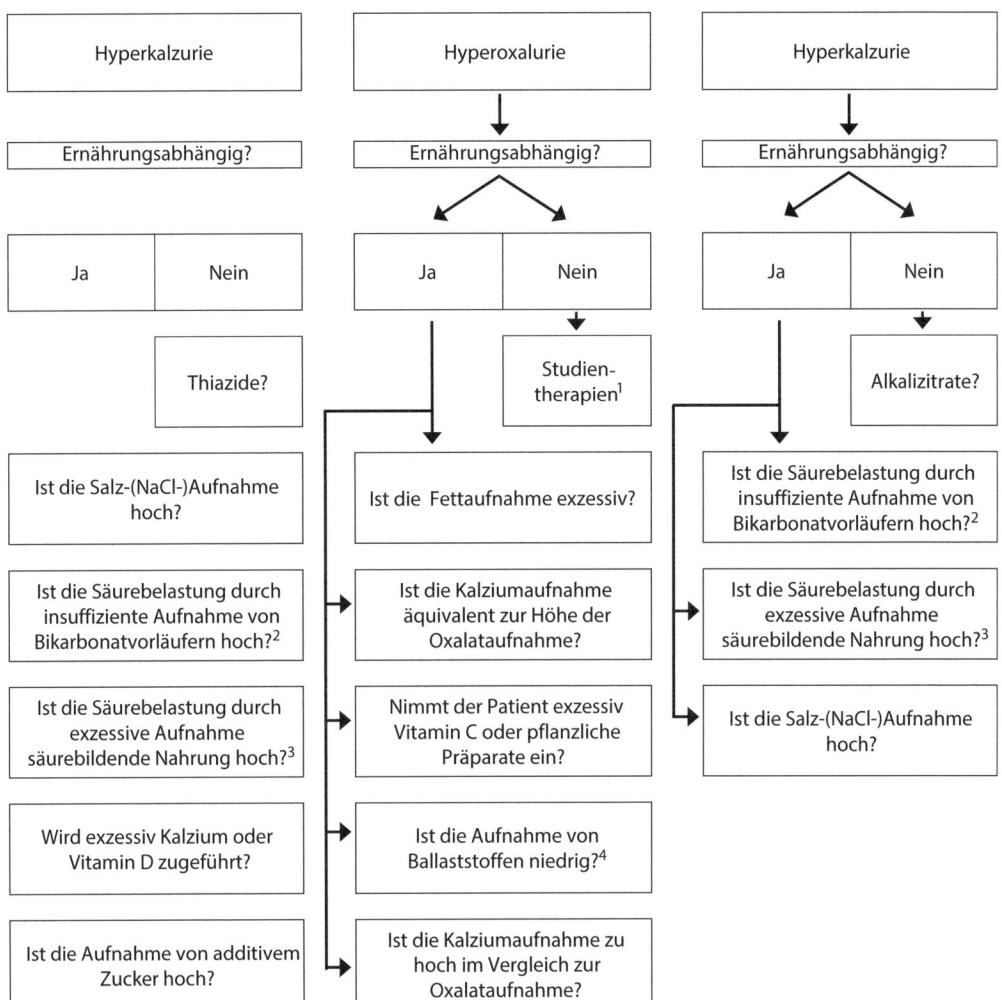

[1] Studienmedikationen zur Hyperoxalurie behinhalten Oxalatabbauende Enzyme, probiotische Ansätze und Medikamente, welche auf RNA interferieren [20,61]
[2] Fast alle Früchte und Gemüse sowie deren Säfte (Milch, Joghurt und Kefir sind neutral hinsichtlich der Säurebelastung)
[3] Alle Fleischprodukte (einschließlich Geflügel und Fisch), alle Getreide und Gerichte mit Getreide, Käse, Eier
[4] Ballaststoffe sind eine Quelle für Präbiotika, welche von Darmbakterien benötigt werden, nicht nur zum Abbau von Oxalat, sondern auch für diejenigen, welche für eine optimale Umgebung der oxalotrophen Prtobiotika sorgt [29]

◘ **Abb. 14.3 Fragen zur Identifikation diätetischer Faktoren zu häufigen lithogenen Risikofaktoren von kalziumhaltigen Steinen.** Hierzu gibt ◘ Tab. 14.3 weitere Informationen zu spezifischen diätetischen Empfehlungen, sowohl zu den hier genannten Fragen als auch Ergebnissen des 24-h-Sammelurins

Tab. 14.3 Darstellung der Ernährungsempfehlungen bei verschiedenen Ernährungsmustern (Exzessive oder suboptimale Aufnahme) und des Zusammenhanges mit dem Steinbildungsrisiko im 24-h-Sammelurin. Die Verweise in der Tabelle beschreiben den Effekt der jeweiligen Empfehlung und der Pathomechanismen anhand der 24-h-Urinparameter

Ernährungsmuster	Ernährungsempfehlung	Effekt der Ernährungsempfehlungen auf den 24-h-Sammelurin						
		Volumen↑	Kalzium↓	Zitrat↑	pH↑	Magnesium↑	Oxalat↓	Harn-säure↓
Niedrige Flüssigkeitsaufnahme	Erhöhung der Trinkmenge (alle Flüssigkeiten zählen, aber zuckerarme, niedrigkalorische Getränke empfehlen)	1						
Niedrige Aufnahme Früchte/ Gemüse	Erhöhung der Früchte und Gemüseaufnahme	1	2	3	4	5	6	
Hohe Salz-(NaCl-)Aufnahme	Reduktion der Salz-(NaCl-) Aufnahme		2	7	7			
Potenziell hohe renale Säurelast	Reduktion von potenziell hoher Säurelast durch erhöhte Aufnahme von Bikarbonat Vorläufern und/oder Reduktion azidogener Kost		2	3	4			8
Niedrige oder nicht mit der Nahrungsaufnahme synchronisierte Kalziumaufnahme	Kombination von kalziumreichen Nahrungsbestandteilen mit den Mahlzeiten, besonders bei Oxalatreicher Ernährung (oder Erhöhung der Kalziumaufnahme)		9				9	

Diätetische Aspekte der Urolithiasis

Zu hohe Kalzium und/oder Vitamin D Aufnahme (Ernährung/Supplements)	Einstellung der Kalzium ± Vitamin D Supplementierung	10		12
Hohe Aufnahme von zusätzlichem Zucker	Reduktion/Normalisierung der Zuckeraufnahme	11	11	
Einnahme von Vitamin C	Einstellung der Vitamin-C-Supplementierung			13
Einnahme von pflanzlichen Nahrungsergänzungsmitteln	Einstellung der Supplementierung			13

[a] Höhere Urinausscheidung durch erhöhte Urinproduktion

[b] Niedrigere renale Kalziumausscheidung durch alkalische Diät, die zu geringer Kalziumresorption aus dem Knochen führt

[c] Höhere Zitratausscheidung im Urin durch höhere Alkalibelastung. Hierdurch wird weniger Zitrat als Puffer benötigt, weshalb dieses in geringerem Maße renal ausgeschieden wird

[d] Höherer Urin-pH-Wert durch höhere Bikarbonatexkretion

[e] Höhere Magnesiumausscheidung im Urin durch höhere Aufnahme von magnesiumreichen Nahrungsbestandteilen, hierdurch geringere renale Reabsorption

[f] Niedrigere Oxalatausscheidung im Urin durch höhere Aufnahme von präbiotischen Nahrungsbestandteilen (Ballaststoffe), die zu einer besseren Oxalatdegradation durch Bakterien im Magen-Darm-Trakt führen

[g] Höhere Zitratausscheidung und erhöhter Urin-pH-Wert durch Umkehr der salzinduzierten hyperchlorämischen Azidose, welche in einer höheren Bikarbonatausscheidung und einem geringen Bedarf an Zitrat als Puffersubstanz resultiert

[h] Niedrigere Harnsäureausscheidung im Urin durch reduzierte Biosynthese

[i] Niedrigere Oxalat- und Kalziumausscheidung durch Bildung unlöslicher Kalzium-Oxalat-Komplexe im Verdauungstrakt, die nicht absorbiert werden können

[j] Niedrigere Kalziumausscheidung durch geringere intestinale Absorption

[k] Niedrigere Kalziumausscheidung durch niedrigere Plasmainsulinspiegel und hierdurch höhere renale Kalziumreabsorption

[l] Niedrigere Harnsäureausscheidung durch geringere fruktoseassoziierte Harnsäurebiosynthese

[m] Niedrigere Oxalatausscheidung durch geringere Verfügbarkeit von Oxalatvorläufern und damit geringerer Oxalatbiosynthes

von Gerichten aufzuzählen, welche vergleichsweise wenig Oxalat enthalten. Es kann dagegen völlig ausreichend sein, lediglich geringere Portionen oder seltenere Aufnahme von Spinat zu empfehlen. Des Weiteren sollte mit einer oder zwei Empfehlungen begonnen werden. Die Notwendigkeit weiterer Anpassungen kann auch auf Basis von Berechnungen der Veränderung in einer 24-h-Urinkontrolle abgeschätzt werden.

- **Fokussieren Sie auf den wichtigsten Risikofaktor.** Viele Patienten haben multiple Risikofaktoren der Steinbildung. Es ist aber möglich die wichtigsten Faktoren zu adressieren. Bei einem Patienten mit rezidivierender Harnsäuresteinbildung ist z. B. die Harnsäureausscheidung im Urin weniger wichtig als der Urin-pH-Wert (Wertheim et al. 2014). Obgleich es durchaus sein kann, dass die Aufnahme von Purinen (Vorläufern der Harnsäurebildung) exzessiv ist, können eine aggressive Alkalisierungstherapie und ein höheres Urinvolumen völlig ausreichend sein, um künftige Harnsäuresteine zu vermeiden.
- **Nennen Sie den Patienten Strategien, um die angestrebten Ziele zu erreichen.** Je praktischer die Empfehlungen sind, desto besser. Für viele Patienten ist die Aussage: „Erhöhen Sie Ihre Kalziumaufnahme" zur Bindung von Oxalat nicht ausreichend. Ein weit besserer Ansatz ist es, herauszufinden, welche kalziumhaltigen Gerichte und Getränke der Patient mag und gerne täglich zu sich nehmen möchte. Diese können dann empfohlen werden, im genannten Beispiel am besten kalziumreiche Alternativen zu Milchprodukten.. Zur Reduktion einer hohen NaCl-Aufnahme, welche eine Hyperkalziurie begünstigen kann, sollten alternative Kochstrategien ebenso erläutert werden wie die Änderungen des Einkaufverhaltens (weniger Fertigmahlzeiten, die sich oft in den inneren Gängen eines Supermarkts finden). Die Überweisung eines Patienten an einen Ernährungsspezialisten ist zu empfehlen.
- **Bedenken Sie die Bioverfügbarkeit, um die Absorption bestimmter Nährstoffe zu minimieren oder maximieren.** Ernährungswissenschaftler legen einen großen Wert auf die Bioverfügbarkeit von Nährstoffen oder Spurenelementen, um die Ernährung zu optimieren. Beispielsweise ist bei einem Patienten mit einer Eisenmangelanämie zu bedenken, dass wenn kalziumhaltige Mahlzeiten aufgenommen werden, diese mit der Eisenabsorption interferieren und ein hohes Risiko eines konsekutiven Kalziummangels besteht. Dagegen müssen Konzepte entwickelt werden, um die Bioverfügbarkeit von Eisen zu optimieren. Diese können in die Zeitpunkte der Eisenaufnahme (zeitlich getrennt von kalziumreichen Mahlzeiten) oder die gleichzeitige Einnahme von Ascorbinsäure (Vitamin C), das die Absorption von pflanzlichem Eisen erhöht, betreffen. Bei Patienten mit Hyperoxalurie ist es nicht sinnvoll, oxalatreiche Nahrungsmittel zu begrenzen, da diese die Grundlage der gesündesten Ernährungsmuster darstellen. Stattdessen ist es häufig möglich, die Bioverfügbarkeit von Oxalat durch eine gesteigerte Kalziumaufnahme zur Mahlzeit zu begrenzen, da Kalzium sehr effektiv die Absorption von Oxalat reduziert (Penniston et al. 2016; Trinchieri 2012). Hierbei muss berücksichtigt werden, dass bei Patienten mit Malabsorption supraphysiologische Kalziumdosierungen notwendig sein können. Ein weiteres, sich hieraus ergebendes Argument gegen die Reduktion von oxalatreichen Nahrungsmitteln ist das Risiko einer Hyperkalziurie durch eine höhere intestinale Oxalatabsorption bei Fehlen

von Oxalat (Hayes 2007). Eine Oxalatrestriktion erfordert daher gleichzeitig eine Kalziumrestriktion, welche ein potenzielles Risiko für eine spätere Osteoporose darstellt. Dazu kommen Hinweise, dass eine oxalatarme Diät, die Urinausscheidung von Zitrat und Magnesium reduziert, die eine Kristallisation ebenso wie Phytate inhibieren (Neuhouser 2019). Ein anderes Bespiel ist die Bioverfügbarkeit von Kalzium. Bei manchen Patienten wird angenommen, dass diese zu viel Kalzium aus dem Magen-Darm-Trakt absorbieren (Wood et al. 2016). Im Falle einer idiopathischen Hyperkalziurie übersteigt das systemische Kalziumangebot die Aufnahmekapazität der Knochen und führt damit zu einer erhöhten Kalziumausscheidung im Urin. In diesen Fällen kann die Bioverfügbarkeit von Kalzium durch die gleichzeitige Aufnahme von Ballaststoffen oder Phytaten (z. B. in Hülsenfrüchten oder Getreide) reduziert werden.

- **Wenn spezifische Faktoren unbekannt sind, sollte eine lange Liste von Empfehlungen mit fraglicher Relevanz vermieden werden.** Gerade bei der Urolithiasis fehlen häufig konkrete Informationen zum Ernährungsverhalten, Steinanalyse oder 24-h-Sammelurin. Häufig werden in diesen Fällen generalisierte Empfehlungen ausgesprochen, die alle möglichen Szenarien abdecken. Dies ist nicht sinnvoll und verwirrt viele Patienten. Im schlechtesten Fall wecken die Empfehlungen die (oft falsche) Hoffnung, dass hierdurch das Rezidivrisiko gesenkt werden könnte. Oft ist es daher besser nur eine Erhöhung der Trinkmenge und der Aufnahme pflanzlicher Nahrungsbestandteile zu empfehlen, wenn keine genaueren Informationen vorliegen – vorausgesetzt natürlich, dass der Patient diese Empfehlungen nicht ohnehin schon umsetzt.

14.6 „Frequently asked questions – FAQ" zum Ernährungsmanagement von Harnsteinen

Kann Ernährungstherapie die Rezidivrate der Urolithiasis senken? *Es gibt gute Evidenz, dass eine korrekt verordnete und umgesetzte Ernährungstherapie die Risikofaktoren und damit die Rezidivrate der Urolithiasis senken (*Borghi et al. 2002; Lemann Jr et al. 1989; Shah et al. 2018; Skolarikos et al. 2015*).* Darüber hinaus kann damit die Gesundheit des Patienten insgesamt verbessert werden. Entscheidend ist aber die korrekte, zielgerichtete Verordnung auf Basis einer entsprechend gründlichen Beurteilung – analog einer zielgerichteten Antibiotikatherapie auf Basis eines Antibiogramms. Zu den Faktoren, welche die Effektivität einer Ernährungstherapie erhöhen, gehören die Zuordnung diätetischer Veränderungen zu den bestehenden Risikofaktoren, Fokussierung auf die wichtigsten diätetischen Maßnahmen und Einbeziehung patientenspezifischer Aspekte, welche die Compliance beeinflussen (z. B. Fehlinformation, Unkenntnis bestimmter Nahrungsmittel, Verordnung von zu vielen Veränderungen zur gleichen Zeit).

Wie können Urologen Zugang zu einem Ernährungsspezialisten erhalten oder – wenn dies nicht gelingt – die Patienten selbst bei der Kontrolle ihres Steinbildungsrisikos unterstützen? (D'Alessandro et al. 2019; Wansink und Sobal 2007). Idealerweise ist der Zugang zu Ernährungsspezialisten für alle Ärzte, die sich mit der Therapie und Prävention von Nierensteinen befassen, gegeben. Die Realität ist leider häufig anders. In manchen Fällen kann ein Krankenhaus einen entsprechenden Spezialisten für definierte Zeitfenster und/oder Anfragen zur Verfügung stellen. Wenn dies nicht möglich ist, ist eine Kooperation mit einem regional verfügbaren Ernährungswissenschaftler zu empfehlen. Bei der Einbindung eines Ernährungsspezialisten sollen eine bilaterale Kommunikation und Informationsaustausch etabliert werden, um Erwartungen, Erfolge und Probleme korrekt zu erkennen. Wenn all dies nicht möglich ist, dann sollte ein Urologe versuchen, die Risikofaktoren eines Patienten selbst zu identifizieren, beispielsweise auf Basis von 24-h-Sammelurinuntersuchungen, und spezifische Risikofaktoren mit den entsprechenden diätetischen Strategien zu adressieren. Zum Beispiel sollten bei Verwendung eines Handouts mit multiplen diätetischen Empfehlungen diejenigen hervorgehoben werden, welche eine Beziehung zu den patientenspezifischen Risikofaktoren aufweisen.

Ist es nicht ausreichend, allgemeine Diäten wie DASH oder mediterran-orientierte Ernährung statt individuelle Empfehlungen auszusprechen? Viele Ernährungsempfehlungen konnten – unter Berücksichtigung der teils limitierten Datenqualität – zeigen, dass diese sowohl mit einem geringeren Harnsteinbildungsrisiko als auch einer verbesserten Gesamtgesundheit einhergehen (Robinson et al. 2014; Taylor und Curhan 2007). Es gibt aber Gründe eine individuelle Empfehlung vorzuziehen. Ein wichtiger Aspekt ist der teils komplexe Aufbau solcher Diäten, welche eine Vielzahl einzelner Komponenten beinhalten. Eine aktuelle Studie zur DASH-Diät konnte zeigen, dass aus diesem Grund einesteils sehr schlechte Patienten-Compliance besteht (Kocvara et al. 1999). Gerade für Patienten, bei denen eine DASH-Diät eine erhebliche Umstellung der bestehenden Ernährung darstellt, stellt eine solch komplexe Ernährungsempfehlung eine erhebliche Herausforderung dar. Die DASH-Diät empfiehlt zum Beispiel 9–12 Portionen Früchte und Gemüse pro Tag. Dagegen stellen für >90 % der Menschen in den USA bereits 5 Portionen pro Tag eine signifikante Herausforderung dar. Auch die Compliance mit der mediterranen Diät ist meist niedrig und nimmt selbst in den Ländern, aus denen diese stammt, seit Jahrzehnten ab (Bracale et al. 2019; Dernini und Berry 2015). Abschließend kommen psychologische, biologische, physische, ökonomische und soziale Barrieren hinzu, welche das Langzeiternährungsverhalten beeinflussen und Änderungen erschweren. Ein oder zwei Modifikationen können dagegen oft umgesetzt werden.

Gibt es Diäten, welche die Bildung von Nierensteinen begünstigen? Die gefährlichsten Diäten hinsichtlich des Steinbildungsrisikos sind diejenigen, die auf wenigen Kohlenhydraten („low carb") und großen Mengen Proteinen und Fetten basieren. Zu diesen gehören ketogene Diäten und die Atkins-Diät (Breslau et al. 1988; Noori et al. 2014), welche zu einer hohen Säurebelastung durch große Mengen Fleisch, Käse, Eiern und einer geringen Aufnahme von Bikarbonatvorläufern (Früchte und Gemüse) aufbauen. Solche Ernährungskonzepte unterstützen die Bildung von kalziumhaltigen Harnsteinen durch die geringe renale Zitratausscheidung und gleichzeitig höhere Kalziumausscheidung durch exzessive Resorption aus den Knochen. Dazu können diese Diäten – erneut durch die hohe renale Säurelast, aber auch durch die Purinaufnahme – auch zur Bildung von Harnsäuresteinen führen. Steinbildner sollten daher, mit Ausnahme von Epileptikern, möglichst keine „High-protein/low-carb-Diät" zur Gewichtsreduktion einsetzen oder aber zumindest Nahrungsmittel verwenden, die ausreichend Bikarbonat zur Verfügung stellen (z. B. Blattgrün oder Kreuzblüter wie Kohlarten oder Rucola). Zu den Früchten mit geringem Kohlenhydratgehalt gehörten Avocados, Beeren, Tomaten und Melonen.

Diäten mit hohem Oxalatgehalt wurden oft für die Bildung von Kalziumoxalatsteinen verantwortlich gemacht. Dem steht entgegen, dass Vegetarier mit erheblich höherer Oxalataufnahme als Nichtvegetarier, eine niedrigere Inzidenz der Harnsteinbildung aufweisen (Roberson et al. 2020).

Es konnte gezeigt werden, dass es keinen Grund zur Vermeidung von oxalatreichen Diäten gibt, auch bei rein vegetarischer Ernährung, solange ausreichend Kalzium zur Verfügung steht (Taylor et al. 2009), zumal diese durch den Gehalt an Antioxidantien, Bikarbonaten, Magnesium, Phytat und Ballaststoffen über unterschiedliche Mechanismen die Steinbildung hemmen.

Gibt es diätetische Strategien, um den Urin bei Patienten mit hoher Säurebelastung zu alkalisieren? Pharmakologische Substanzen sind extrem effektiv in der Erhöhung des Urin-pH-Wertes und der Zitratausscheidung. Bei Harnsäuresteinen, die am schnellsten bei Urin-pH-Werten <6–0 präzipitieren, ist die medikamentöse Alkalitherapie der Therapiestandard. Auch bei Zystinsteinen, die einen noch höheren pH-Wert erfordern, ist eine Pharmatherapie notwendig. Daneben ist aber bei allen Patienten, denen eine Urinalkalisierung empfohlen wird, eine Steigerung bikarbonatreicher Nahrungsmittel sinnvoll. Eine vollständige Kompensation beispielsweise bei Diabetikern mit einem massiv sauren Urin wird hierdurch aber nicht gelingen, gleiches gilt für einen Patienten mit kalziumhaltigen Steinen und kaum nachweisbarem Zitrat im Urin. Ein sehr effektiver Ansatz ist die Einnahme von Natron (Natriumbikarbonat, nicht Backpulver), dessen pH-Wert bei 8,4 liegt. Ein Teelöffel enthält 55–60 mEq Alkali, vielen Empfehlungen basieren auf 2 × ¼ Teelöffel/d, aufgelöst in Wasser, als Alternative zu pharmakologischen Substanzen. Sorgen vor einer natriuminduzierten Hyperkalziurie durch Natron scheinen unbegründet, da der kalziurische Effekt vom – hier fehlenden – Chlorion abhängt – welches beim Kochsalz vorhanden ist (Kwan et al. 2013). Als weitere Alternativen stehen verschiedene fertige Getränke als Mixturen von Zitrat und Bikarbonaten zur Verfügung. Entsprechende Studien, welche die Wirksamkeit dieser Produkte bestätigen, fehlen allerdings bislang.

Literatur

Ahmad TR, Tzou DT, Usawachintachit M, Reliford-Titus S, Wu C, Goodman J et al (2019) Low income and nonwhite race are strongly associated with worse quality of life in patients with nephrolithiasis. J Urol 202:119–124

Blalock SJ, Norton LL, Patel RA, Cabral K, Thomas CL (2003) Development and assessment of a short instrument for assessing dietary intakes of calcium and vitamin D. J Am Pharm Assoc 43:685–693

Borghi L, Schianchi T, Meschi T, Guerra A, Allegri F, Maggiore U, Novarini A (2002) Comparison of two diets for the prevention of recurrent stones in idiopathic hypercalciuria. N Engl J Med 346:77–84

Bracale R, Vaccaro CM, Coletta V, Cricelli C, Gamaleri FC, Parazzini F, Carruba M (2019) Nutrition behavior and compliance with the Mediterranean diet pyramid recommendations: an Italian survey-based study. Eat Weight Disord. https://doi.org/10.1007/s40519-019-00807-4

Breslau NA, Brinkley L, Hill KD, Pak CY (1988) Relationship of animal protein-rich diet to kidney stone formation and calcium metabolism. J Clin Endocrinol Metab 66:140–146

Cena H, Calder PC (2020) Defining a healthy diet: evidence for the role of contemporary dietary patterns in health and disease. Nutrients 12:334

Cooper M, Simpson JR, Klutka R (2020) Development and validation of a sodium analysis tool (SALT). Nutr J 19:55

D'Alessandro C, Ferraro PM, Cianchi C, Barsotti M, Gambaro G, Cupisti A (2019) Which diet for calcium stone patients: a real-world approach to preventive care. Nutrients 11:1182

Darmon N, Drewnowski A (2008) Does social class predict diet quality? Am J Clin Nutr 87:1107–1117

Department of Health and Human Services (US), Department of Agriculture (US) 2015–2020 dietary guidelines for Americans. 8. Aufl. Available from: http://health.gov/dietaryguidelines/2015/guidelines. Zugegriffen am 13.07.2020

Dernini S, Berry EM (2015) Mediterranean diet: from a healthy diet to a sustainable dietary pattern. Front Nutr 2:15

Dion M, Ankawi G, Chew B, Paterson R, Sultan N, Hoddinott P, Razvi H (2016) CUA guideline on the evaluation and medical management of the kidney stone patient – 2016 update. Can Urol Assoc J 10:E347–E358

Dubowitz T, Heron M, Bird CE, Lurie N, Finch BK, Basurto-Dávila R et al (2008) Neighborhood socioeconomic status and fruit and vegetable intake among whites, blacks, and mexican americans in the united States. Am J Clin Nutr 87:1883–1891

Geraghty RM, Cook P, Walker V, Somani BK (2020) Evaluation of the economic burden of kidney stone disease in the UK: a retrospective cohort study with a mean follow-up of 19 years. BJU Int 125:586–594

Hammond MI, Myers EF, Trostler N (2014) Nutrition care process and model: an academic and practice odyssey. J Acad Nutr Diet 114:1879–1894

Hayes D (2007) Nutritional hormesis. Eur J Clin Nutr 61:147–159. https://doi.org/10.1038/sj.ejcn.1602507

Heaney RP, Weaver CM (1989) Oxalate: effect on calcium absorbability. Am J Clin Nutr 50:830–832

Johnson RJ, Nakagawa T, Jalal D, Sánchez-Lozada LG, Kang D-H, Ritz E (2013) Uric acid and chronic kidney disease: which is chasing which? Nephrol Dial Transplant 28:2221–2228

Kletzmayr A, Ivarsson ME, Leroux JC (2020) Investigational therapies for primary hyperoxaluria. Bioconjug Chem 15;31(7):1696–1707. https://doi.org/10.1021/acs.bioconjchem.0c00268. Epub 2020 Jun 29. PMID: 32539351

Kocvara R, Plasgura P, Petrik A, Louzenský G, Bartoníčková K, Dvorácek J (1999) A prospective study of nonmedical prophylaxis after a first kidney stone. BJU Int 84:393–398

Kwan MW, Wong MC, Wang HH, Liu KQ, Lee CL, Yan BP et al (2013) Compliance with the dietary approaches to stop hypertension (DASH) diet: a systematic review. PLoS One 8:e78412

Lemann J Jr, Gray RW, Pleuss JA (1989) Potassium bicarbonate, but not sodium bicarbonate, reduces urinary calcium excretion and improves calcium balance in healthy men. Kidney Int 35:688–695

Lin B-B, Lin M-E, Huang R-H, Hong Y-K, Lin B-L, He X-J (2020) Dietary and lifestyle factors for primary prevention of nephrolithiasis: a systematic review and meta-analysis. BMC Nephrol 21:267

Lotan Y, Pearle MS (2011) Cost-effectiveness of primary prevention strategies for nephrolithiasis. J Urol 186:550–555

Lotan Y, Buendia Jiménez I, Lenoir-Wijnkoop I, Daudon M, Molinier L, Tack I, Nuijten MJ (2012) Primary prevention of nephrolithiasis is cost-effective for a national healthcare system. BJU Int 110:E1060–E1067

Manissorn J, Fong-ngern K, Peerapen P, Thongboonkerd V (2017) Systematic evaluation for effects of urine pH on calcium oxalate crystallization, crystal-cell adhesion and internalization into renal tubular cells. Sci Rep 7:1798

Miller AW, Choy D, Penniston KL, Lange D (2019) Inhibition of urinary stone disease by a multi-species bacterial network ensures healthy oxalate homeostasis. Kidney Int 96:180–188

Neuhouser ML (2019) The importance of healthy dietary patterns in chronic disease prevention. Nutr Res 70:3–6

Noori N, Honarkar E, Goldfarb DS, Kalantar-Zadeh K, Taheri M, Shakhssalim N et al (2014) Urinary lithogenic risk profile in recurrent stone formers with hyperoxaluria: a randomized controlled trial comparing DASH (dietary approaches to stop hypertension)-style and low-oxalate diets. Am J Kidney Dis 63:456–463

Nouvenne A, Ticinesi A, Morelli I, Guida L, Borghi L, Meschi T (2014) Fad diets and their effect on urinary stone formation. Transl Androl Urol 3:303–312

Pearle MS, Goldfarb DS, Assimos DG, Curhan G, Denu-Ciocca CJ, Matlaga BR et al (2014) Medical management of kidney stones: AUA guideline. J Urol 192:316–324

Penniston KL, Nakada SY (2009) Effect of dietary changes on urinary oxalate excretion and calcium oxalate supersaturation in patients with hyperoxaluric stone formation. Urology 73:484–489

Penniston KL, Wertheim ML, Nakada SY, Jhagroo RA (2016) Factors associated with patient recall of individualized dietary recommendations for kidney stone prevention. Eur J Clin Nutr 70:1062–1067

Position of the American Dietetic Association (1995) Cost-effectiveness of medical nutrition therapy. J Am Diet Assoc 95:88–91

Raheem OA, Khandwala YS, Sur RL, Ghani KR, Denstedt JD (2017) Burden of urolithiasis: trends in prevalence, treatments, and costs. Eur Urol Focus 3:18–26

Rao M, Afshin A, Singh G, Mozaffarian D (2013) Do healthier foods and diet patterns cost more than less healthy options? A systematic review and meta-analysis. BMJ Open 3:e004277

Roberson D, Sperling C, Shah A, Ziemba J (2020) Economic considerations in the management of nephrolithiasis. Curr Urol Rep 21:18

Robertson WG, Peacock M, Marshall DH (1982) Prevalence of urinary stone disease in vegetarians. Eur Urol 8:334–339

Robinson E, Thomas J, Aveyard P, Higgs S (2014) What everyone else is eating: a systematic review and meta-analysis of the effect of informational eating norms on eating behavior. J Acad Nutr Diet 114:414–429

Rodriguez A, Curhan GC, Gambaro G, Taylor EN, Ferraro PM (2020) Mediterranean diet adherence and risk of incident kidney stones. Am J Clin Nutr. https://doi.org/10.1093/ajcn/nqaa066. Epub ahead of print. PMID: 32271884

Semins MJ, Shore AD, Makary MA, Magnuson T, Johns R, Matlaga BR (2010) The association of increasing body mass index and kidney stone disease. J Urol 183:571–575

Seo HS (2020) Sensory nudges: the influences of environmental contexts on consumers' sensory perception, emotional responses, and behaviors toward foods and beverages. Foods 9:509

Shah NS, Leonard D, Finley CE, Rodriguez F, Sarraju A, Barlow CE et al (2018) Dietary patterns and long-term survival: a retrospective study of healthy primary care patients. Am J Med 131:48–55

Siener R, Schade N, Nicolay C, von Unruh GE, Hesse A (2005) The efficacy of dietary intervention on urinary risk factors for stone formation in recurrent calcium oxalate stone patients. J Urol 173:1601–1605

Skolarikos A, Straub M, Knoll T, Sarica K, Seitz C, Petřík A, Türk C (2015) Metabolic evaluation and recurrence prevention for urinary stone patients: EAU guidelines. Eur Urol 67:750–763

Sromicki J, Hess B (2020) Simple dietary advice targeting five urinary parameters reduces urinary supersaturation in idiopathic calcium oxalate stone formers. Urolithiasis 48(5):425–433. https://doi.org/10.1007/s00240-020-01194-7. Epub 2020 Jun 10. PMID: 32524204; PMCID: PMC7495994

Stern KL, Gao T, Antonelli JA, Viprakasit DP, Averch TD, Chi T et al (2019) Association of patient age and gender with kidney stone related quality of life. J Urol 202:309–313

Taguchi K, Cho SY, Ng ACF, Usawachintachit M, Tan Y-K, Deng YL et al (2019) The Urological Association of Asia clinical guideline for urinary stone disease. Int J Urol 26:688–709

Taylor EN, Curhan GC (2007) Oxalate intake and the risk for nephrolithiasis. J Am Soc Nephrol 18:2198–2204

Taylor EN, Fung TT, Curhan GC (2009) DASH-style diet associates with reduced risk for kidney stones. J Am Soc Nephrol 20:2253–2259

Thomas E, von Unruh GE, Hesse A (2008) Influence of a low- and a high-oxalate vegetarian diet on intestinal oxalate absorption and urinary excretion. Eur J Clin Nutr 62:1090–1097

Tiselius HG (2006) Patients' attitudes on how to deal with the risk of future stone recurrences. Urol Res 34:255–260

Trinchieri A (2012) Development of a rapid food screener to assess the potential renal acid load of diet in renal stone formers (LAKE score). Arch Ital Urol Androl 84:36–38

von Unruh GE, Voss S, Sauerbruch T, Hesse A (2004) Dependence of oxalate absorption on the daily calcium intake. JASN 15:1567–1573

Wansink B, Sobal J (2007) Mindless eating: the 200 daily food decisions we overlook. Environ Behav 39:106–123

Wertheim ML, Nakada SY, Penniston KL (2014) Current practice patterns of urologists providing nutrition recommendations to patients with kidney stones. J Endourol 28:1127–1131

Wood KD, Holmes RP, Knight J (2016) RNA interference in the treatment of renal stone disease: current status and future potentials. Int J Surg 36:713–716

Metaphylaxe und medikamentöse Therapie

Gunnar Wendt-Nordahl

Inhaltsverzeichnis

15.1 Pharmakologie in der Harnsteinmetaphylaxe eingesetzter Medikamente – 228
15.1.1 Alkalizitrate und Natriumbikarbonat – 228
15.1.2 Thiaziddiuretika – 228
15.1.3 Allopurinol – 229
15.1.4 L-Methionin – 229
15.1.5 Tiopronin (α-Mercaptopropionylglycin) – 229
15.1.6 Magnesium – 230
15.1.7 Kalzium – 230

15.2 Steinartspezifische medikamentöse Metaphylaxe – 230
15.2.1 Kalziumoxalatsteine – 230
15.2.2 Kalziumphosphatsteine – 233
15.2.3 Harnsäuresteine – 233
15.2.4 Struvitsteine (Magnesiumammoniumphosphatsteine) – 236
15.2.5 Zystinsteine – 237
15.2.6 Seltene Harnsteine – 238

Literatur – 239

© Springer-Verlag GmbH Deutschland, ein Teil von Springer Nature 2021
T. Knoll, A. Miernik (Hrsg.), *Urolithiasis*, https://doi.org/10.1007/978-3-662-62454-8_15

Je nach der Harnsteinbildung zugrunde liegender metabolischer Störung und daraus resultierender Steinart weisen die Patienten ein unterschiedlich hohes Rezidivrisiko auf. Während in der größeren Niedrigrisikogruppe die oben beschriebenen Maßnahmen der allgemeinen Steinmetaphylaxe ausreichend sind, benötigen die Patienten der Hochrisikogruppe zudem eine medikamentöse Prophylaxebehandlung. Die Basis dieser Metaphylaxe stellt die erweiterte metabolische Stoffwechseluntersuchung dar. Die spezifische Pharmakotherapie richtet sich nach den hier aufgedeckten Stoffwechselstörungen. Neben der medikamentösen Behandlung sollten die Hochrisikopatienten aber auch die Empfehlungen der allgemeinen Metaphylaxe beachten, da eine ausschließliche Pharmakotherapie ohne diese nicht sinnvoll ist.

Im Folgenden werden zunächst die wichtigsten Medikamente, die in der Steinprophylaxe Verwendung finden, vorgestellt und anschließend die pharmakologischen Behandlungskonzepte in Abhängigkeit von der Steinart und den Ergebnissen der Stoffwechseluntersuchungen dargestellt.

15.1 Pharmakologie in der Harnsteinmetaphylaxe eingesetzter Medikamente

15.1.1 Alkalizitrate und Natriumbikarbonat

Alkalizitrate finden in der Prophylaxebehandlung von kalziumhaltigen Steinen (Kalziumoxalat; Kalziumphosphat), Harnsäuresteinen sowie Zystinsteinen Verwendung. Üblicherweise werden Natrium-Kalium-Zitrat, Kalium-Zitrat, Natrium-Zitrat, Kalium-Magnesium-Zitrat, oder, bei Zitratunverträglichkeit, Natriumbikarbonat eingesetzt.

Die Alkalizitrate führen zu einer Erhöhung des pH-Wertes im Nierentubulus, was in einer vermehrten Ausscheidung von Zitrat im Urin resultiert. Darüber hinaus wird die tubuläre Kalziumreabsorption gesteigert, was zu einer verminderten Ausscheidung des lithogenen Ions führt. Das im Urin vermehrt ausgeschiedene Zitrat bewirkt durch die Bildung löslicher Komplexe mit Kalzium eine weitere Abnahme der Kalziumkonzentration im Urin. Ferner wird durch eine direkte Besetzung der Kristalloberfläche das Wachstum und die Aggregation bereits gebildeter Kalziumoxalatkristalle vermindert.

In der Metaphylaxe von Harnsäuresteinen und Zystinsteinen wird der pH-Wert im Urin auf Werte zwischen 6,5 und 6,8 (Harnsäuresteine) bzw. > 7,5 (Zystinsteine) angehoben, da die Löslichkeit der betreffenden Moleküle in diesem Bereich ansteigt und somit die Steinbildung reduziert wird (Arbeitskreis Harnsteine der Akademie der Deutschen Urologen 2019). Die klinische Wirksamkeit der Alkalizitrate ist in mehreren klinischen Studien durch eine signifikante Senkung der Steinrezidivraten dokumentiert (Ettinger et al. 1997; Barcelo et al. 1993). Trotz der gut belegten Wirksamkeit in der Prophylaxebehandlung sind die Alkalizitrate mit einem Complianceproblem behaftet. So führen vor allem gastrointestinale Nebenwirkungen wie Meteorismus, Diarrhö oder gastraler Reflux bei bis zu 50 % der Patienten zu einem Therapieabbruch (Mattle und Hess 2005). Weiterhin zu beachten bei der Therapie mit Alkalizitraten ist, dass der Einsatz von kaliumhaltigen Präparaten im Falle einer Niereninsuffizienz zu einer Hyperkaliämie führen kann. In diesem Falle sollte die Therapie daher auf Natriumbikarbonat umgestellt werden.

15.1.2 Thiaziddiuretika

Thiziddiuretika, wie z. B. Hydrochlorothiazid, werden in der Pharmakometaphylaxe von kalziumhaltigen Steinen eingesetzt. Thiazide führen durch eine Hemmung des Natrium-Chlorid-Cotransporter im Nierentubulus zu einer verminderten Natriumrückresorption und somit zu einer vermehrten Natriurese. Die erhöhte Natriumausscheidung bewirkt neben einer osmotischen Diuresesteigerung eine erhöhte Kalium- und verminderte Kalziumausscheidung. Durch den Einsatz von 25–50 mg Hydrochlorothiazid lässt sich somit die Kalziumkonzentration im Urin wirksam senken. In randomisierten klinischen Studien wurde eine gute Wirksamkeit von Thiaziden in der Senkung der Kalziumsteinrezidivbildung nachgewiesen (Brocks et al. 1981; Morsensen et al. 1986; Laerum und Larsen 1984). Leider besitzen auch die Thiaziddiuretika ein nicht unerhebliches Nebenwirkungsspektrum, was sich negativ auf die Patientencompliance auswirkt. Zu den häufigsten Nebenwirkungen gehören eine Hypotonie, Hypokaliämie, Hyperurikämie, erektile Dysfunktion und eine verminderte Glukosetoleranz.

15.1.3 Allopurinol

Allopurinol findet in der medikamentösen Metaphylaxe von Harnsäure- und Kalziumoxalatsteinen Anwendung. Allopurinol ist ein Inhibitor der Xanthinoxidase, die die Bildung von Harnsäure aus Xanthin und Hypoxanthin in der Leber katalysiert. Durch diese Hemmung wird die endogene Harnsäureproduktion und damit auch deren Ausscheidung vermindert. Da eine Hyperurikosurie nicht nur zur Ausbildung von Harnsäuresteinen führen kann, sondern durch Co-Kristallisation auch die Kalziumoxalatsteinbildung begünstigt, stellt die Senkung einer erhöhten Harnsäureausscheidung sowohl einen Ansatz zur Harnsäure- als auch zur Kalziumoxalatsteinprävention dar. So konnte belegt werden, dass Allopurinol in einer Dosierung von 100 mg bei hyperurikosurischen Kalziumoxalatsteinbildnern die Steinrezidivrate senkt (Ettinger et al. 1986). Bei gleichzeitigem Vorliegen einer Hyperurikämie wird die Dosis auf 300 mg gesteigert.

15.1.4 L-Methionin

L-Methionin wird in der medikamentösen Prophylaxebehandlung bei infektassoziierten Steinen (Magnesiumammoniumphosphat-(Struvit-)Steine; infektassoziierte Karbonatapatitsteine) eingesetzt. Die Gabe von L-Methoinin führt zu einer Ansäuerung des Urins und somit zu einer Reduktion der der Steinbildung zugrunde liegenden Harnwegsinfektionen. Da eine stabile Ansäuerung schwierig sein kann, sollte der Säure-Basen-Status unter der Therapie regelmäßig kontrolliert werden.

15.1.5 Tiopronin (α-Mercaptopropionylglycin)

Tiopronin (α-Mercaptopropionylglycin) wird zur Metaphylaxe der Zystinurolithiasis verwendet. Bei Steinrezidiven unter einer konsequent durchgeführten Trinkmengensteigerung und Alkalisierungstherapie oder einer sehr hohen Zystinausscheidung von >3 mmol/Tag wird Tiopronin zusätzlich eingesetzt, um die Zystinkonzentration im Urin zu senken. Der Chelatbildner spaltet durch Reduktion die Disulfidbrücke im Zystinmolekül und überführt es somit in zwei wesentlich besser lösliche Moleküle Zystein (Barbey et al. 2000). Die Initialdosis für Tiopronin liegt bei 2 × 250 mg; je nach therapeutischem Erfolg kann diese auf bis zu 2 g pro Tag gesteigert werden. Tiopronin weist häufig eine Tachyphylaxie auf, weswegen die Dosis gesteigert werden muss, um eine gleichbleibende Wirkung zu erzielen. Zudem weist die Substanz ein ausgeprägtes Nebenwirkungsspektrum auf. Dieses schließt gastrointestinale Symptome, Geschmacksstörungen, Arthralgien oder Exantheme ein. Selten kann es zum Auftreten eines nephrotischen Syndroms kommen. Aus diesen Gründen ist die Compliance seitens der Patienten besonders in der Langzeittherapie häufig unzureichend.

15.1.6 Magnesium

Eine Magnesiumsubstitution wird zur Steigerung der renalen Magnesiumausscheidung bei Kalziumoxalatsteinbildnern mit einer Hypomagnesiurie eingesetzt. Allerdings liegen zum protektiven Effekt einer Magnesiumsubstitution widersprüchliche Ergebnisse aus klinischen Studien vor. (Johansson et al. 1982; Pearle et al. 1999). Eine Niereninsuffizienz stellt eine Kontraindikation für eine Magnesiumsubstitution dar.

15.1.7 Kalzium

Die täglich empfohlene Kalziumaufnahme beträgt ca. 1000 mg. Eine zusätzliche Kalziumsubstitution wird bei einer enterischen Hyperoxalurie empfohlen mit dem Ziel, das mit der Nahrung zugeführte Oxalat im Darm zu binden und somit die enterale Absorption zu reduzieren. Aufgrund der inversen Beziehung zwischen Kalziumaufnahme und Kalziumsteinbildung sollte eine diätetische Kalziumrestriktion unbedingt vermieden werden (Curhan et al. 1993; Borghi et al. 2002). Auf die Vermeidung einer exzessiven Kalziumzufuhr durch Nahrungsergänzungsmittel sollte jedoch ebenfalls geachtet werden.

15.2 Steinartspezifische medikamentöse Metaphylaxe

15.2.1 Kalziumoxalatsteine

Die Gruppe der Kalziumoxalatsteine, die 70–80 % aller Harnsteine umfasst, kann in zwei Mineralformen auftreten: Whewellit (Kalziumoxalat-Monohydrat) und Weddellit (Kalziumoxalat-Dihydrat). Risikofaktoren für eine Kalziumoxalatsteinbildung sind ein primärer Hyperparathyreoidismus, eine primäre Hyperoxalurie, eine renal-tubuläre Azidose oder Malabsorptionssyndrome wie sie bei chronisch entzündlichen Darmerkrankungen oder nach Darmchirurgie auftreten können. Allerdings findet sich bei den meisten Patienten keiner der beschriebenen Risikofaktoren, weshalb sie den sog. *idiopathischen Kalziumoxalatsteinbildnern* zugerechnet werden.

15.2.1.1 Medikamentöse Metaphylaxe

In der Gruppe der idiopathischen Kalziumoxalatsteinbildner richtet sich die pharmakologische Metaphylaxe nach den Ergebnissen der erweiterten metabolischen Untersuchung und zielt auf eine Normalisierung der dort gefundenen Risikofaktoren ab. Eine erhöhte Kalziumausscheidung (> 5 mmol/Tag) wird mit Alkalizitraten (9–12 g/Tag) oder Natriumbikarbonat behandelt. Im Falle einer erheblich erhöhten Kalziumausscheidung von >8 mmol/Tag wird zusätzlich ein Thiaziddiuretikum eingesetzt, um die Kalziumausscheidung zu senken. Bei Nachweis einer Hypozitraturie im 24-h-Sammelurin von < 2,5 mmol/Tag werden ebenfalls Alkalizitrate in einer Dosierung von 9–12 g/Tag eingesetzt, mit dem Ziel die renale Zitratausscheidung zu steigern.

Findet sich eine Hyperoxalurie von > 0,5 mmol/Tag wird Kalzium substituiert mit dem Ziel, das mit der Nahrung zugeführte Oxalat im Darm zu binden und somit die enterale Absorption zu reduzieren. Ferner sollten oxalatreiche Lebensmittel wie Spinat, Rüben, Rhabarber, Nüsse, Kaffee, Schokolade und Kakao gemieden werden. Im Falle einer extrem hohen Oxalatausscheidung von > 1 mmol/Tag muss an eine primäre Hyperoxalurie gedacht werden.

Eine Hyperurikosurie > 4 mmol/Tag kann neben einer Harnsäuresteinbildung durch Co-Kristallisation ebenfalls eine Kalziumoxalatsteinbildung begünstigen. Daher stellt die Senkung einer erhöhten Harnsäureausscheidung einen weiteren Ansatz der Kalziumoxalatsteinprävention dar. Da die Löslichkeit der Harnsäure mit steigendem pH-Wert zunimmt, bewirkt der Einsatz von Alkalizitraten über eine Steigerung des Urin-pH-Wertes eine bessere Löslichkeit der ausgeschiedenen Harnsäure. Zudem konnte belegt werden, dass Allopurinol in einer Dosierung von 100 mg bei hyperurikosurischen Kalziumoxalatsteinbildnern die Steinrezidivrate senkt (Ettinger et al. 1986). Bei gleichzeitigem Vorliegen einer Hyperurikämie wird die Dosis auf 300 mg gesteigert.

Da Magnesium ebenfalls einen protektiven Faktor der Kalziumoxalatsteinbildung darstellt, empfiehlt sich bei Nachweis einer verminderten Magnesiumkonzentration im Urin die Substitution von 200–400 mg Magnesium.

Die Metaphylaxeprinzipien bei Kalziumoxalatsteinbildnern in Abhängigkeit von den in der erweiterten metabolischen Untersuchung gefundenen Risikofaktoren sind in ◘ Tab. 15.1 dargestellt (Arbeitskreis Harnsteine der Akademie der Deutschen Urologen 2019; Türk et al. 2020) (◘ Abb. 15.1).

Neben dieser Pharmakotherapie der in der erweiterten metabolischen Untersuchung ermittelten Stoffwechselanomalien, gibt es eine Reihe von Grunderkrankungen, die ebenfalls zu einer erhöhten Kalziumoxalatsteinbildung führen und einer spezifischen Therapie bedürfen.

Ein *primärer Hyperparathyreoidismus* ist gekennzeichnet durch eine erhöhte Sekretion von Parathormon und wird durch eine Funktionsstörung der Nebenschilddrüse versursacht. Meist handelt es sich um ein hormonproduzierendes Nebenschilddrüsenadenom. Der erhöhte Parathormonspiegel führt durch einen gesteigerten Knochenabbau zu einem Anstieg der Serumkalziumkonzentration und somit zu einer Hyperkalziurie. Das klinische Bild ist geprägt von Knochenschmerzen, Urolithiasis und Magenulkus („Stein, Bein, Magenpein"). Ein Hyperparathyreoidismus kann sowohl in einer Kalziumoxalat- als auch in einer Kalziumphosphatsteinbildung resultieren. Ein erhöhter Serumkalziumspiegel in der Basisdiagnostik kann auf einen primären Hyperparathyreoidismus hinweisen und zieht die Bestimmung des Parathormon im Serum nach sich. Bei Nachweis eines erhöhten Parathormons erfolgt eine Schnittbilddiagnostik der Halsregion zur Bestätigung eines Nebenschilddrüsenadenoms. Die Therapie besteht in der chirurgischen Resektion des Adenoms.

Eine *primäre Hyperoxalurie* beruht auf einer genetischen Störung bei der es aufgrund eines Enzymdefektes in der Leber zu einer exzessiven endogenen Produktion von

◘ **Tab. 15.1** Pharmakoprophylaxe von Kalziumoxalatsteinen in Abhängigkeit von den Ergebnissen der erweiterten metabolischen Untersuchung

Risikofaktor	Therapie
Hyperkalziurie 5–8 mmol/Tag	Alkalizitrate 9–12 g/Tag (alternativ Natriumbikarbonat)
Hyperkalziurie >8 mmol/Tag	Hydrochlorothiazid 25–50 mg/Tag
Hypozitraturie <2,5 mmol/Tag	Alkalizitrate 9–12 g/Tag
Hyperoxalurie >0,5 mmol/Tag	Kalziumsubstitution 500 mg/Tag zu den Mahlzeiten Magnesiumsubstitution 200–400 mg/Tag
Hyperurikosurie >4 mmol/Tag	Alkalizitrate 9–12 g/Tag (alternativ Natriumbikarbonat) **und** Allopurinol 100 mg/Tag
Hyperurikosurie >4 mmol/Tag **und** Hyperurikämie	Alkalizitrate 9–12 g/Tag (alternativ Natriumbikarbonat) **und** Allopurinol 100–300 mg/Tag
Hypomagnesiurie <3 mmol/Tag	Magnesiumsubstitution 200–400 mg/Tag

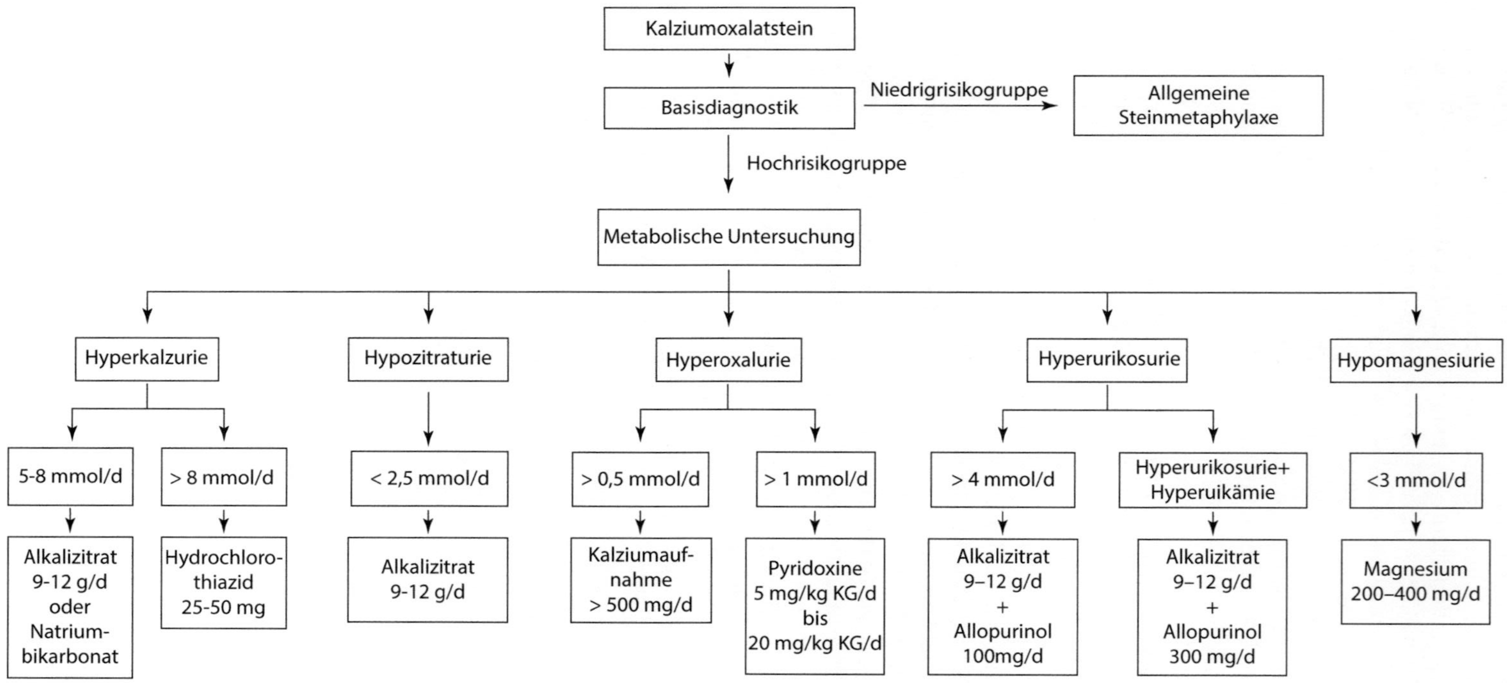

Abb. 15.1 Algorithmus zur Diagnostik und Prophylaxe der Kalziumoxalaturolithiasis; modifiziert nach DGU- und EAU-Leitlinie. (Arbeitskreis Harnsteine der Akademie der Deutschen Urologen 2019; Türk et al. 2020)

Oxalat kommt. Das Oxalat bildet mit Kalzium Kristalle, die vornehmlich in der Niere, aber auch in anderen Organen wie Auge, Herzmuskel oder Gefäße abgelagert werden. Urologische Folge ist eine Nephrokalzinose sowie eine Kalziumoxalaturolithiasis. Im Endstadium findet sich eine chronische Niereninsuffizienz bis zum Nierenversagen. Vor allem bei Kindern mit einer Nephrokalzinose oder einer Kalziumoxalatsteinbildung muss an eine primäre Hyperoxalurie gedacht werden. Diagnostisch wegweisend ist eine deutlich erhöhte Oxalatausscheidung im 24-h-Sammelurin von > 1 mmol/Tag. Die weitere Diagnostik und Therapie sollte in erfahrenen Zentren erfolgen. Sie beinhaltet neben einer Steigerung der Trinkmenge die Gabe von Alkalizitraten, um die Kristallbildung zu hemmen. Ferner wird versucht, durch die Gabe von Pyridoxin die endogene Oxalatproduktion zu bremsen, was jedoch nur bei einem Teil der Patienten erfolgreich ist. Da die vorhandenen medikamentösen Therapien den Krankheitsverlauf nur verlangsamen, jedoch nicht kurativ sind, bleibt als kausale Therapie nur die Simultantransplantation von Niere und Leber.

Eine *renal-tubuläre Azidose* (RTA) wird durch eine verminderte H^+-Ionenauscheidung im distalen Nierentubulus (distale RTA, Typ I) oder durch eine vermehrte Bikarbonatausscheidung im proximalen Tubulus (proximale RTA, Typ II) verursacht. Beide werden durch eine genetisch bedingte Störung von Transportproteinen bedingt und resultieren in einer metabolischen Azidose. Bei der distalen RTA kommt es zusätzlich zu einer Hyperkalziurie und zur Entwicklung einer Nephrokalzinose und/oder einer Kalziumoxalat- oder Kalziumphosphat-Urolithiasis. Diagnostisch richtungsweisend sind konstant hohe Urin-pH-Werte >5,8 im Tagesprofil, zur Sicherung der Diagnose wird ein Ammoniumchlorid-Belastungstest durchgeführt. Die Therapie besteht trotz des bereits alkalischen Urins in der Gabe von Alkalizitraten oder Natriumbikarbonat zum Ausgleich der metabolischen Azidose.

15.2.2 Kalziumphosphatsteine

Kalziumphosphatsteine machen ungefähr 5–10 % der Harnsteine aus und können in zwei verschiedenen Mineralisationsformen vorliegen: Karbonatapatit (Dahllit) und Brushit. Obwohl beide Formen chemisch aus Kalziumphosphat bestehen, unterscheiden sie sich grundlegend. Karbonatapatit kristallisiert bei hohen Urin-pH-Werten > 6,8 und liegt daher häufig infektassoziiert vor. Dagegen liegt das Bildungsoptimum für Brushitkristalle in einem engen pH-Bereich von 6,5–6,8. Die Bildung benötigt zudem eine hohe Konzentration an Kalzium und Phosphat im Urin.

15.2.2.1 Medikamentöse Metaphylaxe

Im Falle von vorliegenden Harnwegsinfekten bei Karbonatapatitsteinen stützt sich die Therapie auf eine Sanierung des Infektes durch Antibiotikatherapie. Im Falle von rezidivierenden Infekten kann eine antibiotische Dauerprophylaxe erforderlich werden. Bei Vorliegen einer renal-tubulären Azidose oder eines primären Hyperparathyreoidismus wird wie oben beschrieben therapiert. Falls kein Infekt oder Stoffwechselstörung vorliegt, erfolgt die Prophylaxebehandlung gemäß den Befunden aus der Sammelurinuntersuchung. Bei Vorliegen einer Hyperkalziurie wird die Kalziumausscheidung durch Gabe von Hydrochlorothiazid (25–50 mg/Tag) gesenkt. Bei erhöhtem Urin-pH-Wert ohne Nachweis einer Harnwegsinfektion wird der pH-Wert durch die Gabe von L-Methionin auf Werte zwischen 5,8 und 6,2 eingestellt (◘ Abb. 15.2) (◘ Tab. 15.2).

15.2.3 Harnsäuresteine

Harnsäuresteine machen ungefähr 10 % aller Harnsteine aus. Da die Löslichkeit der Harnsäure in saurem Milieu abnimmt, bilden sich die Konkremente bevorzugt bei Urin-pH-Werten <6 und erhöhter Harn-

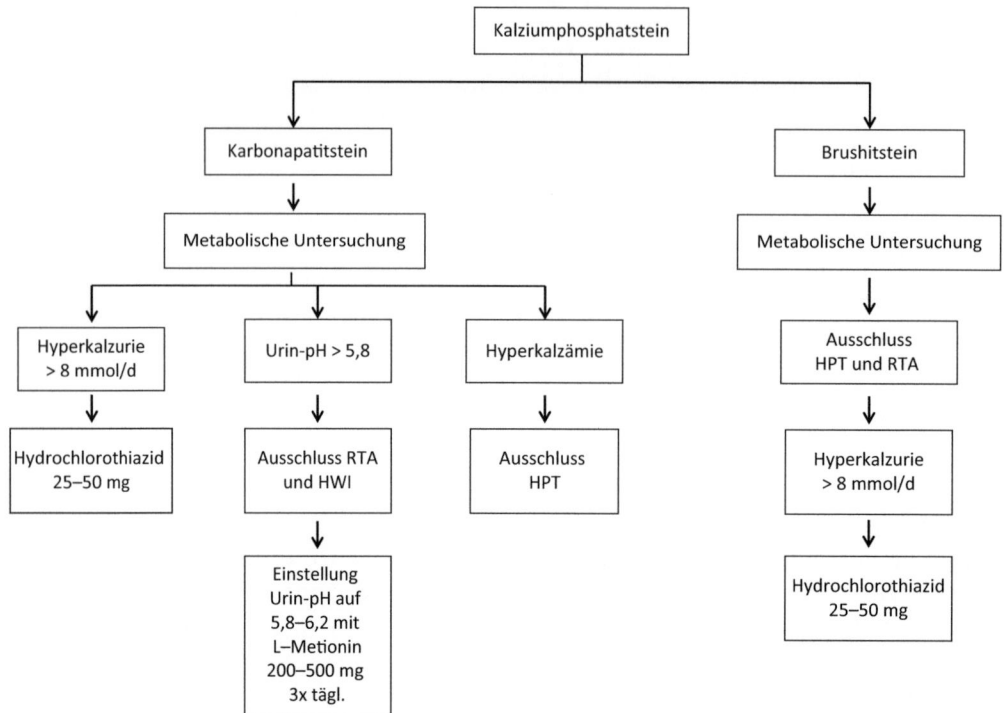

■ Abb. 15.2 Algorithmus zur Diagnostik und Prophylaxe der Kalziumphosphaturolithiasis; modifiziert nach DGU- und EAU-Leitlinie. (Arbeitskreis Harnsteine der Akademie der Deutschen Urologen 2019; Türk et al. 2020)

■ Tab. 15.2 Pharmakoprophylaxe von Kalziumphosphatsteinen in Abhängigkeit von den Ergebnissen der erweiterten metabolischen Untersuchung. (Arbeitskreis Harnsteine der Akademie der Deutschen Urologen 2019; Türk et al. 2020)

Risikofaktor	Therapie
Hyperkalziurie 5–8 mmol/Tag	Alkalizitrate 9–12 g/Tag (Alternativ Natriumbikarbonat)
Hyperkalziurie >8 mmol/Tag	Alkalizitrate 9–12 g/Tag und Hydrochlorothiazid 25–50 mg/Tag
Urin-pH-Wert >5,8 im Tagesprophil	Nach Ausschluss Harnwegsinfektion und distaler RTA: L-Methionin nach Urin-pH-Wert (Ziel-pH-Wert: 5,8–6,2)
Harnwegsinfektion	Antibiotika, ggf. Antibiotika-Langzeitprophylaxe

säureausscheidung. Eine begleitende Hyperurikämie kann vorliegen, ist aber keine Voraussetzung zur Bildung von Harnsäuresteinen. Die Harnsäuresteinbildung ist eng mit dem metabolischen Syndrom (Hypertonie, Diabetes mellitus Typ II, Hypercholesterinämie, Hyperurikämie) assoziiert.

Neben den häufigen Harnsäuresteinen findet sich Urat auch in den sehr seltenen (< 1 %) Ammoniumuratsteinen. Da das Bildungsoptimum dieser Steine im alkalischen Bereich liegt (pH > 6,5), liegen sie im Gegensatz zu den Harnsäuresteinen häufig infektassoziiert vor.

15.2.3.1 Medikamentöse Metaphylaxe

Die Therapie und Prophylaxe der Harnsäuresteinbildung beruht auf der starken Abhängigkeit der Harnsäurelöslichkeit vom Urin-pH. Während Harnsäure bei sauren pH-Werten auskristallisiert und Konkremente bildet, geht sie bei alkalischem pH-Wert wieder in Lösung. Aus diesem Grund können durch eine Anhebung des Urin-pH-Wertes auf Werte > 7,0 bereits gebildete Steine wieder aufgelöst werden. Therapeutisch werden zur Chemolitholyse Alkalizitrate oder alternativ Natriumbikarbonat verabreicht mit dem Ziel, den Urin-pH-Wert auf Werte zwischen 7,0 und 7,2 einzustellen. Die hierzu benötigte Dosis muss hierbei durch mehrmals tägliche Messungen des Urin-pH-Wertes für jeden Patienten individuell ermittelt werden. Zur Prophylaxebehandlung werden Urin-pH-Werte zwischen 6,5 und 6,8 angestrebt (Shekarriz und Stoller 2002; Cicerello et al. 2010). Da die Ermittlung der benötigten Alkalizitratdosis zur Einstellung des Urin-pH-Wertes einen hohen Anspruch an die Patientencompliance stellt, ist eine ausführliche Aufklärung über den Nutzen und die korrekte Durchführung essenziell.

Im Falle einer Hyperurikosurie wird den Harnsäurespiegel durch Allopurinol 100 mg/Tag gesenkt. Bei einer begleitenden Hyperurikämie wird die Dosis auf 300 mg täglich gesteigert.

Da die Steinbildung bei Ammoniumuratsteinen vornehmlich im alkalischen Bereich abläuft, stützt sich hier im Gegensatz zur Harnsäuresteinbildung die Metaphylaxe auf eine Ansäuerung des Urins mit L-Methionin auf pH-Werte zwischen 5,8 und 6,2. Begleitend vorliegende Harnwegsinfekte werden antibiotisch therapiert (◘ Abb. 15.3) (◘ Tab. 15.3).

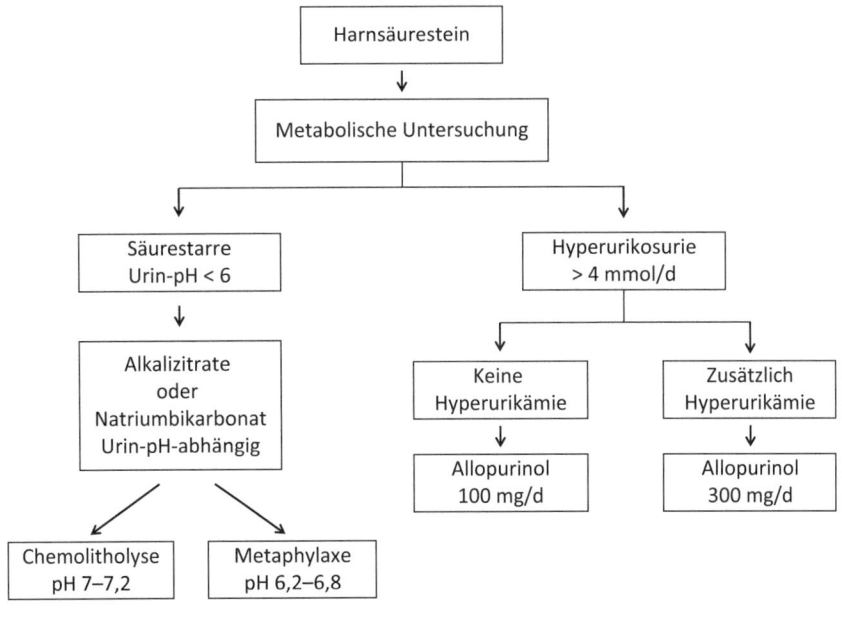

◘ Abb. 15.3 Algorithmus zur Diagnostik und Prophylaxe der Harnsäureurolithiasis; modifiziert nach DGU- und EAU-Leitlinie. (Arbeitskreis Harnsteine der Akademie der Deutschen Urologen 2019; Türk et al. 2020)

Tab. 15.3 Pharmakoprophylaxe von Harnsäuresteinen. (Arbeitskreis Harnsteine der Akademie der Deutschen Urologen 2019; Türk et al. 2020)

Risikofaktor	Therapie
Urin-pH-Wert konstant <5,8; Säurestarre	Alkalizitrate, alternativ Natriumbikarbonat nach Urin-pH-Wert. Ziel-pH-Wert: Chemolitholyse: 7,0–7,2 Prophylaxe: 6,5–6,8
Hyperurikosurie > 4 mmol/Tag	Allopurinol 100 mg/Tag
Hyperurikosurie > 4 mmol/Tag *und* Hyperurikämie	Allopurinol 100–300 mg/Tag

15.2.4 Struvitsteine (Magnesiumammoniumphosphatsteine)

Struvitsteine bestehen chemisch aus Magnesiumammoniumphosphat und bilden die klassischen Infektsteine. Ihre Häufigkeit wird mit 5–10 % angegeben, allerdings mit erheblicher geografischer Variabilität. Aufgrund des häufigeren Auftretens von Harnwegsinfekten bei Frauen sind diese deutlich häufiger betroffen als Männer. Struvitsteine liegen häufig als Mischsteine mit anderen infektassoziierten Steinen wie Karbonatapatit oder (selten) Ammoniumurat vor und können ein sehr rasches Wachstum aufweisen. Grundvoraussetzung zur Bildung von Struvitsteinen ist eine Harnwegsinfektion mit ureaseproduzierenden Bakterien. Das Enzym Urease spaltet Harnstoff in zwei Moleküle: Ammoniak und Kohlendioxid. In weiteren Schritten wird Ammoniak zu Ammonium hydrolysiert und Kohlendioxid zu Bikarbonat umgewandelt. Dabei steigt zum einen der Urin-pH-Wert in den alkalischen Bereich, zum anderen bildet das entstehende Ammonium mit Phosphat und Magnesium Struvitkristalle. Das alkalische Milieu begünstigt zudem die Bildung von Karbonatapatit- und Ammoniumuratsteinen.

Zu den obligat ureasebildenden Bakterien gehören Proteus spp, Morganella morganii, Corynebacterium urealyticum, Ureaplasma urealyticum und Providencia rettgeri, während Klebsiella spp, Staphylococcus spp, Serratia marcescens, Enterobacter gergoviae und Providencia stuartii zu den fakultativen Ureasebildnern gehöhren. Allerdings kann auch ein kleiner Teil der E. coli und Pseudomonas aeruginosa Urease produzieren.

Die Risikofaktoren entsprechen denen von rezidivierenden Harnwegsinfektionen. Dazu zählen neurogene Blasenentleerungsstörungen, Querschnittslähmungen, Subpelvinstenosen, Fremdkörper, wie Blasenkatheter, Harnableitungen, Harnröhrenstrikturen, benignes Prostatasyndrom, Blasendivertikel und Zystozelen.

15.2.4.1 Medikamentöse Metaphylaxe

Wesentlicher Bestandteil der Rezidivprophylaxe ist eine komplette Steinsanierung, da an vorliegenden Restfragmenten weiter Bakterien anhaften können, die dann zu einer Re-Infektion und erneutem Steinwachstum führen können. Daneben stützt sich die Prophylaxebehandlung auf die antibiotische Therapie der zugrunde liegenden Harnwegsinfektion. Die Wahl des Antibiotikums sollte sich in jedem Fall auf das Antibiogramm einer Urinkultur stützen. Nach erfolgreicher Therapie des Infekts müssen die Patienten engmaschig kontrolliert werden, um im Falle einer erneuten Infektion rasch antibiotisch behandelt zu werden. Im Falle von rezidivierenden Infektionen kann eine Antibiotikadauerprophylaxe erforderlich sein. Aufgrund eines möglichen Wechsels im Keimspektrum sollte in regelmäßigen Abständen eine Urinkultur angelegt werden und ggf. die Wahl des Antibiotikums angepasst werden. Im Falle von prädisponierenden anatomischen oder funktionellen Faktoren wie einem benignen Prostatasyndrom, einer Zystozele, einer Harnröhren- oder Subpelvinstenose sollten diese operativ korrigiert werden.

Da sich Infektsteine im alkalischen Milieu bilden, stellt auch die Einstellung des Urin-pH-Wertes mit L-Methionin auf Werte zwischen 5,8 und 6,2 eine weitere sinnvolle Maßnahme zur Prophylaxe dar (Hesse und Heimbach 1999) (◘ Abb. 15.4) (◘ Tab. 15.4).

15.2.5 Zystinsteine

Die Zystinsteinbildung beruht auf der erblich bedingten Zystinurie. Sie macht 1–2 % der Harnsteine bei Erwachsenen und bis zu 10 % der Steine bei Kindern aus. Die Zystinurie ist eine autosomal-rezessiv vererbte Stoffwechselstörung bei der es aufgrund einer Genmutation zu einem Defekt in einem Aminosäuretransportsystem im proximalen Nierentubulus kommt. Die Folge ist eine vermehrte Ausscheidung dibasischer Aminosäuren. Die hohe Zystinausscheidung im Urin führt dabei aufgrund der schlechten Löslichkeit zur Bildung von Zystinkristallen und konsekutiv zur Steinbildung. Ähnlich der Harnsäure ist auch die Kristallisation

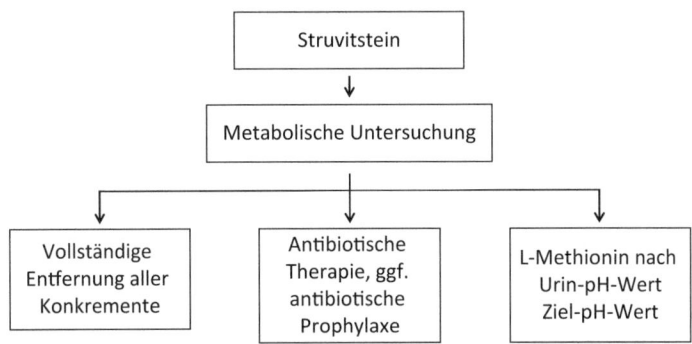

◘ **Abb. 15.4** Algorithmus zur Diagnostik und Prophylaxe der Struvitulithiasis; modifiziert nach DGU- und EAU-Leitlinie. (Arbeitskreis Harnsteine der Akademie der Deutschen Urologen 2019; Türk et al. 2020)

◘ **Tab. 15.4** Pharmakoprophylaxe von Struvitsteinen. (Arbeitskreis Harnsteine der Akademie der Deutschen Urologen 2019; Türk et al. 2020)

Risikofaktor	Therapie
Rezidivierende Harnwegsinfektionen	Antibiotische Therapie, ggf. Langzeit-Antibiose
Restkonkremente nach interventioneller Steintherapie	Vollständige Entfernung sämtlicher Konkremente
Erhöhter Urin-pH-Wert	L-Methionin nach Urin-pH-Wert. Ziel-pH-Wert 5,8–6,2

von Zystin stark vom Urin-pH-Wert abhängig. Im sauren Milieu ist Zystin sehr schlecht löslich, während die Löslichkeit mit zunehmend alkalischen Verhältnissen ansteigt. Da das lithogene Potenzial von Zystin sehr hoch ist, bilden die Patienten hochfrequent Steine und benötigen im Laufe ihres Lebens multiple interventionelle Eingriffe. Dies schränkt die Lebensqualität der betroffenen Patienten erheblich ein und bedeutet zudem ein hohes Risiko für die Nierenfunktion. Aus diesem Grund kommt der Metaphylaxe bei der Zystinurie ein besonders hoher Stellenwert zu (Knoll et al. 2005).

15.2.5.1 Medikamentöse Metaphylaxe

Die Rezidivsteinprophylaxe der Zystinurie stützt sich vor allem auf die beiden Säulen: Harndilution und Alkalisierung. Reichen diese Maßnahme nicht aus, werden zudem zystinspaltende Medikamente eingesetzt.

Die Trinkprophylaxe ist wesentlicher Bestandteil der Metaphylaxeempfehlungen für die Zystinurie mit dem Ziel die Zystinkonzentration im Urin durch Dilution zu senken. Die empfohlene Trinkmenge pro Tag beträgt hierbei für Erwachsene >3,5 l, bei Kindern 1,5 l/m² Körperoberfläche. Da die Löslichkeit des Zystins stark vom pH-Wert abhängig ist, stellt eine Alkalisierungstherapie mit Alkalizitraten oder alternativ Natriumbikarbonat die zweite wichtige Säule der Metaphylaxe dar. Die eingenommene Dosis richtet sich nach dem Urin-pH-Wert, der anfangs mehrmals täglich gemessen werden muss. Angestrebt werden Werte >7,5 (Knoll et al. 2005).

Sind diese Maßnahmen nicht ausreichend oder liegt eine extrem hohe Zystinausscheidung von >3 mmol/Tag vor, werden zusätzlich Substanzen eingesetzt, die die Zystinkonzentration im Urin senken. Der Chelatbildner Tiopronin (α-Mercaptopropionylglycin) spaltet durch Reduktion die Disulfidbrücke im Zystinmolekül und senkt so die Zystinkonzentration im Urin. Die Initialdosis für Tiopronin liegt bei 2 × 250 mg, die je nach therapeutischem Erfolg auf bis zu 2 g pro Tag gesteigert werden kann. Tiopronin weist häufig eine Tachyphylaxie auf, weswegen die Dosis gesteigert werden muss, um eine gleichbleibende Wirkung zu erzielen. Weitere Substanzen, die zu einer Senkung der Zystinkonzentration im Urin durch Spaltung der Disulfidbrücke führen sollen, sind der ACE-Hemmer Captopril und Vitamin C (Ascorbinsäure). Die Studienlage bezüglich beider Medikamente ist jedoch uneinheitlich, weswegen Tiopronin als Mittel der ersten Wahl zur Disulfidbrückenspaltung anzusehen ist (◘ Abb. 15.5) (◘ Tab. 15.5).

15.2.6 Seltene Harnsteine

Zu den sehr selten vorkommenden Harnsteinen gehören die *2,8-Dihydroxyadeninsteine* und die *Xanthinsteine* sowie die extrem selten auftretenden medikamentös induzierten Steine, wie Indinavirsteine.

Ursächlich für die Bildung von *2,8-Dihydroxyadenin-(2,8-DHA-)Steine* ist ein autosomal-rezessiv vererbter Defekt des Enzyms Adeninphosphoribosyltransferase. Zur Senkung der 2,8-DHA-Konzentration im Urin wird neben einer Steigerung der Flüssigkeitszufuhr auf 3,5–4 l/Tag eine purinarme Ernährung empfohlen. Durch Hemmung des Enzyms Xanthinoxidase mit Allopurinol (300–600 mg/Tag) kann die 2,8-DHA-Ausscheidung weiter gesenkt werden.

Xanthinsteine werden aufgrund eines genetisch bedingten Defekts des Enzyms Xanthinoxidase gebildet. Neben der genetisch determinierten Form existiert auch die extrem seltene medikamentös induzierte Form durch Therapie mit dem Xanthinoxdasehemmer Allopurinol. Eine medikamentöse Therapie der Xantinsteinbildung ist aktuell nicht verfügbar.

Metaphylaxe und medikamentöse Therapie

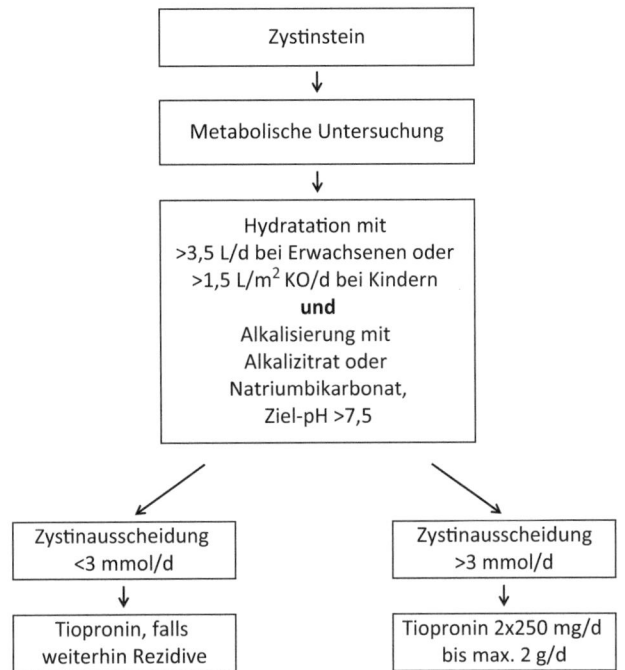

◘ Abb. 15.5 Algorithmus zur Diagnostik und Prophylaxe der Zystinurolithiasis; modifiziert nach DGU- und EAU-Leitlinie. (Arbeitskreis Harnsteine der Akademie der Deutschen Urologen 2019; Türk et al. 2020)

◘ Tab. 15.5 Pharmakoprophylaxe von Zystinsteinen. (Arbeitskreis Harnsteine der Akademie der Deutschen Urologen 2019; Türk et al. 2020)

Risikofaktor	Therapie
Erniedrigter Urin-pH-Wert	Alkalizitrate (alternativ Natriumbikarbonat) nach Urin-pH-Wert. Ziel-pH-Wert >7,5
Zystinausscheidung >3,0 mmol/Tag	Tiopronin. Initialdosis 2 × 250 mg/Tag, bei Tachyphylaxie bis auf 2 g/Tag steigerbar

Literatur

Arbeitskreis Harnsteine der Akademie der Deutschen Urologen, Deutsche Gesellschaft für Urologie e.V. (2019) S2k-Leitlinie zur Diagnostik, Therapie und Metaphylaxe der Urolithiasis. Aktualisierung 2018. https://www.awmf.org/uploads/tx_szleitlinien/043-025l_S2k_Diagnostik_Therapie_Metaphylaxe_Urolithiasis_2019-07_1.pdf. Zugegriffen am 10.06.2020

Barbey F, Joly D, Rieu P, Mejean A, Daudon M, Jungers P (2000) Medical treatment of cystinuria: critical reappraisal of long-term results. J Urol 163:1419–1423

Barcelo P, Wuhl O, Servitge E, Rousaud A, Pak CY (1993) Randomized double-blind study of potassium citrate in idiopathic hypocitraturic calcium nephrolithiasis. J Urol 150:1761–1764

Borghi L, Schianchi T, Meschi T, Guerra A, Allegri F, Maggiore U, Novarini A (2002) Comparison of two diets for the prevention of recurrent stones in idiopathic hypercalciuria. N Engl J Med 346:77–84

Brocks P, Dahl C, Wolf H, Transbøl I (1981) Do thiazides prevent recurrent idiopathic renal calcium stones? Lancet 18(2):124–125

Cicerello E, Merlo F, Maccatrozzo L (2010) Urinary alkalization for the treatment of uric acid nephrolithiasis. Arch Ital Urol Androl 82:145–148

Curhan GC, Willett WC, Rimm EB, Stampfer MJ (1993) A prospective study of dietary calcium and other nutrients and the risk of symptomatic kidney stones. N Engl J Med 328:833–838

Ettinger B, Tang A, Citron JT, Livermore B, Williams T (1986) Randomized trial of allopurinol in the prevention of calcium oxalate calculi. N Engl J Med 315:1386–1389

Ettinger B, Pak CY, Citron JT, Thomas C, Adams-Huet B, Vangessel A (1997) Potassium-magnesium citrate is an effective prophylaxis against recurrent calcium oxalate nephrolithiasis. J Urol 158:2069–2073

Hesse A, Heimbach D (1999) Causes of phosphate stone formation and the importance of metaphylaxis by urinary acidification: a review. World J Urol 17:308–315

Johansson G, Backman U, Danielson BG, Fellstrom B, Ljunghall S, Wikstrom B (1982) Effects of magnesium hydroxide in renal stone disease. J Am Coll Nutr 1(2):179–185

Knoll T, Zollner A, Wendt-Nordahl G, Michel MS, Alken P (2005) Cystinuria in childhood and adolescence: recommendations for diagnosis, treatment, and follow-up. Pediatr Nephrol 20:19–24

Laerum E, Larsen S (1984) Thiazide prophylaxis of urolithiasis. A double-blind study in general practice. Acta Med Scand 215(4):383–389

Mattle D, Hess B (2005) Preventive treatment of nephrolithiasis with alkali citrate – a critical review. Urol Res 33:73–79

Morsensen JT, Schultz A, Ostergaard AH (1986) Thiazides in the prophylactic treatment of recurrent idiopathic kidney stones. Int Urol Nephrol 18(3):265–269

Pearle MS, Roehrborn CG, Pak CY (1999) Meta-analysis of randomized trials for medical prevention of calcium oxalate nephrolithiasis. J Endourol 13(9):679–685

Shekarriz B, Stoller ML (2002) Uric acid nephrolithiasis: current concepts and controversies. J Urol 168:1307–1314

Türk C, Neisius A, Petrik A, Seitz C, Skolarikos A, Thomas K (2020) EAU guideline on urolithiasis. Uroweb 2020. https://uroweb.org/guideline/urolithiasis/. Zugegriffen am 10.06.2020

Serviceteil

Stichwortverzeichnis – 243

Stichwortverzeichnis

A

Abdomenübersichtaufnahme 56
Adipositas 76, 184
Älterer Patient 116
Aktive Steintherapie 75
ALARA 146
Allopurinol 229, 231, 235, 238
Alphablocker 181
Ammoniumuratstein 235
Amplatzschaft 149
Amplatz-Schaft 137
Analgesie 66
Angeborene Fehlbildung 33
Ankopplung mittels Wasserkissen 101
Antikoagulation 76
Antikoagulationstherapie 136
Antiphlogistikum, nichtsteroidales 185
Applikationstechnik der Stoßwelle 89
Asymptomatischer Nierenstein 74
AUG (Ausscheidungsurogramm) 137, 180
Ausscheidungsurogramm (AUG) 137, 180
Auxiliärmaßnahme 109

B

Bakterium, ureasebildendes 236
Beckenniere 193
Behandlung unter Acetylsalicylsäure 107
Bias 6
Bildgebung 180, 184
Blasenfunktionsstörungen 33
α-Blocker 68
Blutbild 183
Blutbilduntersuchung 137, 152
Blutgasanalyse 183
Bluttransfusion 151
Blutung 151
BMI (Body-Mass-Index) 35, 53
Body-Mass-Index (BMI) 35, 53
Brushit 76
Burst-SWL 111, 112

C

C-Bogen 146
Clavien-Dindo-Klassifikation 152
Colitis ulcerosa 37
Complianceproblem 228
Computertomographie
– ohne Kontrastmittel 137, 152
Computertomographische Messung der Steindichte 109

D

DASH Diät 210
DECT (Dual-Energy-CT) 54
2,8-DHA-Stein (2,8-Dihydroxyadeninstein) 238
Diabetes 184
Diätmuster 209
Diagnostik 180, 184
Differenzialdiagnosen 65
2,8-Dihydroxyadeninstein (2,8-DHA-Stein) 238
Distaler Harnleiterstein 79
Divertikelkonkrement 80
Divertikelstein 136
DJ-Beschwerde 185
DJ (Ureterschiene) 185
Dual-Energy-CT (DECT) 54
Dusting 164

E

ECIRS („endoscopic combined intrarenal surgery") 135, 143, 148
Effektivitätsquotient (EQ) 109
Elektrohydraulische Stoßwellenquelle 95
Elektromagnetische Stoßwellenquelle 95
Endemischer Häufung 14
Epidemiologie 2, 183
EQ (Effektivitätsquotient) 109
Ernährungsschulung 211
Erstmanifestation 4
ESWL (extrakorporale Stoßwellenlithotripsi) 135
ESWL (extrakorporale Stoßwellenlithotripsie) 77, 89
ESWL (Stoßwellenlithotripsie) 181
Ethnie 32
Extrakorporale Stoßwellenlithotripsie (ESWL) 77, 89, 135, 181
Extravasat 135
Extravasation 141

F

Fall-Kontrollstudie 3
Familienanamnese 200
Fieber 151
Flankenschmerz 184
Flexible Ureterorenoskopie 77, 81
flexible URS 135
Formation einer Steinstraße 107
Fornixruptur 57, 140
Fragmentierung 164
Frequenz 163
Führungsdraht 141

G

Gefilterte Rückprojektion 53
Gen-Polymorphismus 32
Gerinnungsstörung 76
Gesamtleistung 163
Geschlechterverhältnis 9
GFR (glomeruläre Filtrationsrate) 184
Gicht 184
Glomeruläre Filtrationsrate (GFR) 184

H

Hämostatische Matrix 151
Harnableitung 151, 189
Harnleiterschiene 70
Harnleiterstein 75
Harnleiterstriktur 136
Harnsäure 28
Harnsäurestein 233
– Pharmakoprophylaxe 235, 236
Harnstau 184
Harnstein
– kindlicher 14
Harntransportstörung 184
Harnwegsinfekt (HWI) 184, 185
Harnwegsinfektion 75
Hausmittel 68
Heritabilität 201
Hochfrequente elektrohydraulisch generierte Stoßwelle 111
Hochfrequenz-SWL 112
Holmium-Laser 126
Ho:YAG-Laser 158
24-h-Sammelurinuntersuchung 183
Hufeisenniere 192
HWI (Harnwegsinfekt) 184, 185
Hydronephrose 184
Hydrothorax 151
Hyperkaliämie 228
Hyperkalziurie 231
Hyperlipidämie 184
Hyperoxalurie 180, 230
Hyperoxalurie, primäre 183
Hyperparathreoidismus 184
Hyperparathyreoidismus, primärer 203
Hyperurikosurie 230, 235

I

Ileum Conduit 189
Indikation 183
Indinavirstein 238
Infektstein 30, 81
Infektsteine 183
ING (Isotopennephrogramm) 137
Inhibitoren 24
Intervention 75

Interventionelle Therapie 82, 181, 183, 185
Intestinales Mikrobiom 37
Intrarenaler Druck 136, 139
Intrarenaler Reflux 138
Inzidenz 2, 180
Isotopennephrogramm (ING) 137
Iterative Rekonstruktion 53
i.v.-Urogramm (Ausscheidungsurogramm) 57

J

Joggle-Effekt 94

K

Kalzium 230
Kalziumantagonist 68
Kalziumhydrogenphosphat 76
Kalziumoxalat Monohydrat 76
Kalziumoxalatstein 230
– Pharmakoprophylaxe 231
Kalziumoxalatsteinbildner, idiopathischer 230
Kalziumoxalatsteinbildung
– Grunderkrankung 231
Kalziumphosphatstein 27
– Pharmakoprophylaxe 234
Kalziumphosphatsteine 233
Kavitationsblase 172
Kind 49, 69, 179
Kohortenstudie 3
Kombinationslithotriptor 175
Komplikation 140, 151
Komplikationsmanagement 151
Komplikationsrate 126
Konservatives Management 181, 185
Kontraindikation der ESWL 108
Kontrastmittel 148
Konzept der dynamischen Kompression 95
Kristall 22
Kristallisation 22

L

Längsschnittstudie 3
Laparoskopie
– roboterassistierte 196
Laparoskopisches Vorgehen 194
Laserlithotripsie 149
Lichtleitern 163
Lithotripsie 149, 172
– ballistische 171, 173
– elektrohydraulische 172
– elektrokinetische 173
– intrakorporale 172
– piezoelektrische 172
– pneumatisch ballistische 173
– Ultraschall- 172

Lithotriptor
- Kombinations- 175
L-Methionin 229, 235
Löslichkeit 23
Lösung (chemisch) 22
Longitudinaler Verlauf 8
Low-dose-CT 52, 180

M

Magnetresonanztomographie (MRT) 59
Malabsorption 40
Matrioska-Technik 149
M. Crohn 37
Mechanismus der Steindesintegration 89
Medikamentöse Supportivtherapie (MET) 67
Medizinische Ernährungstherapie (MNT) 210
Metabolische Diagnostik 183, 186
Metabolisches Syndrom 35
Metaphylaxe 4, 183, 186
- von Harnsäuresteinen und Zystinsteinen 228
MET (medikamentöse Supportivtherapie) 67
Mineralie 22
Mineralstoff 22
MNT (Medizinische Ernährungstherapie) 210
Mono-J-Katheter 153
Moses-Technologie 160
MRT (Magnetresonanztomographie) 59
MR-Urographie 180

N

Nahrungsergänzungsmittel 68
Nanopartikel 27
Nativ-CT 51
Natürlicher Verlauf 74
NBKS (Nierenbeckenkelchsystem) 180
Nephrokalzinose 181
Nephroskop 137, 149
Nephroskopie 149
Nephrostomie 151
nichtröntgendichter Stein 54
Nidus 81
Niere, ektope 193
Nierenausgussstein 29
Nierenbeckenabgangsenge 183
Nierenbeckenkelchektasie
- Einteilung der 51
Nierenbeckenkelchsystem (NBKS) 180
Nierenkolik 64
Nierenpunktion 137, 146
Nierenstein 76
Notfalldiagnostik 59
Notfall-ESWL 107
Nukleation 22

O

Observation 190
Okklusionskatheter 140
Optische Navigationstechnologie 101

P

Papillenspitzenverkalkung 80
PCNL (perkutane Nephrolithotomie) 133, 172, 182
PCN (perkutane Nephrostomie) 185
PDE-5-Hemmer 68
Perforation 151
Perkutane Nephrolithotomie (PCNL) 133, 172, 182
Perkutane Nephrolithotripsie 77
Perkutane Nephrostomie (PCN) 185
Photothermische Energieübertragung 159
Piezoelektrische Stoßwellenerzeugung 99
Popcorn-Effekt 164
Postinterventionelle Bildgebung 60
Präinterventionelle Bildgebung 59
Prävalenz 2, 184
Präventiven Ernährungsmodifikation 208
Präventivmaßnahme 208
Prestenting 119
Primäre Hyperoxalurie 36, 183, 231
Primärer Hyperparathyreoidismus 36, 231
Primäre URS 186
Promotoren 24
Prophylaxebehandlung 228
Proximaler Harnleiterstein 79
Pulsdauer 159
Pulsenergie 162
Pulslänge 163
Punktion 146, 183
Punktionsnadel 141

Q

Querschnittstudie 3

R

Ramping 102
Randall-Plaque 25
Randall-Plug 26
Reduktion der Strahlenbelastung 101
Regionale Unterschiede 11
Rekurrenzrisiko 200
Renal-tubuläre Azidose (RTA) 36, 203, 233
Residualfragment 79
Restfragment 79, 81
Retrograde Pyelographie 146
Retropulsion 160, 174
Rezidivrate 81
RIRS 135
Risikofaktor 6, 31, 74, 183, 220

Roboterassistierte Laparoskopie 196
RTA (renal-tubuläre Azidose) 233
– distale 233
– proximale 233

S

Sättigung 22
Salz 22
Sarkoidose 37
Schmerz 65
Schmerztherapie 66
Schwangere 49, 179, 183
Schwangerschaft 69
Seldinger-Technik 149
Sepsis 135, 140
Sicherheitsdraht 141
Sozioökonomische Status 41
Spülflüssigkeit 145
Spülung 141, 145
Staubsaugereffekt 150
Steinarten 9
Steinbergung 150
Steinbildung 81
Steinentfernung 150
Steinextraktion 150
Steinfreiheit 135
Steinfreiheitsrate 77, 182
Steinoperation, offene 195
Steinsanierung, komplette 236
Steinschnittlage 135, 141
Steintherapie
– laparoskopische 195
Steinvolumen 54
Steinzusammensetzung 5, 54, 76, 201
Stoffwechselstörung 180
Stoßwelleninduziertes Nierentrauma 107
Stoßwellenphysik 89
Struvitstein
– Pharmakoprophylaxe 237
Struvitsteine 236
Systemerkrankung, metabolische 200

T

Tamsulosin 185
Teleskopbougiesystem 149
Theorien der Steinfragmentation 89
Therapieentscheidung 181
Thermodynamik 23
Thiziddiuretikum 228
Thulium-Faserlaser 167
Tiopronin (α-Mercaptopropionylglycin) 229, 238
Traktdilatation 146, 148
Transfusion 135
Transfusionsrate 135
Transplantatniere 189
Twinkling-Zeichen 48

U

Übergewicht 76
Übersättigung 22
Ultraschall 180
Ultraschalllithotripsie 172
Ultraschalluntersuchung 184
Ureasebildner
– fakultativer 236
Ureterkatheter 138, 140, 146
Ureterkonkrement 184
Ureterobstruktion 183, 184
Ureterorenoskopie (URS) 135, 181, 185
– flexible 124
– semirigide 121
Ureterotomie 196
Ureterschiene (DJ) 185
Ureterstein 184
Ureterstriktur 136
Ureter- und Blasenkatheter
– Lagerung 141
Urinkultur 136
Urin-pH-Wert 23
Urinsediment 183
Urolithiasis 184
URS (Ureterorenoskopie) 135, 181, 185
– flexible 181
– semirigide 181
URS, primäre 186
U-Stix 183

V

Vascular theory 27
Vas washdown theory 27
V.-cava-Kompressionssyndrom 142, 145
Vorhersagemodell 194

W

Wandel der Indikation 112
Whewellit 76

X

Xanthinstein 238

Z

Zystin 76
Zystinstein 237
– Pharmakoprophylaxe 239
Zystinurie 30, 180, 183, 203, 237, 238
Zystoskopie 146

MIX
Papier aus verantwortungsvollen Quellen
Paper from responsible sources
FSC® C105338

If you have any concerns about our products,
you can contact us on
ProductSafety@springernature.com

In case Publisher is established outside the EU,
the EU authorized representative is:
**Springer Nature Customer Service Center GmbH
Europaplatz 3, 69115 Heidelberg, Germany**

Printed by Libri Plureos GmbH
in Hamburg, Germany